系統看護学講座

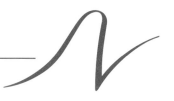

専門分野

内分泌・代謝

成人看護学 6

伊波　早苗　淡海医療センター　統括看護部長

和田　典男　市立札幌病院糖尿病・内分泌内科部長

中村　昭伸　北海道大学大学院講師

高澤　和永　東京警察病院

永井　　聡　NTT東日本札幌病院糖尿病内分泌内科部長

吉岡　成人　NTT東日本札幌病院院長

藤澤まこと　岐阜県立看護大学教授

田中利江子　岐阜大学医学部附属病院　慢性疾患看護専門看護師

星野　純子　名古屋大学大学院准教授

髙見　千恵　前松波総合病院　慢性疾患看護専門看護師

柴田万智子　岐阜県立看護大学講師

医学書院

発行履歴

1968 年 3 月 25 日　第 1 版第 1 刷	1995 年 2 月 15 日　第 9 版第 1 刷
1969 年 8 月 15 日　第 1 版第 4 刷	1998 年 2 月 1 日　第 9 版第 5 刷
1970 年 1 月 1 日　第 2 版第 1 刷	1999 年 1 月 6 日　第 10 版第 1 刷
1972 年 9 月 1 日　第 2 版第 6 刷	2002 年 2 月 1 日　第 10 版第 4 刷
1973 年 1 月 15 日　第 3 版第 1 刷	2003 年 2 月 1 日　第 11 版第 1 刷
1976 年 9 月 1 日　第 3 版第 6 刷	2006 年 2 月 15 日　第 11 版第 5 刷
1977 年 2 月 1 日　第 4 版第 1 刷	2007 年 2 月 1 日　第 12 版第 1 刷
1978 年 2 月 1 日　第 4 版第 3 刷	2010 年 9 月 1 日　第 12 版第 9 刷
1979 年 2 月 1 日　第 5 版第 1 刷	2011 年 1 月 6 日　第 13 版第 1 刷
1982 年 8 月 1 日　第 5 版第 6 刷	2014 年 2 月 1 日　第 13 版第 4 刷
1983 年 1 月 6 日　第 6 版第 1 刷	2015 年 1 月 6 日　第 14 版第 1 刷
1985 年 10 月 1 日　第 6 版第 4 刷	2018 年 2 月 1 日　第 14 版第 4 刷
1987 年 1 月 6 日　第 7 版第 1 刷	2019 年 1 月 6 日　第 15 版第 1 刷
1991 年 9 月 1 日　第 7 版第 6 刷	2023 年 2 月 1 日　第 15 版第 5 刷
1992 年 1 月 6 日　第 8 版第 1 刷	
1994 年 2 月 1 日　第 8 版第 3 刷	

系統看護学講座　専門分野

成人看護学[6]　内分泌・代謝

発　　　行　2024 年 1 月 6 日　第 16 版第 1 刷©

著者代表　　吉岡成人
よしおかなりひと

発 行 者　　株式会社　医学書院

　　　　　　代表取締役　金原　俊

　　　　　　〒113-8719　東京都文京区本郷 1-28-23

　　　　　　電話　03-3817-5600（社内案内）

　　　　　　　　　03-3817-5657（販売部）

印刷・製本　三報社印刷

本書の複製権・翻訳権・上映権・譲渡権・貸与権・公衆送信権（送信可能化権を含む）は株式会社医学書院が保有します.

ISBN978-4-260-05310-5

はしがき

● 発刊の趣旨

　1967年から1968年にかけて行われた看護学校教育課程の改正に伴って，新しく「成人看護学」という科目が設けられた。

　本教科のねらいとするところは，「看護の基礎理論としての知識・技術・態度を理解し，これを応用することによって，病気をもつ人の世話あるいは健康の維持・増進を実践・指導し，看護の対象であるあらゆる人の，あらゆる状態に対応していくことができる」という，看護の基本的な理念を土台として，「成人」という枠組みの対象に対する看護を学ぶことにある。

　したがって，看護を，従来のように診療における看護といった狭い立場からではなく，保健医療という幅広い視野のなかで健康の保持・増進という視点においてとらえ，一方，疾患をもった患者に対しては，それぞれの患者が最も必要としている援助を行うという看護本来のあり方に立脚して学習しなければならない。

　本書「成人看護学」は，以上のような考え方を基礎として編集されたものである。

　まず「成人看護学総論」においては，成人各期の特徴を学び，対象である成人が，どのような状態のもとで正常から異常へと移行していくのか，またそれを予防し健康を維持していくためには，いかなる方策が必要であるかを学習し，成人の全体像と成人看護の特質をつかむことをねらいとしている。

　以下，「成人看護学」の各巻においては，成人というものの概念を把握したうえで，人間の各臓器に身体的あるいは精神的な障害がおこった場合に，その患者がいかなる状態におかれるかを理解し，そのときの患者のニーズを満たすためにはどのようにすればよいかを，それぞれの系統にそって学習することをねらいとしている。

　したがって，「成人看護学」の学習にあたっては，従来のように診療科別に疾病に関する知識を断片的に習得するのではなく，種々の障害をあわせもつ可能性のある1人ひとりの人間，すなわち看護の対象としての人間のあらゆる変化に対応できる知識・技術・態度を学びとっていただきたい。

　このような意味において，学習者は対象の健康生活上の目標達成のために，より有効な援助ができるような知識・技術を養い，つねに研鑽を続けていかなければならない。

　以上の趣旨のもとに，金子光・小林冨美栄・大塚寛子によって編集された「成人看護学」であるが，日進月歩をとげる医療のなかで，本書が看護学の確立に向けて役だつことを期待するものである。

● カリキュラムの改正

　わが国の看護・医療を取り巻く環境は，急速な少子高齢化の進展や，慢性疾患の増加などの疾病構造の変化，医療技術の進歩，看護業務の複雑・多様化，医療安全に関する意識の向上など，大きく変化してきた。それに対応するために，看護教育のカリキュラムは，1967年から1968年の改正ののち，1989年に全面的な改正が行われ，1996年には3年課

程，1998 年には 2 年課程が改正された。さらに 2008 年，2020 年にも大きく改正され，看護基礎教育の充実がはかられるとともに，臨床実践能力の強化が盛り込まれてきた。

● 改訂の趣旨

　今回の「成人看護学」の改訂では，カリキュラム改正の意図を吟味するとともに，1999 年に発表され，直近では 2022 年に改定された「看護師国家試験出題基準」の内容をも視野に入れ，内容の刷新・強化をはかった。また，日々変化する実際の臨床に即し，各系統において統合的・発展的な学習がともに可能となるように配慮した。

　序章「この本で学ぶこと」では，事例を用いて，これから学ぶ疾患をかかえた患者の姿を示した。また，本書で扱われている内容およびそれぞれの項目どうしの関係性が一見して把握できるように，「本書の構成マップ」を設けている。

　第 1 章「内分泌・代謝の看護を学ぶにあたって」では，系統別の医療の動向と看護を概観したあと，患者の身体的，心理・社会的特徴を明確にし，看護上の問題とその特質に基づいて，看護の目的と機能が具体的に示されている。

　第 2〜5 章では，疾患とその医学的対応という視点から，看護の展開に必要とされる医学的な基礎知識が選択的に示されている。既習知識の統合化と臨床医学の系統的な学習のために，最新の知見に基づいて解説されている。今改訂では第 5 章の冒頭に「A. 本章で学ぶ内分泌・代謝疾患」を新設し，第 5 章で学習する疾患の全体像をつかめるように工夫をこらした。

　第 6 章「患者の看護」では，第 1〜5 章の学習に基づいて，経過別，症状別，検査および治療・処置別，疾患別に看護の実際が提示されている。これらを看護過程に基づいて展開することにより，患者の有する問題が論理的・総合的に理解できるように配慮されている。とくに経過別については「A. 疾患をもつ患者の経過と看護」として，事例を用いて患者の姿と看護を経過別に示すとともに，それらの看護と，疾患別の看護などとの関係を示してある。

　第 7 章「事例による看護過程の展開」では，1〜3 つの事例を取り上げ，看護過程に基づいて看護の実際を展開している。患者の有するさまざまな問題を提示し，看護の広がりと問題解決の過程を具体的に学習できるようにしている。

　また，昨今の学習環境の変化に対応するために，成人看護学においても積極的に動画教材を用意し，理解を促すようにした。

　巻末には適宜付録を設け，各系統別に必要となる知識を整理し，学習の利便性の向上をはかっている。

　今回の改訂によって看護の学習がより効果的に行われ，看護実践能力の向上，ひいては看護の質的向上に資することをせつに望むものである。ご活用いただき，読者の皆さんの忌憚のないご意見をいただければ幸いである。

　2023 年 11 月

著者ら

目次

序章 この本で学ぶこと

伊波早苗

第1章 内分泌・代謝の看護を学ぶにあたって

伊波早苗

第2章 内分泌・代謝器官の構造と機能

和田典男・中村昭伸

第3章　症状とその病態生理

高澤和永

第4章　検査

和田典男・中村昭伸

第5章　疾患の理解

永井聡・高澤和永・和田典男・吉岡成人・中村昭伸

^{第6章}

患者の看護

伊波早苗・藤澤まこと・田中利江子・星野純子・髙見千恵・柴田万智子

第7章 事例による看護過程の展開

星野純子・伊波早苗

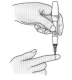

①消毒部位を乾燥させたのち, 採血器具で穿刺する。
②センサーに血液を触れさせ吸引する。
③測定, 結果の表示

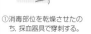
◎図6-15 血糖自己測定の手順

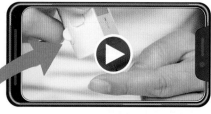

本文中または, 巻末の動画一覧のQRコードから動画を視聴することができます

序 章

この本で学ぶこと

内分泌・代謝疾患をもつ患者の姿

この本では，内分泌機能，あるいは代謝機能に関連する疾患をもつ患者に対する看護を学ぶ。内分泌・代謝機能に疾患をもつ患者とは，どのような人なのだろうか。ある患者の例について考えてみよう。

Aさんは，30歳代の主婦で，夫と，3歳の息子の3人で暮らしている。体調不良がきっかけで病院を受診した際に糖尿病が発覚し，血糖管理と初期教育目的で入院して4日が経過していた。

Aさんは毎日，糖尿病教室に参加し，糖尿病について学んでいたが，その日の教室のあとに受け持ち看護師が訪室すると，突然泣きだして訴えた。「いままで，自分が糖尿病になるようなことをしていたなら，わかりますけど……。そんなに食べたりもしてないし，なんで自分が糖尿病になったのか，わからない。講義でも，糖尿病は治らないって言われて。せっかく血糖値も下がって，治るかもしれないって思えてきたのに。」と，糖尿病になったことが受けとめられないことについてせきを切ったように話した。

Aさんはひとしきり話したあとに少し落ち着いて，「入院して家族に迷惑をかけているし，がんばって早く退院しないと」と話した。しかしその直後，「糖尿病は遺伝も関係するっていう話も聞いた。自分の子どもにも遺伝するかもしれないと思うと，悲しい。」と家族への影響や不安を口にした。また，「自分にはインスリン注射なんかできない」と自信がないことも打ち明けた。

その後の残りの入院期間，Aさんは家族のためと入院治療をがんばり，インスリン治療から経口血糖降下薬による治療に変更して退院した。

退院後のAさんは外来通院もきっちりと継続し，食事も運動もできる範囲でがんばっていたが，数年経過すると経口血糖降下薬のみでは血糖値の上昇が十分に抑えられなくなり，1日1回インスリン注射を行うようになった。さらに医師からは朝昼夕の内服もすすめられたが，昼間は治療のない自分らしい時間をもちたいと昼の内服だけは拒否し，糖尿病とつかず離れずの状態で治療を継続しながら生活をしている。

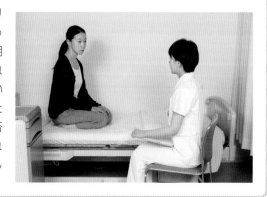

　読者の皆さんが看護師になったとき，A さんのような患者に出会うことがあるかもしれない。そのとき，看護師はなにをすることができるのだろうか。

> ▎**A さんや家族に対して，看護師はなにをすることができるだろうか。**
>
> - 病気を診断されたことで生じる不安や，自分の状況を否定したくなる気持ちを受けとめる支援。
> - 病気や治療について，また，どのように病気と付き合っていったらよいかについての知識・技術を提供する支援。
> - 長期にわたって病状を管理していくために，疾患により生じるさまざまな問題に対処するための支援。

　ほかにも，看護師ができることはなにかを，考えてみよう。

　A さんのように内分泌・代謝疾患をもつ患者に適切な看護を実践していくためには，以下の項目をはじめとする，さまざまな知識や技術，考え方を身につけていくことが大切である。

> ▎**A さんの看護を実践するために，以下のようなものを学んでいこう。**
>
> - 内分泌・代謝器官の構造と機能
> - 内分泌・代謝疾患のおもな症状とその病態生理
> - 内分泌・代謝疾患に対して行われるおもな検査
> - 内分泌・代謝疾患の病態・診断・治療
> - 患者の身体面・心理面・社会面のアセスメント
> - 看護活動を展開するための方法論，看護技術

　これらの内容を体系的に学ぶことによって，皆さんは内分泌・代謝疾患の特性をふまえて，適切なケアを提供することのできる知識・技術・態度を習得することができる。それは，病をもちながら生活者として生きている人々の，生活のなかの療養行動を支援する第一歩である。また同時に，生活者として「健康」に暮らしているなかでの苦労や苦悩を理解し，支援することができるようになる第一歩となる。

　本書では，このような内分泌・代謝疾患をもつ患者の看護を学ぶために，次ページに示すような構成になっている。本書を読み終わったときに，なぜ必要なのか，根拠をもって看護実践を考えられるように学習を進めていってほしい。

本書の構成マップ

第1章　内分泌・代謝の看護を学ぶにあたって
A 医療の動向と看護　　B 患者の特徴と看護の役割

第2章　内分泌・代謝器官の構造と機能
A 内分泌器官の構造と機能
B 内分泌器官とホルモンの機能
C 代謝の概要と機能

第3章　症状とその病態生理
A 体重変化・身長の異常
B 容貌・眼の変化
C 神経・筋症状
D 循環器症状
E 消化器症状
F 皮膚の変化
G 無月経
H 多尿

第4章　検査
A 内分泌疾患の検査
B 代謝疾患の検査

第5章　疾患の理解
A 本章で学ぶ内分泌・代謝疾患
B 内分泌疾患
　① 視床下部-下垂体前葉系疾患
　② 視床下部-下垂体後葉系疾患
　③ 甲状腺疾患
　④ 副甲状腺疾患
　⑤ 副腎疾患
　⑥ 性腺疾患
　⑦ 膵・消化管神経内分泌腫瘍
　⑧ 多発性内分泌腫瘍症
　⑨ 内分泌疾患の救急治療
C 代謝疾患
　① 糖尿病
　② 脂質異常症
　③ 肥満症とメタボリックシンドローム
　④ 尿酸代謝異常

第6章　患者の看護
A 疾患をもつ患者の経過と看護

B 内分泌疾患患者の看護
　① 内分泌疾患の検査を受ける患者の看護
　② 下垂体疾患患者の看護
　③ 甲状腺疾患患者の看護
　④ 副甲状腺疾患患者の看護
　⑤ 副腎疾患患者の看護

C 代謝疾患患者の看護
　① 糖尿病患者の看護
　② 脂質異常症患者の看護
　③ 肥満患者の看護
　④ るい痩(やせ)患者の看護
　⑤ 尿酸代謝異常患者の看護

第7章　事例による看護過程の展開
A バセドウ病患者の看護　　B 2型糖尿病患者の看護

巻末資料
おもなホルモン(主要産生部位別)/糖尿病治療薬/各糖尿病治療薬の注意点　　動画一覧

第 **1** 章

内分泌・代謝の
看護を学ぶに
あたって

本章の目標	□ 現代の疾病構造をふまえ，代表的な慢性疾患である内分泌・代謝疾患の患者を取り巻く医療・社会の状況を概観する。
	□ 患者の特徴を，身体的側面，心理・社会的側面からとらえ，それぞれに対する看護援助の視点を理解する。さらに慢性疾患看護に特徴的な患者・家族への教育的支援についてふれ，心理・社会的特徴をふまえた学習支援を理解する。

A 医療の動向と看護

● **疾病構造の変化と内分泌・代謝疾患**　戦後のわが国では，感染症による死亡数が激減し，それによる平均寿命の延伸とともに，糖尿病や循環器疾患などの生活習慣病やがんが増加してきた。この疾病構造の変化により，慢性疾患管理の重要性と重症化予防がクローズアップされるようになってきた。

　内分泌疾患・代謝疾患は**慢性疾患**の代表的な存在であり，2020(令和2)年の「患者調査」では，その総患者数は1100万人以上とされている。これは傷病分類別では循環器系疾患，消化器系疾患についで3番目に多い数字であり，代謝疾患の代表格である糖尿病の患者数はそのうちの約半数を占めている。

　こうした疾病構造の変化や慢性疾患患者の増加を背景に，厚生労働省は健康日本21(第1次〜第3次)の策定や特定保健指導の開始などによって，国民の健康づくりを促進し健康寿命の延伸や生活習慣病の予防を目ざす取り組みを実施している。

● **外来医療の変化**　慢性疾患をもつ患者の医療では，糖尿病をもつ人の教育入院をはじめ，管理のために患者が入院する機会が多かった。しかし近年，COVID-19の感染拡大の影響もあり，慢性疾患の管理のために患者を一般病床に入院させることは減少した。糖尿病をもつ人の教育入院を外来での教育に移行する病院が増えるなど，入院医療と外来医療の状況は変化しはじめている。2022(令和4)年には外来機能報告制度❶が創設されるなど医療機関の外来機能の分化・明確化の推進が本格的に始まり，ますます外来医療・外来看護の重要性が増している。また，後期高齢者では基礎疾患に慢性疾患をもつ患者が肺炎や尿路感染による入退院を繰り返すケースが増加しており，入院時からの退院支援だけでなく，外来での継続看護や地域・在宅における日常のケアがより重要性を増している。

● **医療のオンライン化・デジタル化**　近年急速に進んでいる医療のオンライン化・デジタル化は，2020年以降のCOVID-19の感染拡大により一層加速している。多くの医療機関でカルテや問診票の電子化，デジタルツールの導入などが推進され，医師や看護師をはじめとする医療従事者の業務の効率化・質の向上が促進されている。また，患者の健康状態に関する情報がクラウドで管理され医療者と共有されるなど，治療のあり方も変化してきている。来院せずとも，患者が自宅で測定している血圧や血糖，体重などを医療者が

❶外来機能報告制度
　外来機能の明確化と連携強化を目的に，医療機関の管理者が外来医療の実施状況を都道府県知事に報告する制度。紹介受診重点外来を担う医療機関を明確化し，患者の流れをかたちづくるとともに，外来医療の質および効率性などの向上を目ざしている。

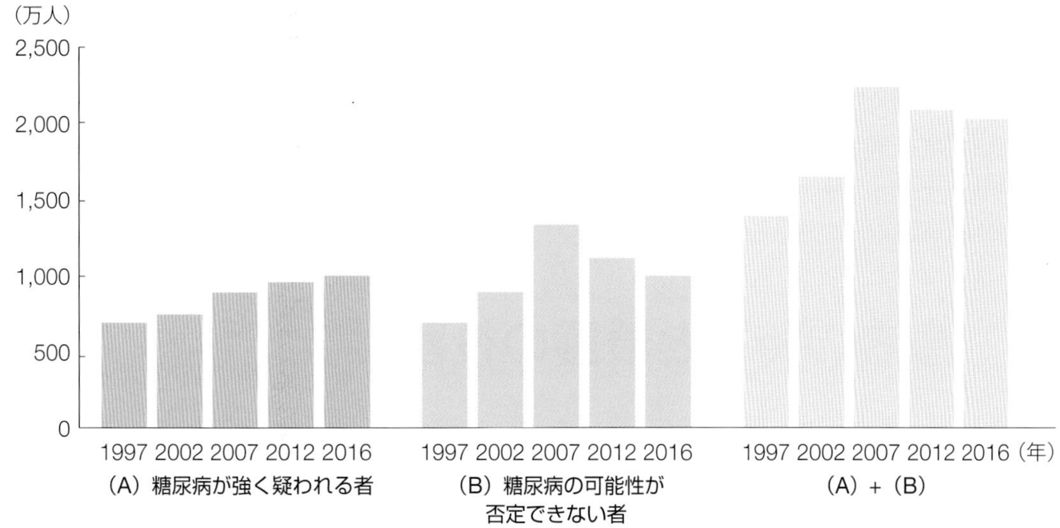

◎図 1-1　「糖尿病が強く疑われる者」,「糖尿病の可能性が否定できない者」の推計人数の年次推移
(平成 28 年「国民健康・栄養調査」による)

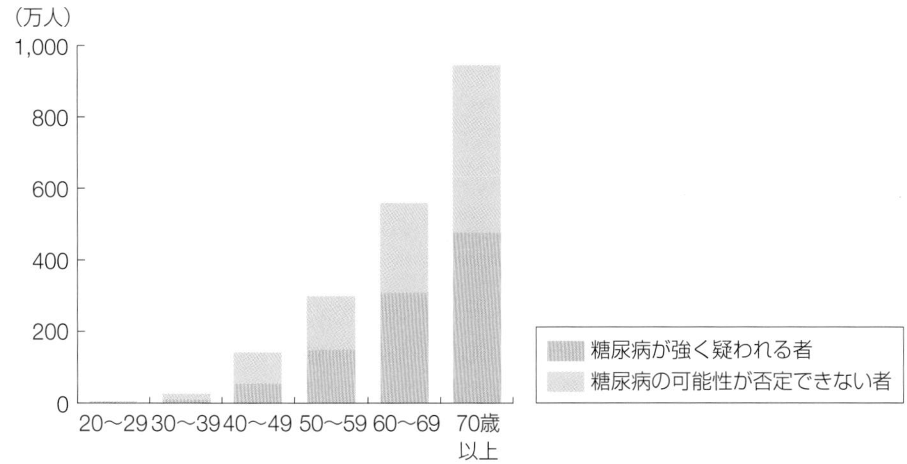

◎図 1-2　年齢階級別「糖尿病が強く疑われる者」,「糖尿病の可能性が否定できない者」の推計
(平成 28 年「国民健康・栄養調査」をもとに作成)

把握でき，治療方針が決定できるようになった。糖尿病の治療においても，血糖検査機器の進歩により，24 時間の血糖の変化が把握できる血糖モニタリング方法が開発され，患者の血糖管理の改善に大きく寄与することとなった。

● **糖尿病の動向**　わが国ではじめて糖尿病の実態調査が行われたのは 1997 (平成 9) 年で，「糖尿病が強く疑われる者」が約 690 万人，「糖尿病の可能性が否定できない者」が約 680 万人もいるという結果は人々にたいへんな驚きを与えた。その後「糖尿病の可能性が否定できない者」の数は減じているものの，「糖尿病が強く疑われる者」は増加しつづけている (◎図 1-1)。

また，糖尿病をもつ人を年齢階級別にみると高齢者の割合が非常に高く

なっており，この傾向は今後ますます顕著になっていくと思われる(◎7ページ，図1-2)。糖尿病のある高齢者は基礎的な代謝機能や生活機能が成人に比べ低下しているだけではなく，認知症やがんなどの疾患が併存していることもあるため，治療や自己管理を継続するうえでの課題も多い(高齢者における糖尿病については，◎162ページ)。少子高齢化や社会構造の変化のなかで，糖尿病治療のニーズはますます多様化・複雑化してきているといえる。

B　患者の特徴と看護の役割

1　身体的な問題とその援助

　内分泌疾患は多くの場合，内分泌腺の異常によるホルモンの分泌過剰，または分泌不足により発症する。どのホルモンの分泌に異常が生じているかによって，引きおこされる症状もさまざまである。代謝疾患は，生体活動の維持に必要な栄養素やエネルギーなどの代謝異常により生じる。代表的なものとして，糖尿病，脂質異常症，肥満症，高尿酸血症などの疾患がある。

1　患者の特徴

● **全身性・非特異的な症状をもつ**　内分泌・代謝疾患の病態は多彩であり，症状が特異的でない場合が多い。症状もあらわれやすいもの，あらわれにくいものがあり，発症時になんの病気になったのか，気づきにくいという特徴がある。易疲労感があり検査をしてみたら甲状腺機能に異常が見つかったり，同じような症状で別の検査をしてみたら糖尿病が発覚したりすることがある。

　一方で，内分泌機能・代謝機能の異常は生体の恒常性の維持が障害されていることを意味しており，疾患の影響が多臓器にわたり，症状が全身性になりやすい。場合によっては急性増悪や重大な合併症を引きおこし，死につながる危険性もある。そのため，少しでも自覚症状や検査値の異常があれば医療機関を受診し，早期の診断と治療開始につなげることが重要となる。

● **症状があらわれにくい**　代謝疾患の多くは，初期には症状がない。健康診断ではじめて指摘されることが多いが，自覚症状がほとんどないために「たいしたことはない」「病気になりかけているだけ」のように都合よく解釈し，受診をしないことが多い。また，一度受診をしても，薬の処方がないことなどで，受診継続の必要性を理解しないことも多い。そのまま受診をしないで数年放置した結果，血糖や血圧などの数値が非常に高い状態になり，深刻な症状や合併症の発現につながることもある。

● **外見上の変化**　内分泌疾患では，ホルモンの分泌異常によりさまざまな外見上の変化が生じる。たとえばバセドウ病(◎103ページ)では眼球突出やびまん性甲状腺腫大がみられ，クッシング病(◎88ページ)では満月様顔貌や中心性肥満などが生じる。また，肥満症やるい痩といった代謝疾患は，通常

は患者になんらかの体型の変化をみとめる。

● **継続的な管理の必要性**　内分泌・代謝疾患では，血液検査の結果などから疾患のコントロール状態を把握し，継続的に管理していく必要がある。

　内分泌疾患の治療においては，不足しているホルモンを補充するなどの調節を行う時期を経て，定期的な受診と検査を継続することが必要となる。**クリーゼ**(● 129ページ)などの急激な悪化や再発を予防するために，生活上で過剰に疲労を蓄積しないよう注意したり，ストレスをため込まないようにうまく対処したりといった管理も重要である。

　代謝疾患においては，患者が継続的な自己管理を行い，症状の悪化や合併症を予防する必要がある。おもに栄養素の代謝異常と深く関連しているため，食事管理を要することが多い。

2 身体的な問題への援助

　身体的な問題に対しては，継続的な管理の援助を行うことが看護師の重要な役割である。疾患の管理をしていくうえでは，患者が自分の身体変化をとらえることが第一歩となる。患者が体験した症状や体調を検査データなどと結びつけながら，とらえにくい身体変化を理解しやすいように説明していく。また，自己の身体状態を観察(モニタリング)し把握することができるよう，どういった観点に注意すべきかを指導していく。看護師は，患者の適切な自己管理と家族による十分なサポートが可能となるよう，必要な情報を提供し支援する。

　栄養サポートや糖尿病における透析予防などの指導は，多職種チームで行われる。

2 心理・社会的特徴とその援助

1 心理・社会的特徴

● **自尊感情の低下**　内分泌・代謝疾患による患者の外見上の変化は，患者の自己概念の変化や**自尊感情❶**の低下などをもたらすことがある。さらに，糖尿病や肥満症といった病気になると，周囲から自己管理ができない人とみなされることがある。実際に，肥満症であるために管理職になれないなどといった，偏見に基づく差別は社会にいまだ存在する。また，実際の差別がなくとも患者本人がそのようなレッテルをはられたように感じてしまうことで，自尊感情の低下をもたらすこともある。こうした自尊感情の低下や社会的な差別が患者の心理に与える影響は大きく，治療継続の妨げとなることも少なくない。

● **継続的な治療に伴う困難**　治療においては定期的な受診や検査だけでなく，食事管理や定期的な運動，薬物療法などを日常生活に取り入れ，自己管理のもとで継続していく必要がある。患者本人が自己管理の必要性を十分に理解していても，それを毎日続けていくことは容易ではなく，治療を継続し

NOTE

❶自尊感情

　自尊感情はセルフエスティーム self-esteem や自尊心ともいわれるもので，自分自身を価値あるものとしてみとめる感覚のことをさす。自尊感情に影響するものとして，個人の願望や理想がある。自身が成功したいと願う領域におけるみずからの価値の高まりを認識することや，自分が尊敬している人や重要他者からみとめられることは，自尊感情の高まりにつながる。

ていくうえでの本人の心理的負担は大きい。

　とくに生活習慣が疾患の原因となっている場合，治療の開始に伴い，これまでの生活習慣を大きく変更せざるをえないケースも多い。生活習慣は個人の価値観や家族構成，社会的役割などと密接に関連しており，その変更は本人だけでなく周囲の人にとっても大きな影響を与えることになる。

2　心理・社会的特徴への援助

◆ 自尊感情の低下を防ぐ支援

　患者が自分自身を大事に思えることは大変重要であり，そのために，看護師は患者のあるがままの状態を受容し，肯定的にかかわる。また，患者や家族が話しやすい環境を整えて，困っていること，悩んでいることを聞き，必要に応じて助言や説明を行い，不安な気持ちの解消に努める。患者にとって，症状がいつまで続くかわからないことも不安の原因になる。内分泌疾患が原因で生じるボディイメージの変化や，抑うつ・気分のはげしい変化については，治療とともに改善していくことを十分に説明する。

◆ 自己管理の継続への支援

●**自己コントロール感の維持のための支援**　自己管理を継続していくうえでは，患者自身が疾患を自分の力で制御できているという**自己コントロール感**（コントロール感覚）や，自分が「できる」という確信，すなわち**自己効力感**などを安定してもちつづけることが重要となる。

　慢性疾患をもつ患者にとっての自己コントロール感とは，自分の身体の状態を理解し，疾患や症状への対処法がわかり，自分の意思によってコントロールが可能であるという感覚をさす。QOL（生活の質）を高く保つためには，身体が良好な状態であるとともに，精神的な安寧が得られていることが必要である。そのためにも，患者が安定した自己コントロール感をもち，前向きに自己管理を継続できるよう支援することが重要となる。

　また自己効力感は，食事や運動をはじめとするさまざまな生活行動の変容のように，本人にとって負荷が大きく，困難をのりこえるときに必要な場合が多い。

　看護師は，これらの感覚が損なわれないよう，疾患の状態がわるい，もしくはコントロールがうまくいっていないときにも患者の行動を前向きに評価し，患者が自分を責めてしまわないようにする。病状の原因を安易に患者の行動に結びつけず，病状の悪化と患者の管理行動は分けて考えながら，それぞれがより良い方向に向かうように支援する。

●**エンパワメントアプローチ**　自己管理の継続を支援するにあたっては，意思決定の主体は患者であることを忘れてはならない。患者自身が問題点や改善策を考え，看護師はそれを支援する。そのためには，患者自身が本来もっている力を発揮し，さらなる能力を獲得していくことにつなげていく**エンパワメント❶**の考え方が重要である。エンパワメントアプローチを通して，

NOTE

❶エンパワメント
　エンパワメントは，「社会的弱者が本来の人間としての存在を確立し，自己の持つ力を発揮できるように，社会や環境を変革していく考え方」として誕生した概念であり，力や権力を与えること，能力を与えることとして保健医療分野でも活用されている。そしてエンパワメントアプローチは，患者の行動変化を援助するために次の基本的な5つのステップを提示している。
①患者の視点から問題を特定する。
②問題についての現在の感情を明らかにする。
③行動目標を設定する。
④目標に応じた計画をたてる。
⑤結果を評価する。

◯表1-1　行動変容ステージモデル

	行動変容の段階
第一段階 **前熟考期**	近い将来に行動をかえる意図もなく，自分自身の問題にも気づいていない時期である。
第二段階 **熟考期**	行動をかえることの必要性には気づいたが，まだ準備ができていない段階である。また，この時期は自分の行動は問題か否かを評価することに迷い，苦悩している段階でもある。
第三段階 **準備期**	望ましい結果や行動にはいたっていないが，患者なりの行動の変化がおこっている段階である。
第四段階 **行動期**	この段階から望ましい行動がおこってくる。行動期は，問題解決のために，行動や経験に対する認識，環境を修正していく段階である。しかし，再発もおこりやすい時期であり，なにかの障害や妨害にあうと望ましい行動をとめてしまうこともある。
第五段階 **維持期**	再発予防と行動が継続していく時期である。 プロチェスカ Procheska らは，この時期では嗜癖行動の変容を 6 か月以上継続できており，そのほかの行動における変容は生涯継続すると述べている。

患者には自分自身で問題を認識し解決をしようとする動機が生まれ，行動へと導かれていく。

● **行動変容の支援**　治療のために患者自身が生活習慣を変容する必要性があるときは，患者の状態を理論的に把握するなど，客観的な分析も必要である。望ましい健康行動をとろうとする個人の進歩をステージの変容によってとらえていく，行動変容ステージモデル（◯表1-1）などを活用するとよい。

3 家族への援助

1 家族の特徴

● **家族に期待される役割**　患者の家族には，患者のセルフケアを支援する役割が期待されている。家族は，家族でなければもてない観察能力で問題を早期に発見する力や，医療者に援助を求める判断力をもち，健康問題の背景を総合的に理解するために必要な，家族にしかわからない情報をもっていることが多い。患者の日ごろの様子をよく知っている家族だからこそわかること，できることは多いのである。

● **家族のかかえる問題**　家族が患者の生活を支援しようとすると，患者へのかかわり方は厳しくなりがちである。とくに食事制限がある場合，家族は，患者が制限をまもれていないと怒ってしまったりする。患者は家族が目を光らせて監視しているように感じ，注意をしてくれる家族をうとましく思うことがある。家族と患者の関係性がわるくなってしまうと，患者は家族の機能の恩恵や支援を受けることができなくなる。

内分泌・代謝疾患は慢性の経過をたどるものが多いため，それを支援する家族の負担は大きい。家族の役割を増やしすぎて負担が過剰になると，それ

までは果たせていた役割も果たせなくなるので注意が必要である。長い経過の間には家族の状況も変化し，おもに支援を行う家族の高齢化などの問題も生じる。

2 家族への支援・教育的サポート

家族が患者のセルフケア支援を行うためには，家族が疾患と治療についての正しい知識と認識をもつ必要がある。看護師は，家族が病状や障害を理解できるように説明する。薬物療法の支援など，家族が必要とするケア・介護技術を指導し，家族の役割を明確化する。

また，家族の不安な気持ちを受けとめ，苦労をねぎらうことで，情緒の安定をはかるといった心理的支援も看護師の重要な役割である。家族の行っていることの意義を評価したり，患者のよい変化を伝えたりすることで，患者を支援しつづける動機や意欲を高める。必要に応じて，家族会などの社会資源を紹介するなど，家族の負担を軽減する支援を行う。

4 学習支援

患者の多くは病気と診断されるまでは医療と関係のない環境で生活を送っており，みずからの疾患や治療に関する知識をもち合わせていない。そのため，患者が自己決定および自己管理の継続を正しく行うことができるよう，治療のための学習支援を十分に行うことが重要となる。

● **学習支援の形態**　学習支援の形態は，指導型と学習援助型に分けることができる。かつては指導型の支援が中心であり，患者教育（健康教育）という言葉が用いられていたが，その後，慢性疾患の患者の増加に伴い，対象者が知識を主体的に学んでいく**健康学習**という考え方が生まれた。健康学習では，患者の理解度やニードに合わせ，必要な情報提供を患者のタイミングに合わせ行っていく。医療者と患者およびその家族との関係性が重視され，共感的なコミュニケーションが求められる。

こうした学習支援の方法の変遷のなかで，医師と患者の関係性も変化している。以前は，医師が決めた治療方針に患者が従うという医師・患者関係が，現在では共同意思決定（**SDM❶**）の時代へと変化している。SDMでは，患者の価値や好みを理解し，問題を共有しながら理解度を確認し，決定を支援していく。患者中心のアプローチであり，ここでも共感的なコミュニケーションが重要となる。

ただし，指導型の健康教育が不要になったわけではない。たとえばインスリンの自己注射のような，医療処置の技術を患者に習得してもらう際は，指導型の健康教育が有効である。一方，食事や運動などの生活行動・生活習慣の改善などには，学習援助型が有効である。状況や必要性に合わせて支援方法の形態を検討する必要がある。

● **成人の学習特性に合わせた支援**　成人患者は，一般的に自分自身が監督（指示する側）であることを望む。そのため，単に医療者の指示をまもらせる

NOTE
❶SDM：shared decision making

のではなく，患者自身がみずから決断するための支援を行う。また，患者は
さまざまな経験を蓄積しており，自身の経験と学習内容が一体化したときに，
学習効果が高まるため，患者の経験がいかされるような学習方法が有効であ
る。学習内容としては，学習の成果が即時に役だつもの，すなわち現在の生
活状況や困っていることなどを解決するための学習に方向づけられやすい。

● **個人・集団を対象とした学習支援**　学習支援には，個人を対象としたも
のと，集団を対象としたものがあり，必要に応じてそれらを組み合わせて行
う。個人を対象とした学習支援では，個々のニードや理解度に即した支援が
行える。集団を対象とした学習支援には糖尿病教室などがあり，同じ問題を
かかえた患者集団に対して実施することで効率的に知識提供ができるという
特徴がある。また，同じ状況にある患者が集まることで，患者は「苦しんで
いるのは自分だけではない」という仲間意識をもつことができ，ピアサポー
トなどの支援を得られる環境をつくることが可能となる。また，他者ととも
に学ぶことで，自分では気づかなかった視点に気づき，視野が広がることも
ある。

● **多職種チームによる学習支援**　学習支援も多職種によるチームで行われ
るケースがある。たとえば糖尿病患者の教育では，元来，糖尿病教室や教育
入院を行う際に，多職種が協働してプログラムを作成し，講義などを行って
いた。教育入院では，対象患者が入院したときに，各職種の担当者が集まっ
てカンファレンスを行い，情報共有とともに指導方針や患者へのかかわり方
の方向性を検討してきた。ほかのチーム医療の先がけとしての活動形態が
あったともいえる。

✎ work 復習と課題

❶ わが国の疾病構造がどのように変遷してきたか，また現代社会・医療のなかで
　内分泌・代謝疾患はどのような位置づけにあるか述べなさい。

❷ 内分泌・代謝疾患の患者はどのような特徴をもっているか。身体的，心理・社
　会的特徴に分けてまとめなさい。

❸ 内分泌・代謝疾患患者の家族に対してはどのような援助をすることができるか，
　具体的にあげなさい。

第 2 章

内分泌・代謝器官の
構造と機能

本章の目標	□ 本章では内分泌・代謝器官の構造と機能について学ぶ。解剖生理学，生化学などで学んだ内分泌・代謝系の知識を臨床実践に結びつけて統合し，第5章「疾患の理解」および第6章「患者の看護」で学ぶ，患者がかかえる疾患・症状の理解につなげる。 □ 内分泌系については，11の系統に分類し，それぞれのネットワークの構成，ホルモンの相互の関係，フィードバック機構について学習する。 □ 代謝系については，本書で扱う代表的な代謝疾患の理解に必要な代謝の概要を学習する。

A　内分泌器官の構造と機能

1　ホルモンとそのはたらき

● **ホルモンとは**　ホルモンとは，特定の器官・細胞で産生・分泌され，血液などの体液を通して体内を循環し，別の決まった器官・細胞で効果をあらわし，生体の統御・調整を行う化学情報伝達物質と定義される。**内分泌**とは，分泌活動を行う腺細胞からなる腺または細胞が，ホルモンを血液などの体液中に排出することをさす。それに対して，導管を通じて体外または体腔に分泌物を排出することを外分泌とよぶ。

● **標的器官・受容体**　それぞれのホルモンは，特定の**標的器官・標的細胞**に作用し，その活動を促進または抑制することで作用をあらわす。それぞれのホルモンの標的細胞にはそのホルモンとだけ結合する特有な**受容体（レセプター）**が存在し，ホルモンが受容体に結合することによって固有の生理作用をおこす（◉図2-1）。

● **内分泌器官**　人体には，特定の内分泌細胞が集合し，ホルモンを産生・分泌するために特化した**内分泌器官**が存在する。おもな内分泌器官として，視床下部，下垂体（前葉・後葉），甲状腺，副甲状腺，副腎（皮質・髄質），膵臓，卵巣，精巣（睾丸）がある（◉図2-2）。

　一方，このように古くから知られてきた古典的内分泌器官以外の器官や細

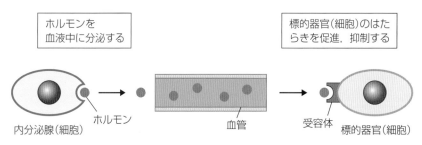

◉図2-1　ホルモンとその作用のしくみ

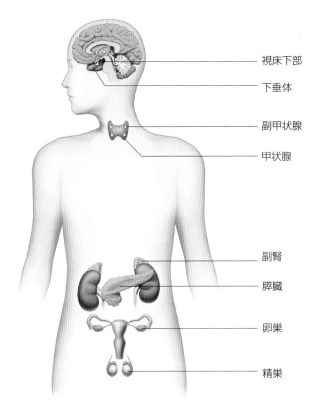

視床下部

下垂体

副甲状腺

甲状腺

副腎

膵臓

卵巣

精巣

これらの器官のほか，消化管，脂肪細胞，心筋，腎臓なども内分泌機能を有する。

◉ **図 2-2　内分泌器官**

胞でもホルモンを産生・分泌していることが明らかになってきており，ホル
モンは大脳，心筋，消化管，腎臓，脂肪細胞などからも分泌される。また，
血液を介する化学情報伝達物質には，ホルモン以外にも神経伝達物質，成長
因子，サイトカインなどが知られており，ホルモンの概念は拡大し，ホルモ
ンとホルモン以外の化学情報伝達物質との境界もあいまいになってきている。
　しかし，増加・減少することが疾患の原因となるホルモンは，ほとんどの
場合，古典的内分泌器官のホルモンと消化管ホルモンであるので，本書では
これらのホルモンを中心に取り上げていく。
● **ホルモンの種類**　ホルモンは化学構造から，ペプチドホルモン，アミン
類(アミノ酸誘導体)，ステロイドホルモンに分類される。これらの分類は，
薬剤としてのホルモンの特性を理解するのに役だつ。一般に，成長ホルモン
をはじめとする下垂体ホルモンやインスリンなどのペプチドホルモンは，口
から摂取すると消化管内で分解されてしまうため注射薬として投与されるが，
アミノ酸誘導体である甲状腺ホルモンやコルチゾルなどのステロイドホルモ
ンは内服薬として投与されることが多い。
● **ホルモン分泌調整機構**　ホルモンには，体内環境の恒常性を保つための
分泌調整機構が備わっている。多くの場合，ホルモン分泌は一定レベルに保
たれるが，下垂体ホルモンのいくつかは24時間周期で分泌リズムが変動す

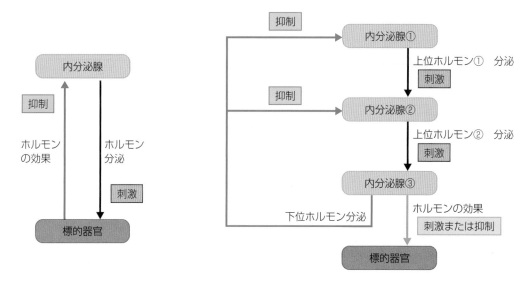

a. 単純なフィードバック機構　　　　　b. 複雑なフィードバック機構

○図2-3　負のフィードバック機構のしくみ

る**日内リズム**をもっている。また，女性ホルモンの分泌には約28日の周期
がある。

　ホルモン分泌調節には，**フィードバック機構**というしくみが存在する。
フィードバック機構の多くは，増加したホルモンがそのホルモン自体の分泌
を抑制する**負のフィードバック**（ネガティブフィードバック）である。負の
フィードバックには，単純なものと複雑なものがある。単純なものは，ホル
モン分泌が標的器官に及ぼした効果によって抑制されることで分泌調節がな
されている（○図2-3-a）。複雑な負のフィードバックでは，標的器官に情報
伝達を行う下位（末梢）ホルモンと，下位ホルモンを制御する上位ホルモンが
階層構造を構成し，上位ホルモンの刺激によって下位ホルモンの分泌が促進
され，下位ホルモンが増加すると上位ホルモンの分泌を抑制することによっ
て分泌調節がなされている（○図2-3-b）。

● **ホルモン系**　　内分泌細胞から標的細胞までを1つのユニットとして考え
ると，生体における作用の目的や上位ホルモンと下位ホルモンの組み合わせ
から，11のホルモン系に分けることができる（○24ページ）。

2 視床下部

　視床下部は，間脳にあり，第三脳室の下方，下垂体の上方に位置する。視
床下部には，多数の神経細胞の集団である神経核が存在し，神経核には視床
下部ホルモンや下垂体後葉ホルモンを産生するもの，交感神経・副交感神経
を制御するもの，摂食中枢や満腹中枢を含むものがある。視床下部の神経核
と視床下部以外の脳の部分との間には，複雑な神経線維の連絡路が存在する。

　内分泌器官としての視床下部は，下垂体前葉ホルモン，下垂体後葉ホルモ

ンの分泌調節を行っている。また視床下部は，自律神経系を介して，膵ホルモンや消化管ホルモンの分泌にも影響を及ぼしている。

　視床下部には体内時計が存在し，食欲をコントロールする摂食中枢・満腹中枢もあり，飲水や体温調節にも関与している。これらはホルモン分泌の調節とも密接に関係している。

● **視床下部から分泌されるホルモン**　視床下部から分泌されるホルモンには①**副腎皮質刺激ホルモン放出ホルモン（CRH）**，②**成長ホルモン放出ホルモン（GHRH）**，③**ゴナドトロピン放出ホルモン（GnRH）**，④**甲状腺刺激ホルモン放出ホルモン（TRH）**，⑤**ソマトスタチン**などがある。

　下垂体後葉ホルモンである抗利尿ホルモン（バソプレシン），オキシトシンは視床下部にある神経細胞体で産生されるが，ホルモンの分泌は漏斗柄を経て下垂体後葉の神経末端で行われる（◉図2-4）。

3　下垂体

　下垂体は，前葉と後葉に分かれ，視床下部とは細い漏斗柄を通してつながり（◉図2-4），**トルコ鞍**という頭蓋骨のくぼみにおさまっている1 cmほどの内分泌器官である（◉図2-5）。

● **トルコ鞍**　かつては下垂体腫瘍を疑ったときの検査として単純X線撮影を行いトルコ鞍の形や大きさを観察することで下垂体の大きさを推測していたが，現在はMRIによって小さい下垂体腫瘍も描出可能になっている。

● **蝶形骨洞**　トルコ鞍は，その前下面に薄い骨1枚を隔てて，副鼻腔の1つである**蝶形骨洞**と接している（◉図2-5）。さらに蝶形骨洞は鼻腔とつながっている。下垂体疾患に対する手術を行う場合，開頭せず，内視鏡や顕微鏡を鼻腔から蝶形骨洞を経てトルコ鞍底部の骨を1枚切開して下垂体に到達させる手術法（**経蝶形骨洞手術，ハーディ Hardy 法**）が行われている（◉ 83ページ）。

● **視神経交叉**　下垂体の上方には，視神経が交叉しながら走行している。これを**視神経交叉（視交叉）**とよぶ。トルコ鞍内から上方にのびる下垂体腫瘍があり，視神経を圧迫した場合，視野障害（おもに両耳側半盲）をおこす（◉ 85ページ，図5-6）。

● **下垂体から分泌されるホルモン**　下垂体は，前葉と後葉の2つの部分からなり，前葉は上皮性細胞，後葉は神経由来と発生学的にも異なる。前葉からは①**副腎皮質刺激ホルモン（ACTH）**，②**成長ホルモン（GH）**，③**黄体形成ホルモン（LH）**，④**卵胞刺激ホルモン（FSH）**，⑤**甲状腺刺激ホルモン（TSH）**，⑥**プロラクチン（PRL）**が分泌される。後葉からは①**抗利尿ホルモン（バソプレシン）**，②**オキシトシン**が分泌される。

● **下垂体前葉のホルモン分泌経路**　視床下部で血液中に分泌された視床下部ホルモンは，視床下部の毛細血管，漏斗柄の下垂体門脈❶を通り，下垂体前葉の毛細血管を経て下垂体前葉のホルモン産生細胞の受容体に結合することによって，下垂体前葉ホルモンの分泌を増加または減少させる。

NOTE

❶門脈とは，通常の血管の走行とは異なり毛細血管を2回経由する場合の毛細血管の間の血管をさす。視床下部と下垂体の間で，動脈→毛細血管→門脈→毛細血管→静脈という血管の走行が形成されている。

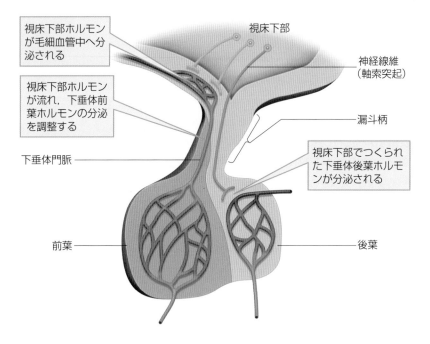

視床下部ホルモン
が毛細血管中へ分
泌される

視床下部ホルモン
が流れ，下垂体前
葉ホルモンの分泌
を調整する

視床下部

神経線維
（軸索突起）

漏斗柄

下垂体門脈

視床下部でつくられ
た下垂体後葉ホルモ
ンが分泌される

前葉

後葉

◖**図2-4 下垂体**

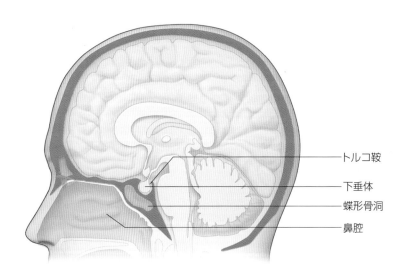

トルコ鞍

下垂体

蝶形骨洞

鼻腔

◖**図2-5 トルコ鞍と蝶形骨洞**

● **下垂体後葉のホルモン分泌経路** 視床下部から漏斗柄を通って下垂体後
葉までのびる神経線維は，視床下部の神経細胞の軸索突起である。視床下部
の神経細胞でつくられた下垂体後葉ホルモンは，軸索を通って下垂体後葉ま
で運ばれ，神経末端から血液中に分泌される。

4 甲状腺

　甲状腺は，頸部正面の甲状軟骨（のどぼとけ）・輪状軟骨の下方と胸骨上端の間，気管の前面に存在し，右葉，左葉，およびそれらをつなぐ峡部からなる（▶図2-6）。大きさはおよそ5 cm，厚さはおよそ2 cm，重量はおよそ20 gであり，羽を広げた蝶のような形状をしている。

　正常な甲状腺は触診では触れないが，甲状腺が大きくなった場合や腫瘍がある場合，炎症などでかたくなった場合は，触診で触れることができる。甲状腺全体や甲状腺腫瘍が著しく大きい場合，患者自身が気づくか，周囲の人に指摘され受診することがある。

● **周囲の臓器・器官との関係**　甲状腺は気管の前面に接して存在し，甲状腺の左後方に食道がある。甲状腺の外側に接して**総頸動脈**が走行し，さらにその外側に**内頸静脈**が走行する。甲状腺の手術や生検の際には，これらの血管を損傷しないように注意が必要である。

　また，甲状腺の両葉の後面には，下方から迷走神経の分枝である**反回神経**が走行している。反回神経は声帯の運動をつかさどっている。手術によって反回神経が切断された場合や，悪性腫瘍が反回神経に浸潤した場合には，反回神経麻痺がおこり嗄声となる。

● **構造とはたらき**　甲状腺の基本構造は，直径200 μmほどの**濾胞**とそれを取り巻く間質である（▶図2-7）。濾胞は一層の立方状の濾胞上皮細胞に囲まれ，濾胞腔内にコロイドを貯留している。

　血中のヨウ素（ヨード）は，能動輸送によって濃度の高さとは反対に甲状腺の濾胞上皮細胞に取り込まれ，さらに濾胞腔内で過酸化水素（H_2O_2）と甲状腺ペルオキシダーゼのはたらきで酸化され，**サイログロブリン**というタンパク質と結合する。結合したヨウ素を利用して，サイログロブリンの分子内で甲状腺ホルモンである**トリヨードサイロニン（T_3）**，**サイロキシン（T_4）**が生成される。

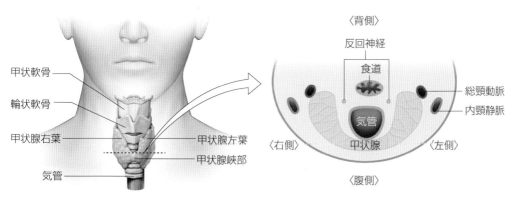

a.　甲状腺の位置　　　　　b.　甲状腺とその周辺器官

▶**図2-6　甲状腺**

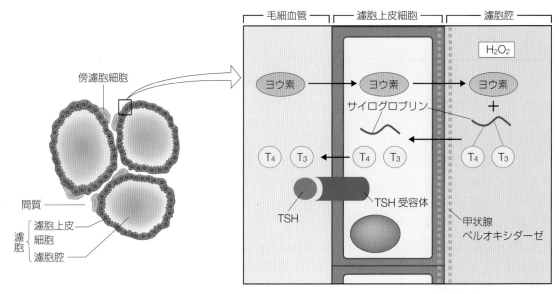

●図 2-7　甲状腺細胞の構造とはたらき

　下垂体前葉から分泌された甲状腺刺激ホルモン（TSH）が濾胞上皮細胞の細胞膜に存在する TSH 受容体に結合し，甲状腺が刺激されると，濾胞腔内のサイログロブリンはコロイド小滴として濾胞上皮細胞内に取り込まれ，タンパク質分解酵素によって加水分解されて，T_3，T_4 がサイログロブリンから分離し，血中に放出される。

5　副甲状腺

　副甲状腺（上皮小体）は米粒ほどの大きさの小さな臓器で，甲状腺の背面側にあり，上下左右に４つ存在する（●図 2-8）。

　正常な副甲状腺は非常に小さいため超音波検査や CT などで見ることはできないが，副甲状腺の腺腫や過形成の場合は画像診断で映し出すことが可能である。副甲状腺と周囲の脂肪組織は手術時には肉眼的に区別することが困難であるため，手術の際に正常副甲状腺を摘除してしまっていないかを病理検査によって確認する必要がある。

　副甲状腺のうち，上側にある左右の腺は甲状腺の背面に接して存在することが多いが，下側にある左右の腺は，甲状腺の背面よりさらに下方に，場合によっては縦隔内に存在することもある。これを，異所性副甲状腺とよぶ。

　副甲状腺からは**副甲状腺ホルモン（PTH）**が分泌される。PTH は，カルシウムとリンの代謝を調節するはたらきをもつ。

6　副腎

　副腎は，両側の腎臓の上方前方寄りに存在する３cm ほどの臓器であり，立体的には蝶が羽を閉じたような形状をしており，CT では右副腎はローマ

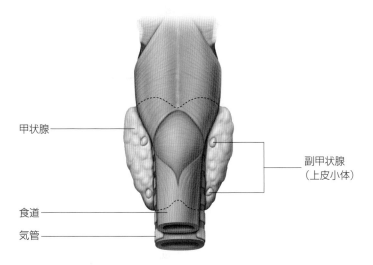

●**図 2-8　副甲状腺（背側から見たところ）**

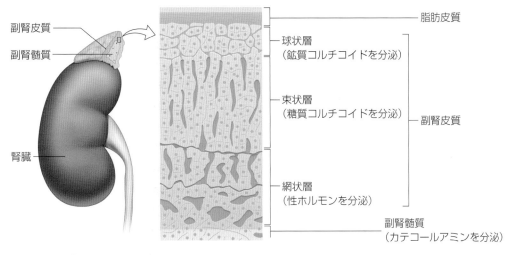

●**図 2-9　副腎**

字の「V」を，左副腎はローマ字の「Y」を逆さにしたような形に見える。
副腎の割面を見ると外側の**皮質**と中心部の**髄質**に分けられる（●図 2-9）。

● **副腎皮質**　副腎皮質は 3 層構造を示し，外側から球状層，束状層，網状
層に分けられる。副腎皮質からは**ステロイドホルモン**が分泌される。層ごと
に分泌されるものが異なり，球状層からは鉱質コルチコイドである**アルドス
テロン**が，束状層からは糖質コルチコイドである**コルチゾル（コルチゾール）**
が，網状層からは性ホルモンであるデヒドロエピアンドロステロン
（DHEA）が，それぞれ分泌される。

● **副腎髄質**　副腎髄質は，発生学的に神経由来であり，交感神経系の神経
節に位置づけられる。副腎髄質は**アドレナリン，ノルアドレナリン，ドーパ
ミン**という**カテコールアミン**を分泌する。このうちノルアドレナリン・ドー

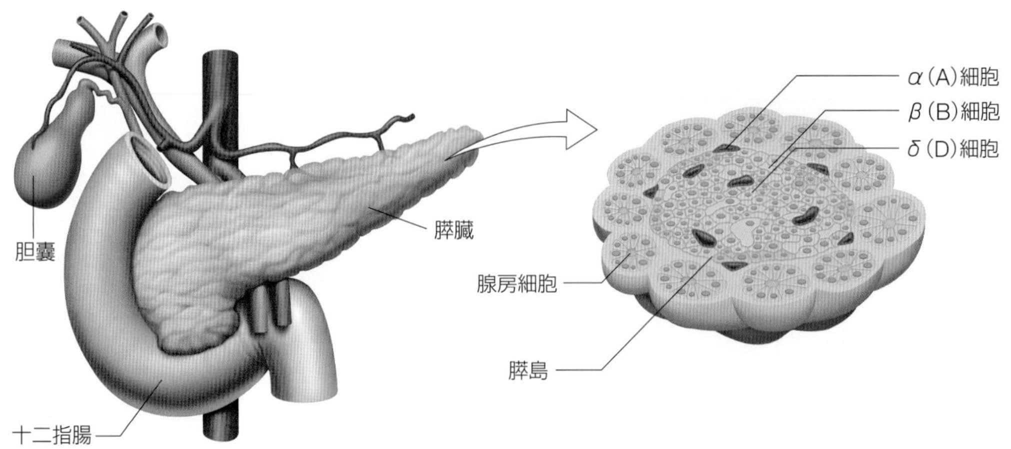
α(A)細胞
β(B)細胞
δ(D)細胞
胆嚢
膵臓
腺房細胞
膵島
十二指腸

図 2-10　膵臓

パミンは，交感神経と中枢神経にも存在し神経伝達物質としても作用するが，アドレナリンはおもに副腎髄質に存在し，ホルモンとして作用する。

7　消化管・膵臓

● **消化管ホルモン**　消化管ホルモンは，消化管上皮に散在している何種類ものホルモン産生細胞から分泌される。おもに消化管の運動や消化液の分泌を調節するはたらきをもつが，インスリン分泌を促進することで血糖調節を行っているホルモンもある。

● **膵ホルモン**　膵臓は，胃の後面に横長に存在する 15 cm ほどの長さの臓器であり，外分泌腺としてアミラーゼなどの消化酵素を含む消化液を分泌するが，内分泌腺としての機能ももつ。膵臓には，内分泌細胞が 0.1 mm 弱～0.4 mm の大きさの集塊を形成して多数存在している。これを**膵島**(**ランゲルハンス島**)とよぶ(図 2-10)。膵島の細胞は α (A)，β (B)，δ〔デルタ〕(D)に分類され，α 細胞は**グルカゴン**を，β 細胞は**インスリン**を，δ 細胞は**ソマトスタチン**を分泌する。これらの膵島ホルモンは，血液のグルコース濃度(血糖)を調節することでエネルギー代謝を制御している。とくにインスリンは，血糖を下げるホルモンとして重要であり，インスリンが不足するか，インスリンの作用が不足することで糖尿病が発症する。

B　内分泌器官とホルモンの機能

● **内分泌を形成する 11 のホルモン系**　ホルモンが，それぞれの目的に応じた機能を発揮し，体内の恒常性(ホメオスタシス)の維持や個体の成長・成熟に貢献していることを理解するには，内分泌器官(内分泌細胞)から標的器官(標的細胞)が形成するネットワークを，ホルモン系として分けて整理する

ことが重要である。

　本書ではホルモン系を 11 に分類して説明するが，この 11 の系統のなかでもとくに「TSH-甲状腺ホルモン系」は典型的な負のフィードバックによるネットワークを形成しており，また内分泌疾患の臨床の場において甲状腺疾患は最も多く遭遇する疾患でもあるので，この系統から解説を始める。

　なお，ホルモンはいくつかのアルファベットの略語で記載されることが多いが，その意味を理解したうえで略語を使用することが重要である。

1 TSH-甲状腺ホルモン系

● **系統の概要**　この系統の最上位は，視床下部から分泌される**甲状腺ホルモン刺激ホルモン放出ホルモン(TRH)**である。TRH は下垂体門脈を経由して標的細胞である下垂体前葉の甲状腺刺激ホルモン産生細胞の受容体に結合して，**甲状腺刺激ホルモン(TSH❶)**を分泌させる(▶図2-11)。

　下垂体前葉から分泌された TSH は血流にのって全身にいたり，標的細胞である甲状腺濾胞細胞の細胞膜に存在する TSH 受容体と結合する(▶ 22 ページ，図2-7)。細胞内刺激伝達系を経て伝えられた TSH のシグナルによって甲状腺ホルモンの合成と分泌が促進され，甲状腺ホルモンである**トリヨードサイロニン(T_3)，サイロキシン(T_4)**が分泌される。

　血液中に分泌された T_3・T_4のうち，多くは結合タンパク質と結合してい

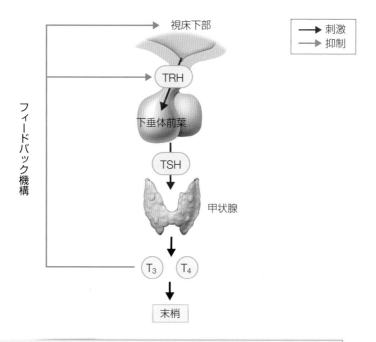

> **NOTE**
> ❶甲状腺刺激ホルモンは，TSH のほかサイロトロピン thyrotropin ともいう。

TRH	**t**hyrotropin **r**eleasing **h**ormone	甲状腺刺激ホルモン放出ホルモン
TSH	**t**hyroid **s**timulating **h**ormone	甲状腺刺激ホルモン
T_3	triiodothyronine	トリヨードサイロニン
T_4	thyroxine	サイロキシン

◗図2-11　TSH-甲状腺ホルモン系

表 2-1　甲状腺機能異常による症状

	機能亢進症状	機能低下症状
心筋	頻脈	徐脈
骨格筋	手指振戦	筋力低下
平滑筋	下痢（腸管機能亢進）	便秘（腸管機能低下）
神経	精神過敏（イライラ）	精神鈍麻
皮膚	湿潤	乾燥
全身症状	体温上昇	低体温

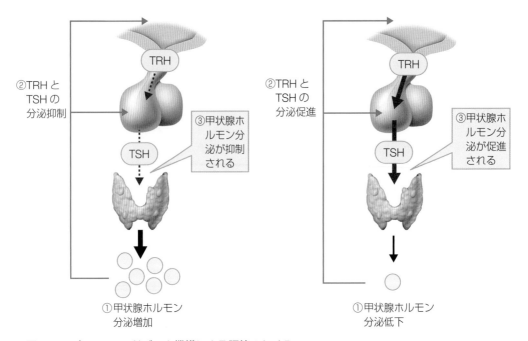

図 2-12　負のフィードバック機構による調節のしくみ

るが，一部は結合タンパク質と結合しない**遊離 T_3** free T_3**(fT_3)**，**遊離 T_4** free T_4**(fT_4)** として存在する。fT_3・fT_4は，全身の標的細胞の細胞膜を通過し，核内の受容体と結合してその作用を発現する。

　甲状腺ホルモンの作用は，代謝を亢進させることである。標的細胞は心筋・骨格筋・平滑筋・神経・皮膚といった全身の細胞にわたり，甲状腺機能が亢進または低下することでさまざまな症状がおこる（●表2-1）。

● **フィードバック機構による調節**　この系統は TRH，TSH，甲状腺ホルモン（T_3，T_4）がフィードバック機構を形成することで分泌調節を行っている。

　視床下部の TRH 産生細胞と下垂体の TSH 産生細胞は，甲状腺ホルモンの標的細胞でもあり，甲状腺ホルモンは TRH と TSH の分泌を抑制する作用をもつ（●図2-12）。甲状腺ホルモン分泌が増加すると，TRH と TSH の分泌が抑制され，甲状腺ホルモンの分泌刺激は弱まる。反対に，甲状腺ホルモ

ンの分泌が低下すると TRH と TSH の分泌が増加し，それが甲状腺ホルモンの分泌を刺激するようにはたらく。

　このように TSH-甲状腺ホルモン系は，下位ホルモンから上位ホルモンへの負のフィードバック機構により，甲状腺ホルモンの血中濃度を一定に保っている。

● **甲状腺機能の評価**　患者の甲状腺機能を検査によって評価する場合は，フィードバック機構がはたらいていることを念頭におくことが重要である。甲状腺機能に関連するホルモンのうち血液検査で測定できるのは TSH と fT_3，fT_4 であることと，疾患としては甲状腺ホルモンの分泌異常がほとんどであり，TSH 分泌異常はまれであることを考慮して甲状腺機能を評価する。

　甲状腺ホルモン分泌が低下しはじめると，負のフィードバックの作用が弱まり，血中 TSH は上昇する。甲状腺ホルモン分泌が高まると，負のフィードバック機構により血中 TSH は抑制される。血中 TSH の増減は，甲状腺機能異常がわずかで血中 fT_3，fT_4 が正常な段階でもおこる。したがって，甲状腺機能を最も鋭敏に反映するのは，血中 fT_3・fT_4 ではなく，血中 TSH である。

　TSH-甲状腺ホルモン系に限らず，内分泌疾患においてホルモン系の状態を評価するためには，上位ホルモンと下位ホルモンを同時に測定することが重要である。

2　ACTH-コルチゾル系

● **系統の概要**　ACTH-コルチゾル系は，視床下部から分泌される**副腎皮質刺激ホルモン放出ホルモン（CRH）**と，下垂体から分泌される**副腎皮質刺激ホルモン（ACTH❶）**を上位ホルモンとし，副腎皮質から分泌される**コルチゾル** cortisol（コルチゾール）を下位ホルモンとする負のフィードバック機構を形成している（◉図 2-13）。

　この系統の特徴は，**日内変動**があることと**ストレス刺激**によりホルモン分泌が高まるという分泌調節が行われている点である。

● **日内変動**　血中の ACTH とコルチゾルは，就寝 1〜2 時間後の深夜に最低値を示し，朝方に上昇しはじめ，覚醒の 30 分〜2 時間後に最高値を示して夕方に向かって低下するという日内変動を示す。このことから臨床においては，血中 ACTH・コルチゾルを測定する場合，その採血時間が重要となる。入院している患者に対しては，早朝と深夜に採血し，日内変動を評価することがある。

● **ストレスによる変動**　ACTH-コルチゾル系では，内因性・外因性のストレスも視床下部や自律神経系を介して ACTH の分泌に影響を与える。この点も臨床では重要であり，患者が感染症に罹患しているか，手術や外傷の直後であった場合，血中 ACTH・コルチゾルが高値となっていることが多い。

● **標的細胞と作用**　CRH の標的細胞は下垂体前葉の ACTH 分泌細胞であり，ACTH の分泌を刺激する。ACTH のおもな標的細胞は副腎皮質であり，

NOTE
❶副腎皮質刺激ホルモンは，ACTH のほかコルチコトロピン corticotropin ともいう。

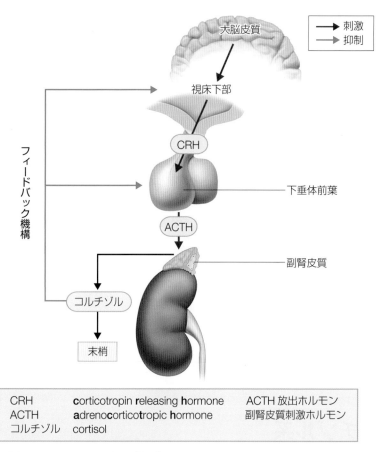

CRH	corticotropin releasing hormone	ACTH 放出ホルモン
ACTH	adrenocorticotropic hormone	副腎皮質刺激ホルモン
コルチゾル	cortisol	

図2-13　ACTH-コルチゾル系

表2-2　コルチゾル分泌異常による症状

	分泌亢進症状	分泌低下症状
脂質代謝	中心性肥満・脂質異常症	やせ
タンパク質代謝	赤色線条・筋萎縮	―
糖代謝	高血糖	低血糖
電解質代謝	高血圧・低カリウム血症	低血圧・低ナトリウム血症・高カリウム血症
骨代謝	骨粗鬆症	―
白血球分画	好中球増加	好酸球増加

ACTH は糖質コルチコイドであるコルチゾルの合成・分泌を刺激する。

　コルチゾルは生命維持に必要不可欠なホルモンであり，標的細胞は全身に広く分布している。その作用は非常に多岐にわたるが，「血糖値・血圧を上げ，免疫反応や炎症を抑制することでストレスに対応する」とまとめることができる。コルチゾルの生理的な分泌調節が破綻して分泌亢進または分泌低下をきたすと，表2-2に示すようなさまざまな症状を引きおこす。コルチゾルおよびその誘導体は強い抗炎症作用をもつので，さまざまな疾患の治療

薬として広く用いられている。

3 GH-IGF-1 系

● **系統の概要** 下垂体前葉から分泌される**成長ホルモン（GH）**は，身長の増加を促すホルモンとしてよく知られている。GH は，視床下部から分泌される**成長ホルモン放出ホルモン（GHRH，GRH）**により分泌が促進され，同じく視床下部から分泌される**ソマトスタチン**により分泌が抑制される。

　GH は標的細胞に直接的に作用もするが，おもには肝臓からの**インスリン様成長因子-1[1]（IGF-1）**の分泌を促進し，その IGF-1 が標的細胞に作用を及ぼしている（○図 2-14）。IGF-1 は視床下部のソマトスタチンの分泌を促進し，また直接的に下垂体の GH を抑制するので，GH-IGF-1 系も負のフィードバックにより分泌調節がなされているホルモン系である。

　視床下部の 2 種類のホルモンを介した GH の分泌調節は，さまざまな因子の影響を受けている。分泌促進因子として，睡眠・低血糖・ストレス・運動などがあり，分泌抑制因子として，高血糖・情緒障害などがある。

● **GH と IGF-1 の作用** GH はインスリン拮抗作用をもち，血糖を上昇させる。また，アミノ酸の生成やアミノ酸からのタンパク質の生合成の促進，

▭ NOTE

❶インスリン様成長因子-1 は，ソマトメジン C somatomedin C ともよばれる。

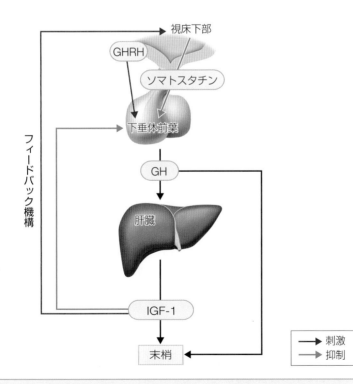

GHRH	**g**rowth **h**ormone **r**eleasing **h**ormone	成長ホルモン放出ホルモン
ソマトスタチン	somatostatin	
GH	**g**rowth **h**ormone	成長ホルモン
IGF-1	**i**nshlin-like **g**rowth **f**actor-1	インスリン様成長因子-1

○**図 2-14　GH-IGF-1 系**

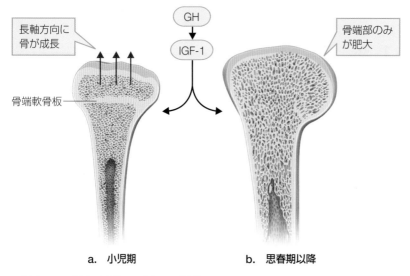

◎図 2-15　GH，IGF-1 の骨への作用

脂肪組織の中性脂肪の分解による遊離脂肪酸とグリセロール放出の促進，尿細管からのナトリウム・カリウム・リンの再吸収を促進することによる水の貯留という，代謝に関する作用をもつ。

　また，GH は骨の成長にもかかわっており，成長促進作用をもち，これはおもに IGF-1 の作用によってあらわされる。

　小児期には，IGF-1 は骨の骨端軟骨板に作用し，骨を長軸方向へ成長させる（◎図 2-15-a）。骨端軟骨板は成長とともにしだいに薄くなっていき，第二次性徴が発現して思春期になると消失しはじめる（骨端線の閉鎖）ので，GH の分泌過剰の病態は思春期の前後で異なったものとなる。思春期以前に GH が過剰であると巨人症（◎ 84 ページ）となる。また思春期以降に GH が過剰になると，骨端線が閉鎖しているため骨の長軸方向への成長がおこらず，骨端部のみが肥大して先端巨大症（◎ 84 ページ）となる（◎図 2-15-b）。

4 ゴナドトロピン-性ホルモン系

● **系統の概要**　性ホルモンとして，男性では精巣から分泌される**アンドロゲン**（おもにテストステロン），女性では卵巣から分泌される**エストロゲン**（おもにエストラジオール）と**プロゲステロン**が，性分化・成熟・生殖を調節している。

　ゴナドトロピン-性ホルモン系では，視床下部から分泌される**ゴナドトロピン[1]放出ホルモン（GnRH）**が下垂体門脈を介して下垂体前葉に達し，下垂体前葉からの**黄体形成ホルモン（LH）**および**卵胞刺激ホルモン（FSH）**の分泌を刺激する（◎図 2-16）。LH と FSH は，精巣のアンドロゲンおよび卵巣のエストロゲンの合成・分泌を促進する。アンドロゲンおよびエストロゲンは，一般的に視床下部の GnRH と下垂体前葉の LH・FSH の分泌を抑制する負のフィードバック機構を形成している。

NOTE
[1]LH，FSH を総称してゴナドトロピンという。

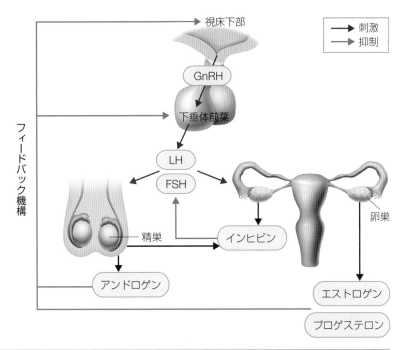

GnRH	**g**on**a**dotropin **r**eleasing **h**ormone	ゴナドトロピン放出ホルモン
LH	**l**uteinizing **h**ormone	黄体形成ホルモン
FSH	**f**ollicle **s**timulating **h**ormone	卵胞刺激ホルモン
アンドロゲン	androgen	
エストロゲン	estrogen	
プロゲステロン	progesterone	

◖**図 2-16　ゴナドトロピン-性ホルモン系**

● **女性における性ホルモンの作用**　LH 受容体は，卵巣の 莢 膜細胞および
顆 粒 膜細胞に存在し，それぞれ LH の作用により，プロゲステロンとテス
トステロンの合成が促進される。FSH 受容体は顆粒膜細胞に存在し，FSH
の刺激でテストステロンからエストラジオールが合成される。また，FSH
の刺激により卵巣中の顆粒膜細胞からインヒビンが分泌され，FSH に負の
フィードバックを及ぼす。

　生殖年齢の女性には約 28 日間の性周期があるが，卵胞期にエストロゲン
の分泌がしだいに増加し，正のフィードバックによって視床下部で GnRH
サージ❶がおこり，これによって下垂体で **LH サージ**が生じることで排卵が
おこる。排卵をおこしたあとの卵胞は黄体となり，黄体からエストロゲンと
プロゲステロンが分泌され，その作用で子宮内膜が妊娠しやすいように変化
する。受精や着床がなかった場合は 2 週間ほどで黄体は萎 縮 して白体化し，
エストロゲンとプロゲステロンの分泌は減少する。すると，子宮内膜はその
構造を保てなくなり，内膜がはがれて出血をおこす（月経）。

　エストロゲンには，卵巣からの排卵制御のほか，乳腺細胞の増殖促進，脂
質代謝制御，血液凝固の制御などの多彩な作用がある。プロゲステロンには，
女性の身体，とくに子宮を妊娠の準備ができるように変化させ，妊娠が成立
した場合，出産までの間，妊娠を維持させるはたらきがある。

NOTE
❶サージは，急激な上昇を
意味する。

● **男性における性ホルモンの作用**　LH は精巣のライディッヒ細胞の受容体に結合し，アンドロゲンの合成を促進する。FSH は精巣のセルトリ細胞の受容体に結合し，アンドロゲン結合タンパク質の合成を促進する。また FSH はセルトリ細胞でのインヒビンの合成・分泌を促進し，インヒビンは FSH に負のフィードバック作用を及ぼす。アンドロゲンの作用には，第二次性徴の発現と精子形成，筋肉の増大，骨格の発達がある。

5　プロラクチン系

● **系統の概要**　プロラクチン(**PRL**)は，出産後の女性の乳汁分泌をつかさどるホルモンとして知られている。PRL は下垂体前葉のプロラクチン分泌細胞から分泌される。下垂体前葉からの PRL 分泌は，視床下部から分泌される PRL 放出因子と PRL 抑制因子の調節を受けている(●図2-17)。

● **ドーパミンの作用**　ドーパミン(**DA**)は主要な PRL 抑制因子として知られている。分娩後の乳頭への持続的刺激(授乳刺激)により中枢を介して視床下部のドーパミンが抑制され，下垂体前葉からの PRL 分泌を刺激する。通常は PRL 抑制因子の作用が優位になっていると考えられ，腫瘍や手術などの影響で視床下部と下垂体の連絡が絶たれると血中 PRL は上昇する。

● **TRH の作用**　TSH-甲状腺ホルモン系の視床下部ホルモンである TRH は PRL 放出因子の１つであり，甲状腺機能低下症患者では，負のフィードバックで TRH 分泌が上昇することによって血中 PRL が上昇する。

● **オキシトシンの作用**　また，下垂体後葉ホルモンである**オキシトシン**も，多彩な作用をもつが，乳汁分泌にも重要な役割を果たしている。

● **PRL の作用**　PRL は，エストロゲンやプロゲステロンの作用によって成熟した乳腺からの乳汁分泌を促進する作用をもつ。PRL は，乳腺の小葉細胞から乳管への乳汁分泌を促進する。乳頭への 吸啜刺激は感覚神経から視床下部に達し，下垂体後葉からのオキシトシンの分泌を促進することにより乳管からの乳汁の射出がおこる。

6　ADH 系(水分調節系)

● **系統の概要**　抗利尿ホルモン(**ADH**)は**バソプレシン**ともよばれ，視床下部の神経細胞で合成される。神経細胞の軸索突起(神経線維)を通って下垂体後葉に達し，そこで貯留され，必要に応じて血中に分泌される(●図2-18)。ADH は，尿量を減少させることによって体内の水分量を一定に保つはたらきをする。

　ADH の分泌は，血漿浸透圧と循環血液量の情報によって調節されている。浸透圧受容器は視床下部周囲に存在し，血漿浸透圧の上昇や血中ナトリウム濃度の上昇に反応すると考えられている。また脱水や出血などにより循環血液量が低下すると，左心房・肺動脈・頸動脈洞・大動脈弓に存在する圧受容体が反応し，そのシグナルが迷走神経と舌咽神経を通じて視床下部に伝えら

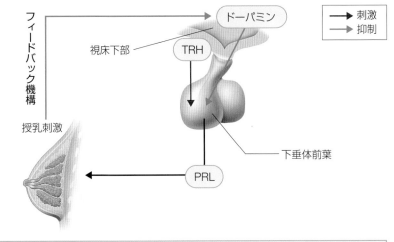

DA	**d**op**a**mine	ドーパミン
TRH	**t**hyrotropin **r**eleasing **h**ormone	甲状腺刺激ホルモン放出ホルモン
PRL	**pr**o**l**actin	プロラクチン

◖図 2-17 プロラクチン系

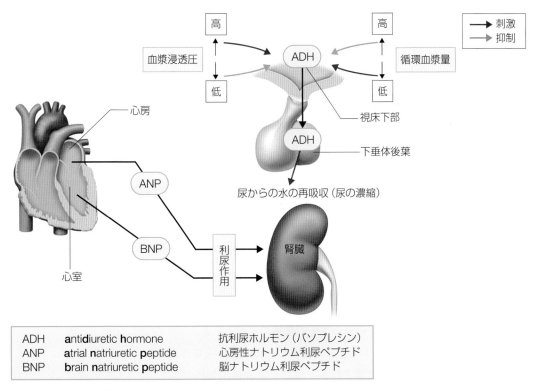

ADH	**a**nti**d**iuretic **h**ormone	抗利尿ホルモン（バソプレシン）
ANP	**a**trial **n**atriuretic **p**eptide	心房性ナトリウム利尿ペプチド
BNP	**b**rain **n**atriuretic **p**eptide	脳ナトリウム利尿ペプチド

◖図 2-18 ADH 系

れる。

● **ADH の作用**　ADH のおもな標的器官は腎臓の集合管であり，ADH による刺激により尿からの水の再吸収を促進する。その結果，尿量は減少し，尿は濃縮されて浸透圧の高い高張尿となる。ADH 分泌が障害されると濃縮

されない低張尿が出つづけ，患者は口渇を感じて飲水量が増加し，1日尿量は3〜10 Lにも達する。この病態を尿崩症（●96ページ）とよぶ。ADHには，血管平滑筋の収縮，ACTHの分泌促進という作用もある。

● **ANPとBNP** 血圧・体液量を調節するホルモンとして，心房の心筋細胞から分泌される**心房性ナトリウム利尿ペプチド（ANP）**，心室の心筋細胞から分泌される**脳ナトリウム利尿ペプチド[1]（BNP）**がある。これらのホルモンは，体液量の増加による心筋の進展の刺激で分泌が促進され，腎臓に作用して水・ナトリウムの尿への排泄を促進し，さらに血管平滑筋の弛緩作用や交感神経・レニン−アンギオテンシン系（●37ページ）の抑制作用をもつ。

NOTE
[1]BNPは当初脳内で発見されたためにこの名称がつけられたが，のちにおもに心室で分泌されることがわかった。

7 カルシウム−PTH−ビタミンD系

● **系統の概要** **カルシウム（Ca）**は，細胞内の刺激伝達や，筋肉の収縮，骨の形成などに重要な役割を果たしている元素である。血液・細胞内・骨などに存在しており，血中では約半分がアルブミンなどのタンパク質と結合して存在し，残りの半分はイオン化した状態で存在している。

イオン化したカルシウムの濃度は，**副甲状腺ホルモン（PTH）**によって調節されている（●図2-19）。PTHは，直接およびビタミンDを介して血中カルシウム濃度を上昇させるが，血中カルシウム濃度の上昇は副甲状腺細胞に存在するカルシウム感知受容体を介してPTH分泌を抑制する。このようにPTHと標的器官における効果である血中カルシウム濃度との間には，負のフィードバック機構が備えられている。

● **PTHの作用** PTHの標的器官は，腎臓と骨（骨芽細胞）である。PTHは腎臓の尿細管でリンの再吸収を抑制し，血清リン濃度を低下させる。またPTHは骨において骨芽細胞を刺激し，骨からのカルシウムとリンの遊離（脱灰）を促進する。この作用によって骨のカルシウム含有量が低下し，血中カルシウム濃度は上昇する。

またPTHは，腎臓においてビタミンDの活性化を促進する。PTHの刺激で活性化されたビタミンDも血中カルシウムの調節，全身のカルシウム代謝に重要な役割を果たしている。

PTHは持続的に分泌が亢進すると骨密度が低下し，骨粗鬆症の原因となるが，間欠的な分泌増加では，骨形成を促進して骨密度が増加する。このことを利用して，PTHは骨粗鬆症の治療薬として使用されている。

● **ビタミンDの代謝と作用** ビタミンは「生体に必要だが体内で合成することができない有機化合物」と定義される。ビタミンDは生体内でコレステロールを原料に合成することができるので，ビタミンDをホルモンとする考え方もある。しかし，ビタミンDの食事からの摂取が不足すると容易にビタミンD欠乏症が発症することから，体内で完全に合成できるものともいえない。ビタミンDの体内での合成の過程に紫外線が必要である。

ビタミンDは，肝臓と腎臓で分子内の2か所が水酸化されることにより，**活性型ビタミンD**に変化する。腎臓での水酸化には，PTHの刺激が必要で

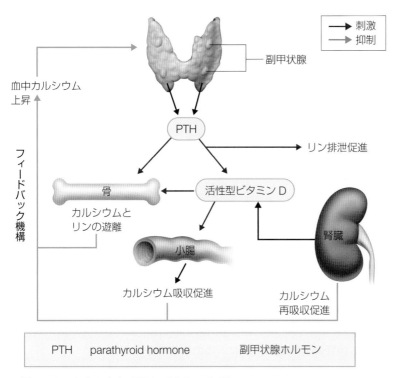

◖図 2-19　カルシウム-PTH-ビタミン D 系

ある。活性型ビタミン D は，腸管からのカルシウム吸収，腎臓からのカルシウム再吸収，骨での骨吸収を促進し，血中カルシウム濃度を上昇させる。

● **カルシトニン**　甲状腺の傍濾胞細胞から分泌される**カルシトニン**は，血中カルシウム濃度の上昇によって分泌が促進され，血中カルシウム濃度を低下させる作用をもつ。しかし，ヒトにおいては，カルシトニンの増減によってカルシウム代謝異常がおこることはない。

● **PTHrP**　**PTH 関連ペプチド** PTH-related peptide（**PTHrP**）は，PTH とアミノ酸配列が類似した構造をもち，PTH と同様の作用をもつ。体内である程度産生されているが，通常は局所で作用しているのみで血中では検出されない。しかし，悪性腫瘍の細胞で合成されて血中に分泌されると，悪性腫瘍に伴う高カルシウム血症の原因となる。

8　副腎髄質系

● **系統の概要**　副腎髄質系は，交感神経のはたらきに似た作用をもつカテコールアミンを中心とした系で，エネルギー代謝や血圧などの調節に関連する。

　副腎髄質は周囲を副腎皮質に囲まれており，重量にして副腎全体の 1 割程度である。発生学的には神経系と同じ由来であり，発生の過程で交感神経節が内分泌器官に分化した組織である。そのため，発生の由来が異なる副腎皮質とは機能が異なる。

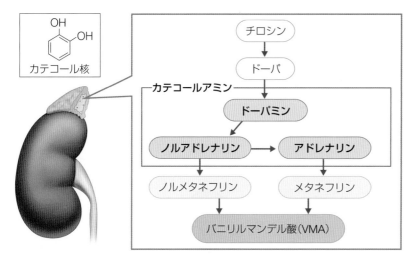

○**図 2-20 カテコールアミンの生成と代謝**

　副腎髄質の細胞は，交感神経細胞から分化したもので，細胞内に多くの分泌顆粒を含む。この分泌顆粒内には，アドレナリンやノルアドレナリンといったカテコールアミンが存在する。副腎髄質細胞は，クロム塩で染色すると褐色を呈することからクロム親和性細胞とよばれ，この副腎髄質細胞が腫瘍化したものを**褄色細胞腫**（○ 124 ページ）という。

● **カテコールアミン**　副腎髄質で合成・貯蔵・分泌される**カテコールアミン**とは，カテコール核とアミノ基をもつ物質の総称であり，**ドーパミン，ノルアドレナリン，アドレナリン**の 3 種類がある。これらは，アミノ酸の 1 つであるチロシンからいくつかの酵素反応を経て，合成される（○図 2-20）。

　合成されたカテコールアミンは顆粒内に貯蔵され，交感神経の刺激により放出されるアセチルコリンが顆粒を刺激することで，カテコールアミンは細胞外に分泌される。分泌されたカテコールアミンはおもに肝臓で酵素によりすみやかに分解され，血中のアドレナリンとノルアドレナリンはメタネフリンとノルメタネフリンにそれぞれ代謝されて，さらに最終代謝産物のバニリルマンデル酸（VMA）となる。

● **カテコールアミンの作用**　たとえば，飢餓や激しい運動などといったストレス負荷時には，交感神経が刺激されると同時に副腎髄質からのカテコールアミン分泌も亢進する。カテコールアミンの作用は，交感神経の作用と本質的に同じと考えられる。副腎髄質から分泌されたカテコールアミンは，作用する臓器の細胞膜表面にある α 受容体または β 受容体を介しておもに心血管系やエネルギー代謝などに作用する。

　心血管系に対しては，アドレナリンはおもに心筋の収縮力や心拍数を増加させ，ノルアドレナリンは血管を収縮させることで血圧を上昇させる。エネルギー代謝においては，膵臓の β 細胞からのインスリン分泌を抑制し，α 細胞からのグルカゴン分泌を促進し，肝臓におけるグリコーゲンの分解および糖新生を促進し，血糖値を上昇させる。また脂肪組織に作用して，脂肪の分解を促進し，熱産生を亢進させる。

● **カテコールアミンの分泌異常**　副腎髄質細胞が腫瘍化した褐色細胞腫では，カテコールアミンの過剰分泌により，血中・尿中カテコールアミンまたはその代謝産物が増加する。これらの代謝産物，とくにメタネフリンとノルメタネフリンは安定しているため，褐色細胞腫の診断に有用である。

　褐色細胞腫では，カテコールアミンの作用が増強するため，高血圧や高血糖を合併することが多い。多くの場合，腫瘍の外科的摘出によりカテコールアミンの分泌は適正に戻り，高血圧は正常化する。

9　レニン-アンギオテンシン-アルドステロン系

● **系統の概要**　レニン-アンギオテンシン-アルドステロン系は血圧・体液量調節に重要な役割を果たす調節系である。**レニン**はアンギオテンシノーゲンを**アンギオテンシンⅠ**に変換し，アンギオテンシンⅠはアンギオテンシン変換酵素（ACE）によって**アンギオテンシンⅡ**に変換される（●図2-21）。そして，アンギオテンシンⅡは**アルドステロン**の合成分泌を促進させ，循環血漿量を増加させるとともに，アンギオテンシンⅡそのものが血管を収縮させ，血圧を上昇させる。また，レニン-アンギオテンシン-アルドステロン系の亢進によって引きおこされる血圧の上昇や循環血漿量の増加が，レニン活性を抑制するという負のフィードバック機構が存在し，血圧や循環血漿量の恒常性が維持されている。

● **レニン**　レニンは，腎臓の輸入細動脈壁にある傍糸球体細胞で合成・分泌される酵素である。レニン分泌の刺激因子としては，脱水や出血，血圧低

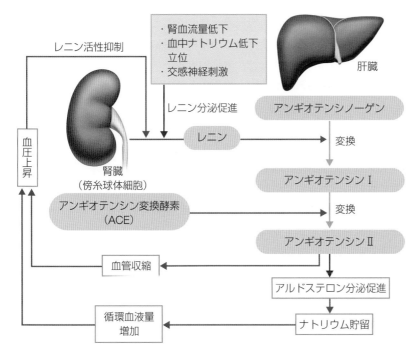

●**図2-21　レニン-アンギオテンシン-アルドステロン系**

下などによる腎血流量の低下が最も強いものであり，そのほか，血中ナトリウムの低下や立位，交感神経の刺激などがあげられる。レニンが増加すると，アンギオテンシンⅡとアルドステロンの作用を介して血圧が上昇する。レニン活性はアンギオテンシノーゲンをアンギオテンシンⅠに変換する酵素活性で，その測定は二次性高血圧の鑑別などの際に重要であるが，立位によりレニン活性が上昇するため，安静臥位の条件下で採血を行う。

●**アンギオテンシン**　肝臓で合成された**アンギオテンシノーゲン**はレニンにより**アンギオテンシンⅠ**に変換される。アンギオテンシンⅠには生理作用がないが，アンギオテンシン変換酵素によって強い生理活性をもつ**アンギオテンシンⅡ**に変換される。

　アンギオテンシンⅡはアンギオテンシンⅡ1型受容体を介して，血管を収縮させ血圧を上昇させる作用を有するとともに，アルドステロン合成・分泌を促進させ，高血圧や臓器障害を引きおこす。そのためアンギオテンシン変換酵素阻害薬（ACE阻害薬）やアンギオテンシンⅡ受容体拮抗薬（ARB）は降圧薬として利用されており，臓器保護効果も有するとされ，とくにアルブミン尿やタンパク尿を有する糖尿病合併高血圧に対しては第一選択薬とされている。

●**アルドステロン**　副腎皮質ステロイドである**アルドステロン**は，コレステロールを原料とし，副腎皮質表層の球状層で合成・分泌される。アルドステロン分泌刺激因子としては，レニン-アンギオテンシン系の刺激が最も強い因子であり，そのほか高カリウム血症や副腎皮質刺激ホルモン（ACTH）などがあげられる。

　アルドステロンは，おもに腎臓の遠位尿細管および集合管の鉱質コルチコイド受容体を介して，血中ナトリウムの再吸収とカリウムの尿中排泄を促進する。その結果，ナトリウムの再吸収とともに水分の再吸収も増加することから，循環血漿量が増加し，血圧が上昇する。また，カリウムの尿中排泄により，血液中のカリウムが減少する。この作用を利用して，選択的アルドステロン受容体拮抗薬は降圧薬として臨床応用されているが，副作用として高カリウム血症を生じることがある。

●**アルドステロンの分泌異常**　アルドステロンの過剰分泌の状態では，上記の作用により，血圧の上昇，ならびに低カリウム血症を生じることが多い。臨床的には，副腎からのアルドステロン過剰分泌による**原発性アルドステロン症**が重要で，この病態では負のフィードバック機構によりレニン活性が抑制され，低レニン高アルドステロン血症となる。一方で，腎動脈狭窄が原因となる腎血管性高血圧では，腎血流量の低下によりレニン活性が上昇し，その結果アルドステロンが上昇するため，高レニン高アルドステロン血症となる。このことをふまえ，二次性高血圧や低カリウム血症の鑑別の際は，アルドステロンとともにレニン活性をあわせて測定する必要がある。

●表 2-3　おもな消化管ホルモンの産生部位と作用

消化管ホルモン	おもな産生部位	おもな作用
グレリン	胃	成長ホルモン分泌促進，胃酸分泌促進，消化管運動促進，摂食亢進
コレシストキニン	十二指腸，上部小腸	胃酸分泌抑制，胃排出抑制，胆嚢収縮，摂食抑制
GIP	十二指腸，上部小腸	インスリン分泌促進，脂肪組織の糖・脂質取り込み促進
PYY	下部小腸	胃酸分泌抑制，胃排出抑制，摂食抑制
GLP-1	下部小腸	インスリン分泌促進，胃排出抑制，摂食抑制

10　消化管ホルモン系

● **系統の概要**　消化管は経口摂取した食物の消化や吸収を行う臓器であると同時に，多くの消化管ホルモンを分泌する（●表 2-3）。消化管ホルモンは，おもに栄養素が刺激となり分泌され，血糖値の調節や食欲，消化管運動などに作用している。そのため，消化管ホルモンに関与する糖尿病治療薬などの開発が進められ，臨床応用されている。

　また近年，高度な肥満症に対し，胃切除などの外科治療が効果的であり，わが国でも普及しつつあるが，減量が十分に得られる前の術後の早い段階で，糖尿病が改善していることが報告されている。その糖尿病改善の機序においても消化管ホルモンの関与が考えられており，注目されている。

● **グレリン**　おもに胃で産生され，成長ホルモン分泌促進作用や胃酸分泌促進作用，消化管運動促進作用などを有する。また，多くの消化管ホルモンは食後に分泌され食欲を抑制するのに対し，グレリンは空腹時に高値となり，食後すみやかに低下し，強力な食欲亢進作用をもつ。肥満症では食後にこのすみやかなグレリンの低下がみられず，肥満の病態とグレリンとの関連が考えられている。

● **GIP**　消化管で産生され，食後に濃度が上昇し，膵臓の β 細胞からのインスリンの分泌を促進する因子を**インクレチン**とよぶ。インクレチンとして最初に同定されたのが，糖依存性インスリン分泌刺激ポリペプチド glucose-dependent insulinotropic polypeptide（**GIP❶**）である。GIP は十二指腸など上部小腸に多く存在する K 細胞より分泌される。次に示すグルカゴン様ペプチド-1 glucagon-like peptide-1（**GLP-1**）と同様にインスリン分泌促進作用を有するが，脂肪組織においては糖・脂質取り込みを増加させ，体重を増加させる。

● **GLP-1**　回腸など下部小腸に多く存在する L 細胞より分泌される。GLP-1 の血液中の濃度は，空腹時に低値であり，食後すみやかに上昇し，数時間後にはもとに戻る。インスリン分泌促進作用を有するほか，胃の排出抑制作用，食欲抑制作用により，GIP とは対照的に体重を減少させる作用がある。

● **糖尿病治療への応用**　GLP-1 や GIP はいずれも，体内ではタンパク質分解酵素の **DPP-4** によってすみやかに分解される。そのため，これらインク

NOTE
❶胃抑制ペプチド gastric inhibitory peptide（GIP）ともよばれる。

レチンのインスリン分泌促進作用を糖尿病の治療に応用するために，DPP-4そのものの活性を抑制することで体内のインクレチン濃度を上げる**DPP-4阻害薬**が開発された。このDPP-4阻害薬は内服薬であり，わが国でも非常に多く処方されている（● 143ページ）。

　また，DPP-4によって分解されないような**GLP-1受容体作動薬**も開発された。インスリン分泌促進作用による血糖低下効果に加え，胃の排出抑制作用と食欲抑制作用による体重減少効果も多くの臨床試験で明らかにされており，肥満を合併する糖尿病患者にも有用である（● 145ページ）。

11　膵ホルモン

● **系統の概要**　膵臓は外分泌機能と内分泌機能をあわせもっており，外分泌機能としては，消化酵素を十二指腸に分泌し，食物の消化を促進する。一方，内分泌機能としては，血中にホルモンを分泌し，おもに血糖などを調節する。

　膵内分泌機能は，外分泌組織の中に存在する小型の楕円状の細胞塊である膵島でなされる（● 24ページ，図2-10）。膵島には，おもにα（A）細胞，β（B）細胞，δ（D）細胞があり，それぞれ**グルカゴン**，**インスリン**，**ソマトスタチン**を分泌する❶。

● **グルカゴン**　おもに血糖低下時にα細胞から分泌され，血糖上昇作用を示す。グルカゴンは肝臓のグリコーゲンの分解を促進し，肝臓からのグルコース放出を増加させることで血糖を上昇させる。

　また，グルカゴンはアミノ酸などを原料としてグルコースを産生する反応である**糖新生**を促進することで血糖を上昇させる。そのため臨床の現場においては，意識障害や昏睡などがおこる重症低血糖の際に緊急処置用の点鼻薬・注射薬として使用される。グルカゴン製剤の作用は比較的速く，注射後10分以内に症状の改善が期待できる。また消化管運動を抑制する作用もあることから，内視鏡検査の前処置薬として使用されることもある。

● **インスリン**　インスリンは，β細胞から分泌され，血糖低下作用を示す。インスリン分泌の刺激因子としては，血糖の上昇が最も強い因子であり，そのほか，GLP-1やGIPなどの消化管ホルモン，副交感神経の刺激などがあげられる。血糖は食事をすることにより上昇するが，健常者ではすみやかに血糖が食前と同程度に戻る。これは，血糖の上昇そのものや消化管ホルモンの分泌亢進などが相まって，食後すみやかにβ細胞からのインスリン分泌を刺激し，血糖を低下させるためである。

　インスリンは，さまざまな臓器で作用するが，筋肉，肝臓，脂肪組織が代表的なものである。これらの臓器にはインスリン受容体が存在し，インスリンがインスリン受容体と結合することで細胞内のインスリンシグナルを活性化し，血液中のグルコースを細胞内に取り込んで血糖を低下させるほか，さまざまな作用を引きおこす。たとえば，筋肉においてはグルコースやアミノ酸の取り込み促進，肝臓においてはグリコーゲン合成の促進や糖新生の抑制，

NOTE
❶ほとんどの哺乳類では，β細胞が膵島の中央に位置し，全体の60〜80％を占め，その周囲をα細胞，δ細胞が囲む構造となっているが，ヒトにおいてはこのような形態が明瞭でない。

脂肪組織においてはグルコースの取り込みや脂肪合成の促進，脂肪分解の抑制などである。インスリンは糖質，タンパク質，脂質の合成・貯蔵を促進するはたらきがあることから，エネルギーをたくわえるホルモンと考えられる。

●**ソマトスタチン**　ソマトスタチンはδ細胞から分泌され，インスリンやグルカゴンの分泌を抑制するほか，成長ホルモンやさまざまな消化管ホルモンなどの分泌も抑制する。血中での作用時間が短いが，作用時間を長くしたソマトスタチンアナログが開発され，成長ホルモン産生腫瘍や膵・消化管神経内分泌腫瘍に対し臨床応用されており，ホルモン分泌抑制効果が示されている。

●**膵ポリペプチド**　膵ポリペプチドは，膵島にある PP 細胞から分泌されることがわかっているが，その生理作用は不明な点が多い。

●**インスリンの分泌異常**　膵臓のβ細胞が腫瘍化したインスリノーマでは，インスリンの過剰分泌により低血糖となり，動悸や冷汗，重篤な場合は意識障害や痙攣発作などの症状が生じることがある。腫瘍の外科的切除を行うことで，これらの低血糖症状は消失する。

　一方，β細胞からのインスリン分泌が低下した場合，血糖が上昇する。**糖尿病**は「インスリン作用不足による慢性の高血糖状態を主徴とする代謝疾患群」と定義されており，β細胞からのインスリン分泌不足，またはインスリン抵抗性の増大によりインスリン作用が低下し，血糖が上昇する病態である（◐ 132 ページ）。

C　代謝の概要と機能

　代謝とは，生命維持活動に必須なエネルギーの獲得や，成長に必要な材料を合成するために生体内でおこるすべての生化学反応の総称である。すなわち，食物を摂取することで，糖質，タンパク質，脂質といった栄養素を胃や小腸などの消化管で消化・吸収し，エネルギーを生成し，そのエネルギーが細胞の成長や維持，活動のために使われる。これらの栄養素の代謝において重要な役割を果たすのが，肝臓や筋肉である。

1　消化と吸収のメカニズム

●**消化**　**糖質**，**タンパク質**，**脂質**といった口から摂取した栄養素は，分子量が大きいため，小腸で吸収される前に分子量の小さい単糖類，アミノ酸，脂肪酸などに分解される必要がある。このように摂取した食物を栄養として吸収するのに可能なかたちに変化させる作用を**消化**といい，①口腔内での咀嚼や胃内での撹拌などの物理的消化，②さまざまな消化酵素により触媒される加水分解をさす化学的消化，③腸内細菌による分解である生物学的消化に分類される。

●**糖質の消化・吸収**　糖質は，**多糖類**，**二糖類**，**単糖類**に分類される（◐図

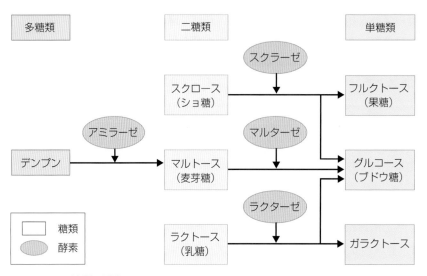

◉図 2-22　糖質の消化

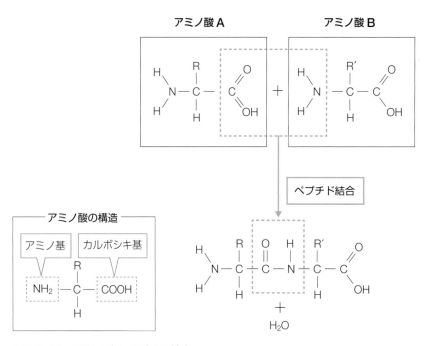

◉図 2-23　アミノ酸とペプチド結合

2-22)。多糖類であるデンプンは，唾液および膵液中に含まれるアミラーゼ
によって二糖類のマルトース(麦芽糖)などに分解される。さらに小腸上皮の
膜表面や細胞内において，各種酵素によりグルコースなどの単糖類に分解さ
れ，小腸上皮細胞から吸収され，門脈に輸送される。

● **タンパク質の消化・吸収**　タンパク質の最小構成単位は**アミノ酸**であり，
20 種類のアミノ酸がペプチド結合してできた高分子化合物がタンパク質で
ある。アミノ酸とは一般にアミノ基(-NH2)とカルボキシ基(-COOH)の両方
をもつ有機化合物のことをいう(◉図 2-23)。1 分子のアミノ酸のカルボキシ

基ともう1分子のアミノ酸のアミノ基から水分子が取り除かれることによって，ペプチド結合が形成される。2つおよび3つのアミノ酸からなるペプチドをそれぞれジペプチド，トリペプチドという。

　タンパク質の消化は，胃・膵臓・小腸の酵素がペプチド結合を切断することで行われる。小腸上皮細胞の酵素により最終的にアミノ酸，またはジペプチド・トリペプチドに分解され，さらに小腸上皮細胞内に取り込まれたペプチドは，細胞内の酵素によりアミノ酸に分解され，門脈に輸送される。

● **脂質の消化・吸収**　食物中に含まれる脂質の大部分は，不溶性の**トリグリセリド**(**中性脂肪**)であり，そのままでは消化・吸収が困難である。そのため胆汁と混合され，トリグリセリドのほか，コレステロールや脂溶性ビタミンなども含むミセルを形成する。ミセルが形成されると，膵リパーゼによりトリグリセリドは脂肪酸などに分解され，小腸上皮細胞の微絨毛膜より吸収される。小腸上皮細胞内で脂肪酸はトリグリセリドに再合成され，カイロミクロンとなり，リンパ管に入ったのちに血液中に移行する。

2　肝臓における栄養素の代謝

　肝臓は，エネルギー代謝の中枢として，消化・吸収された糖質・タンパク質・脂質の代謝を調節する。

　たとえば，ヒトは一日中つねにエネルギーを必要としているが，食事は1日のなかで3回程度のわずかな時間でのみ摂取され，消化・吸収される。このわずかな時間の食事摂取で1日のエネルギー補給に対応するために，食事摂取後の状態においては，肝臓において必要量以上のエネルギーを**グリコーゲン**というかたちで蓄積する。

　そして，飢餓(きが)状態においては，必要なエネルギーを供給するために，蓄積していたグリコーゲンを分解し，肝臓からのグルコース放出を増加させたり，アミノ酸などを原料としてグルコースを産生する反応である糖新生を促進することで，血糖値を一定の状態に保つ。

● **糖質代謝**　小腸上皮細胞から吸収されたグルコース(ブドウ糖)などの単糖類は，門脈に輸送され肝臓に流入する(●図2-24)。糖質摂取後には膵臓のβ細胞からインスリンが分泌され，肝臓においてグリコーゲンの蓄積を促進する。また一部は解糖系とよばれる代謝回路を介してアセチルCoAが生成され，アセチルCoAより脂肪酸の合成が促進される。同時にインスリンは糖新生を抑制し，摂食後の肝臓からのグルコース放出を減少させる。

　反対に空腹時にはインスリン分泌が低下し，エネルギー保持のためにエネルギーの貯蔵からエネルギーの産生へ移行する。すなわち，グリコーゲンの分解や糖新生が促進され，肝臓からのグルコース放出を増加させる。

● **タンパク質代謝**　門脈に輸送されたアミノ酸は肝臓に入り，さまざまなタンパク質の合成に利用される(●図2-24)。肝臓ではアルブミンをはじめ，生体内の多くのタンパク質を合成・分泌している。一部はグルコースを産生する反応である糖新生に利用される。また，タンパク質は肝臓において代謝

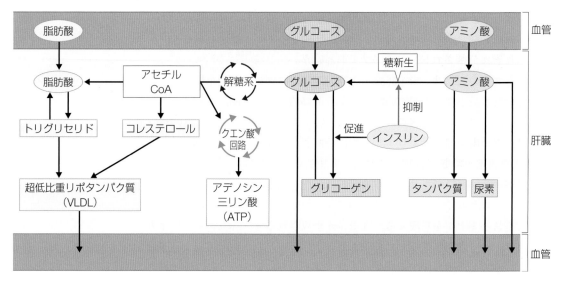

される際にアンモニアを生じるが，アンモニアは尿素回路を介して無毒の尿素となり，尿中へ排出される。

● **脂質代謝**　肝臓では糖質からのグリコーゲン合成のみならず，解糖系を介した脂肪酸の合成も行われる（○図2-24）。合成された脂肪酸や脂肪組織より流入した脂肪酸は，肝臓内でトリグリセリドとなる。また肝臓は，ホルモンなどの原料となるコレステロールを合成し，各臓器にコレステロールを供給する。トリグリセリドやコレステロールはリポタンパク質というタンパク質の複合体を形成し，超低比重リポタンパク質（VLDL）として，血中に放出される。

3 筋肉における栄養素の代謝

　骨格筋が収縮・弛緩する際は，大きなエネルギーを消費する。このエネルギーは，**アデノシン三リン酸（ATP）**によって供給される。ATP の産生は，クレアチンリン酸によるもの，グルコースやグリコーゲンからの無酸素系（嫌気的）反応によるもの，グルコースや脂肪酸からの有酸素系（好気的）反応によるものがある。クレアチンリン酸や無酸素系反応による ATP 産生はわずかなのに対し，有酸素系反応では大量に産生される。

● **糖質代謝**　糖質代謝による骨格筋での ATP の産生においては，グルコースがおもな原料である。筋肉内に取り込まれたグルコースはヘキソキナーゼによりリン酸化されてグルコース6-リン酸となり，解糖系を経てピルビン酸となったのち，有酸素系反応に入り大量の ATP が産生される。激しい運動を行った場合は，筋肉への酸素供給が追いつかなくなるため，有酸素系反応はおこらずに，筋肉内に乳酸が蓄積することで筋肉が疲労すると考えられている。解糖系を経なかったグルコース6-リン酸は，グリコーゲンに変換される。筋肉内のグリコーゲンは運動時に分解され，ATP が産生さ

れる。

● **タンパク質代謝**　ロイシン・イソロイシン・バリンなどの分枝鎖アミノ
酸は，肝臓で分解されないため，多くは骨格筋内に取り込まれ分解される。
この分解によって得られた窒素源をもとにアラニンやグルタミンが生成され，
これらが骨格筋のエネルギー源などとして用いられる。

● **脂質代謝**　脂肪酸は，骨格筋のエネルギー源の1つである。骨格筋内に
貯蔵されたトリグリセリドなどが脂肪酸の原料となる。細胞内の脂肪酸はミ
トコンドリア内でさまざまな酵素により変換されたあと，酸化され，ATP
が産生される。

✏ work　復習と課題

❶ ホルモンの定義を述べなさい。またその定義に従ってホルモンの例を3つあ
　げなさい。

❷ 本章で学んだ内分泌系を形成する11のネットワークを列挙し，その特徴をま
　とめなさい。

❸ 糖質・タンパク質・脂質の三大栄養素は，どのように消化・吸収されるか述べ
　なさい。

❹ 肝臓で行われる栄養素の代謝について，各栄養素別にまとめなさい。

第 **3** 章

症状とその病態生理

本章の目標	□ 内分泌・代謝疾患でみられる代表的な症状にはどのようなものがあるかを理解する。 □ それぞれの症状の発生の機序を理解する。 □ それぞれの症状はどのような疾患と関連があるのかを理解する。

　内分泌・代謝疾患は，場合によっては不定愁訴として無視されてしまうような，あまり重篤感のない，なにげない症状から疾患の存在が疑われ，診断につながることが多い。

　一般病院では内分泌疾患のみで入院している患者に遭遇する機会はあまりないかもしれないが，実は内分泌疾患は非常に頻度の高い疾患であり，しかも全身に影響を及ぼすことも多く，症状や所見のきめ細かな観察から診断に発展することも多い。患者と接する時間の長い看護師がなにげない症状に気を配ることで，診断の一助を担うことにつながる。

　以下に，内分泌・代謝疾患でよくみられる症状をあげ，その症状の発症機序などを解説した。第5章「疾患の理解」とあわせてこの章を読んでもらえば，疾患をより深く理解してもらえるものと思う。

A　体重変化・身長の異常

1　るい痩（やせ）

　内分泌・代謝疾患では，**るい痩**（やせ）や**肥満**などの体重の変化がみられることが多い。

　急激に体重が減少した場合，内分泌・代謝疾患の症状であることを疑う必要がある。るい痩の原因としては，①代謝の亢進，②食欲不振や消化器症状によるエネルギー不足，③エネルギーの漏出があげられる（●図3-1）。

2　体重増加

　内分泌・代謝疾患による体重増加には，**肥満**と**浮腫**によるものがある（●図3-2）。

　肥満には，脂肪分解能の低下によるもの，脂質代謝の変化や脂質合成増加に伴う脂肪組織の増加によるもの，低血糖などから生じる過食によるものなどがある。

　浮腫は，クッシング症候群やバセドウ病，糖尿病性腎症などでみられる圧痕を伴う浮腫のほか，甲状腺機能低下症では圧痕を伴わない**粘液水腫**（●108ページ）とよばれる特徴的な浮腫がみられる。

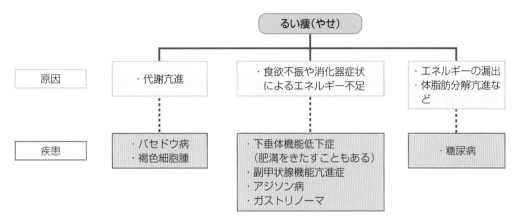

▶図 3-1　るい痩を生じるおもな原因と疾患

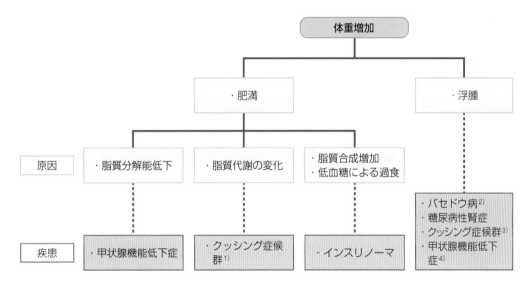

1)満月様顔貌や頸背部に脂肪がつく水牛様脂肪沈着など，中心部に脂肪がつき四肢が細い
　特殊な脂肪分布(中心性肥満)を示す。
2)バセドウ病が心不全を合併することがあり，浮腫を伴い体重が増加する。
3)クッシング症候群でも約半数に浮腫をみとめるが，その機序は不明な点が多い。
4)粘液水腫という圧迫してもあとの残らない浮腫が特徴。

▶図 3-2　体重増加を生じるおもな原因と疾患

3 身長の異常

　身長ののびには成長ホルモンが関係していることが多く，高身長・低身長
の場合は**成長ホルモン**の分泌異常が疑われる(▶図 3-3)。

B 容貌・眼の変化

1 顔面の骨格などの異常

　成長ホルモンの分泌過剰が思春期以降に生じると，前額部や下顎の突出，鼻や口唇，舌の肥大，声帯の肥大などが生じる（◉84ページ）。

2 眼の異常

　内分泌・代謝疾患に関連する眼症状としては，**視野障害，眼球突出**と**視力低下**があげられる（◉図3-4）。

3 甲状腺腫大

　甲状腺腫大とは，甲状腺のはれのことで，甲状腺全体がはれる**びまん性甲状腺腫**と，部分的にしこりのように触れる**結節性甲状腺腫**に分けられる（◉図3-5）。

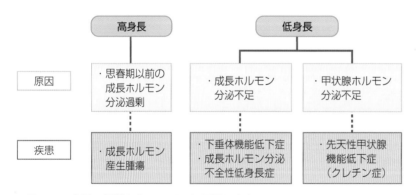

◉図3-3　身長の異常を生じるおもな原因と疾患

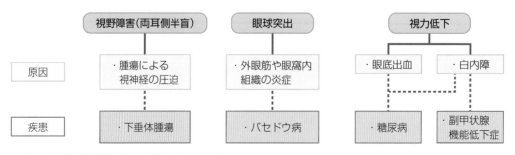

◉図3-4　眼の異常を生じるおもな原因と疾患

C 神経・筋症状

　内分泌・代謝疾患においては，電解質異常，血糖異常，脱水，治療に用いられる薬剤の影響などによる精神症状や意識障害，神経・筋症状がしばしばみられる。

1 精神症状

　ホルモンの分泌異常や電解質異常は，各種精神症状を引きおこすことがある(◉図3-6)。

2 意識障害

　一般臨床で意識障害というとすぐに中枢神経系の疾患を考えがちだが，内分泌・代謝疾患もつねに念頭においておくことが大切である(◉図3-7)。

3 痙攣

　低ナトリウム(Na)血症や低カルシウム(Ca)血症などの電解質異常による全身性の痙攣や，テタニー(◉117ページ)とよばれる四肢や顔面の硬直性痙攣，「こむら返り」ともいわれる有痛性の筋攣縮が，内分泌・代謝疾患の症

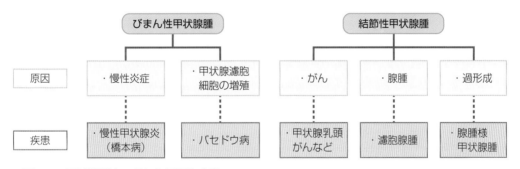

◉図3-5　甲状腺腫大のおもな原因と疾患

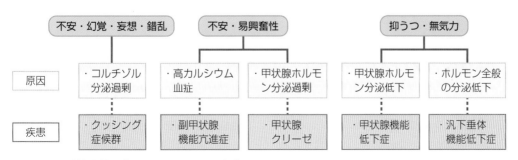

◉図3-6　精神症状を生じるおもな原因と疾患

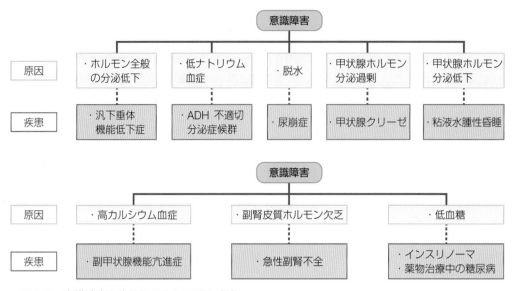

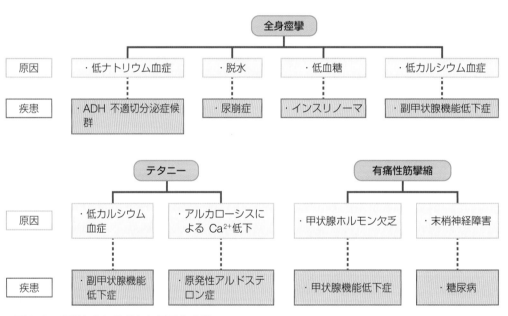

◎図3-7　意識障害を生じるおもな原因と疾患

◎図3-8　痙攣を生じるおもな原因と疾患

状としてみられることがある（◎図3-8）。

4 麻痺，しびれ，振戦

　片側の麻痺の場合は中枢神経系疾患を疑うが，両下肢や四肢麻痺の場合，内分泌疾患が原因となることがしばしばある。とくに，一過性に麻痺が出現する周期性四肢麻痺が，原発性アルドステロン症やバセドウ病でみられる。また，しびれや振戦などの神経・筋症状がみられることもある（◎図3-9）。

5　頭痛

　頭痛は一般臨床でよくある主訴であり，その鑑別は困難な場合もあるが，内分泌疾患も原因となりうる。下垂体腫瘍では腫瘍による周辺組織の圧迫，下垂体性卒中では腫瘍内出血，褐色細胞腫では高血圧による頭痛がみられることがある。

D　循環器症状

1　うっ血性心不全

　心不全の原因を調べても不明なとき，内分泌疾患がひそんでいることがある（◐図3-10）。

2　高血圧

　高血圧の大半は本態性高血圧であるが，内分泌疾患による二次性高血圧もあるので，随伴する症状に注意することが必要である（◐図3-11）。

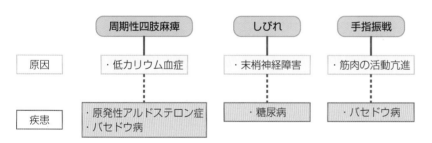

◐図 3-9　麻痺，しびれ，振戦のおもな原因と疾患

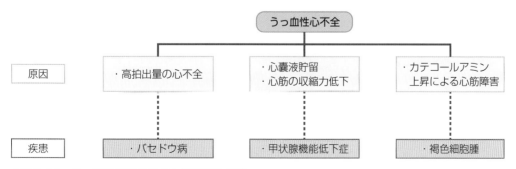

◐図 3-10　うっ血性心不全のおもな原因と疾患

3 低血圧（ショック）

　内分泌疾患にみられるショックでは，判断の遅れが致命的になることもあり，注意が必要である。アジソン病や，下垂体機能低下症による続発性副腎皮質機能低下症では，副腎皮質ホルモン欠乏から**副腎クリーゼ**とよばれる致死的なショックが生じることがある。甲状腺機能低下症では，カテコールアミンの感受性低下から，ショックが生じる。

4 狭心症・心筋梗塞

　狭心症・心筋梗塞の危険因子として内分泌・代謝疾患を念頭においておく必要がある（◐図3-12）。

5 不整脈

　心房細動は，甲状腺ホルモンの分泌過剰によるバセドウ病の症状としてあらわれることがある。また，褐色細胞腫の症状として，カテコールアミン過剰による洞性頻脈や心室細動・粗動が生じることもある。これらの不整脈は原疾患である内分泌疾患の治療を行わないと改善しない場合が多い。

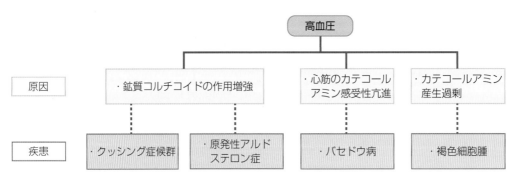

◐図3-11　高血圧を生じるおもな原因と疾患

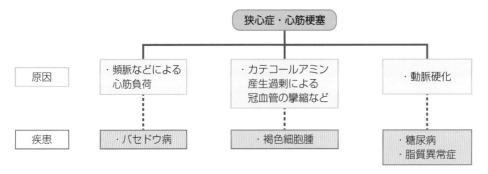

◐図3-12　狭心症・心筋梗塞を生じるおもな原因と疾患

E　消化器症状

1　吐きけ・嘔吐

　内分泌・代謝疾患による吐きけ・嘔吐は、電解質異常やホルモンの異常などの場合にみられる（◐図3-13）。

2　腹痛

　腹痛が内分泌・代謝疾患から生じている場合、根本的治療が必要となるもとの疾患を見つけ出さないと、症状は反復する（◐図3-14）。

3　下痢

　難治性の下痢を生じる内分泌疾患には、◐図3-15 のようなものがある。

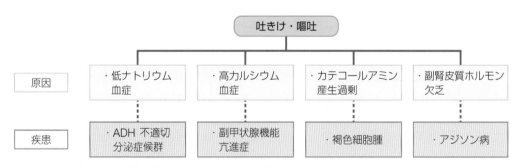

◐図 3-13　吐きけ・嘔吐を生じるおもな原因と疾患

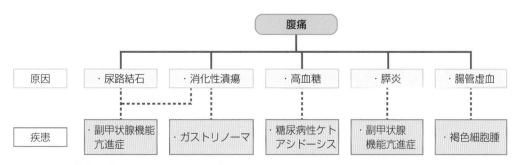

◐図 3-14　腹痛を生じるおもな原因と疾患

F 皮膚の変化

　ホルモンの分泌異常は皮膚の湿潤や色素にも影響するため，内分泌疾患では特徴的な皮膚症状がみられることがある（◉図 3-16）。

G 無月経

　さまざまな内分泌疾患（下垂体機能低下症，クッシング症候群，甲状腺機能障害，アジソン病など）で無月経となる可能性がある。無月経が確認されたら，なんらかの内分泌疾患を疑う必要がある。

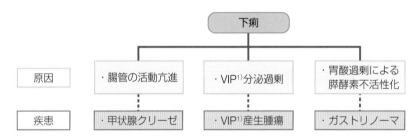

1）VIP：血管作動性腸管ポリペプチド

◉**図 3-15　下痢を生じるおもな原因と疾患**

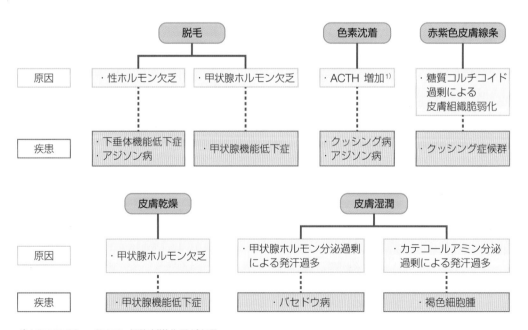

1）ACTH には，メラニン細胞刺激作用がある。

◉**図 3-16　皮膚の変化を生じるおもな原因と疾患**

H　多尿

　頻尿症状だけでなく，1日の尿量が3L以上のとき，多尿と判断する。尿崩症では抗利尿ホルモンの分泌低下により，また糖尿病では浸透圧利尿により，多尿となることがある。

✎ work　**復習と課題**

❶ 内分泌・代謝疾患でみられる症状を1つ取り上げ，関連する疾患と原因をあげなさい。

❷ 体重減少がみられる場合に疑われる内分泌・代謝疾患，体重増加がみられる場合に疑われる内分泌・代謝疾患についてまとめなさい。

❸ 痙攣がみとめられる場合に疑われる内分泌・代謝疾患についてまとめなさい。

❹ 内分泌・代謝疾患でみられる皮膚の変化にはどのようなものがあるか，あげなさい。

第 4 章

検査

A 内分泌疾患の検査

　内分泌疾患の検査では，ホルモン分泌の増減をみるためのホルモン血中濃度測定や尿中量測定，疾患の原因をみるための免疫学的評価，ホルモンの分泌能をみるための内分泌機能検査，原因臓器の診断のための画像検査などが行われる。

1 ホルモンの血中濃度の測定

● **ホルモンの測定法**　血中に微量しかないホルモンを測定する方法として，抗原抗体反応を利用した測定法があり，これらは**イムノアッセイ**と総称される。当初は放射性同位元素を目印（標識物質）とした放射免疫測定法（**ラジオイムノアッセイ**）という方法が開発され，広く用いられていた（●図 4-1）。現在では2種類の抗体を用いる方法や，標識物質として酵素や蛍光物質を用いるものが開発されており，放射性物質を使用せずに，より高感度で測定時間が短い方法へと進歩している。

● **測定結果の判定**　各ホルモンには健常者の統計から設定された基準値が

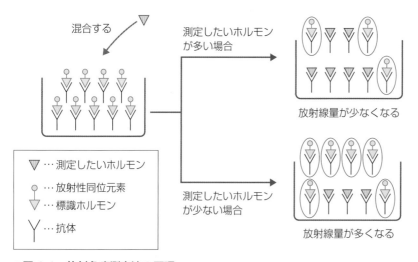

●**図 4-1　放射免疫測定法の原理**

（図中の文字）

混合する

測定したいホルモンが多い場合

放射線量が少なくなる

▽ …測定したいホルモン

♀ …放射性同位元素

▽ …標識ホルモン

Y …抗体

測定したいホルモンが少ない場合

放射線量が多くなる

示されているが，基準値にあてはめるだけでは疾患の診断に結びつかないことももしばしばある。

　ホルモンの値は，年齢や性別で異なる場合があり，年齢別，男女別の基準値が示されているホルモンもある。また，日内変動があるホルモンや食事の影響を受けるホルモン，体位によって値が異なるホルモンもある。したがって検査を行う場合，採血時間や食事との関係(空腹時か食後か)，体位などを，目的にそった適切な条件にすることが重要である。

　ホルモン値を評価する場合は，どのような採血条件で得られた値なのかを確認することが重要である。疾患によっては，基準値とは別にその疾患を診断するための判定基準が設定されていることもある。

● **ホルモン系全体の評価**　内分泌疾患を診断するためには，それぞれのホルモン系を総合的に評価することが重要である。そのためには，上位ホルモンと下位ホルモン(例：TSH と fT$_4$，ACTH とコルチゾル)を同時に測定することや，ホルモンと標的器官の反応(例：副甲状腺ホルモンと血清カルシウム，インスリンと血糖)を同時に測定することが有用である。

　たとえば，甲状腺ホルモンの軽度の分泌低下があった場合，フィードバック機構によって下垂体前葉からの TSH 分泌が増加して甲状腺ホルモンの増加を促すため，血中の甲状腺ホルモンが正常値で TSH が軽度上昇しているという状態になる。下位ホルモンである甲状腺ホルモン(fT$_4$)のみを測定するのではなく，上位ホルモンである TSH を同時に測定することで，このような軽度の異常も早期に診断することができる。

2　尿中のホルモンおよび代謝産物の測定

　分泌が間欠的であるホルモンや日内変動があるホルモン，ストレスや体位変換などによって変動するホルモンの分泌量を評価する方法として，**24時間蓄尿**を行い，ホルモンやその代謝産物を測定する検査がある。

　刺激による分泌変動のあるコルチゾルやアルドステロンの場合，24時間のホルモン分泌量を評価したほうが疾患の重症度を的確に判断できる場合がある。また，褐色<ruby>褐色<rt>かっしょく</rt></ruby>細胞腫からのカテコールアミン分泌は，間欠的・発作的におこるため，血中のカテコールアミンの測定ではその過剰分泌をとらえられないことがあり，24時間蓄尿を行い，さらにカテコールアミンの代謝産物を測定したほうが診断に有用である。

3　免疫学的評価

　内分泌疾患のなかには，自己免疫の機序により内分泌細胞の破壊が進み，機能低下症をきたす疾患が知られている。また，バセドウ病では，甲状腺濾<ruby>濾<rt>ろ</rt></ruby>胞細胞膜の TSH 受容体に対する自己抗体が，TSH と同じように甲状腺濾胞細胞を刺激し，甲状腺ホルモンを過剰に分泌させることが明らかにされている。

● **自己抗体測定による診断**　甲状腺疾患と糖尿病では，血中の自己抗体の測定による診断が日常診療に活用されている。

　代表的な甲状腺疾患の1つである橋本病の診断には，抗サイログロブリン抗体，抗甲状腺ペルオキシダーゼ(TPO)抗体の測定が有用である。また同じく甲状腺疾患のバセドウ病における TSH 受容体抗体は，診断のみならず，抗甲状腺薬による薬物治療の効果判定や，薬物治療中止時期の判定にも用いられている。

　1型糖尿病は，自己免疫機序でランゲルハンス島が破壊される疾患であり，このときグルタミン酸脱炭酸酵素(GAD)に対する抗体が陽性となるので，抗 GAD 抗体測定は1型糖尿病の診断に有用である。そのほか，IA-2抗体やインスリン自己抗体(IAA)，亜鉛輸送担体8(ZnT8)抗体，膵島細胞抗体(ICA)も，1型糖尿病の診断に用いられている。

　また，下垂体前葉・後葉，副甲状腺，副腎皮質にも自己免疫の機序によると考えられる疾患があり，自己抗体の存在も明らかにされているが，日常診療での検査としてははまだ活用されていない。

4　内分泌機能検査

　内分泌機能検査は，それぞれのホルモンの刺激物質(多くは上位ホルモン)や抑制物質(多くは下位ホルモン)を注射や内服で投与するか，飲水制限や立位などの一定の条件に対する反応を判定する検査法である(● 64ページ，表4-1)。近年のホルモン測定法の進歩により，実施される頻度は減少してきてはいるが，内分泌疾患の診断には不可欠である。その意義としては以下があげられる。

（1）ホルモン分泌過剰・不足の診断を，より高い感度・特異度で行うことができる。
（2）内分泌系の異常をおこす障害部位を確定することができる。
（3）発作的，または間欠的にホルモン分泌を誘発することによって診断することができる。

検査にあたっての注意事項

（1）機能検査の目的や方法，予想される結果，それによってどのような診断となるかを理解する。
（2）検査薬には使用頻度が少ないものがあるので，薬局への薬品の請求は早めに行い，当日確実に使用できるよう確認しておく。
（3）機能検査のスケジュールや採取する血液・尿の量，使用する容器，検体の保存法，提出先を確認しておく。ラベル・伝票類には採血時間などを明記しておき，間違えないように注意する。
（4）降圧薬やホルモン薬などの内服薬を一定期間中止・変更する場合がある。食事内容にも配慮が必要な場合がある。たとえば，原発性アルドステロン症を疑って検査する場合，レニン-アルドステロン系に影響のある降圧薬を，カルシウム拮抗薬などの影響の少ないものに2週間程度変更す

るなどである。また，塩分制限は行わないほうが診断しやすい。

（5）患者に検査の進め方について十分に説明し，協力を求める。説明用紙を
　　作成して配付するのもよい方法である。

（6）機能検査を行う場合，通常朝食を絶食とし，朝の内服を中止し，トイレ
　　などを除いてベッド上で安静にして検査開始を待ってもらう。検査中も
　　立位歩行を行う検査以外ではベッド上で安静にし，飲水は禁じ，面会，
　　読書，テレビを見ることも控える。外来患者の場合は，朝食抜きで来院
　　するよう指示し，トイレなどをすませてからベッド上で30分間安静に
　　したのちに機能検査を開始する。

（7）頻回に採血が必要であるため，静脈に留置針をおいてヘパリン加生理食
　　塩液を満たしておく方法も有用である。採血可能な翼状針の利用も便利
　　である。このような場合，ルート内のヘパリン加生理食塩液を十分に吸
　　引してからあらためて採血する。

（8）検査薬投与時に，熱感，顔面潮紅感，吐きけ，動悸などがあらわれる
　　ことがある。多くは短時間で消失するが，患者が症状を訴えた場合は医
　　師に報告し，経過観察を続ける。

（9）低血糖や血圧上昇などをおこす可能性のある機能検査では，ブドウ糖や
　　降圧薬などの投与ができるよう準備しておく。このような機能検査の場
　　合，医師が立ち会うか，症状発現時にすみやかに医師に連絡できるよう
　　打ち合わせをしておく。たとえば，褐色細胞腫に対する誘発試験である
　　メトクロプラミド試験，下垂体前葉機能の評価のために行われるインス
　　リン低血糖試験などである。

5　画像検査

▌視床下部・下垂体の画像検査

　MRI が最も有用であり，下垂体前葉ホルモン産生腺腫のみならず，下垂
体前葉機能低下症や尿崩症の診断にも不可欠である（○66ページ，図4-2）。

▌甲状腺の画像検査

　超音波検査は簡便でありながら最も解像力が大きく，腫瘍の有無の判定や
良性・悪性の鑑別にも有用である（○67ページ，図4-3-a，b）。**CT** は甲状腺
の大きさや周囲の臓器との関係の評価に有用であり，**核医学検査**（^{123}I，
^{99m}Tc，^{201}Tl シンチグラフィ）は甲状腺中毒症の鑑別や悪性腫瘍の転移の診
断に有用である（○67ページ，図4-3-c，d）。グルコースに似た薬剤であ
る^{18}F-FDG を投与して陽電子放射断層撮影（PET）を行う **FDG-PET** は，甲
状腺がんやその転移の診断に有用であるが，慢性甲状腺炎（橋本病）などの良
性疾患にも集積する。

▌副甲状腺の画像検査

　腫大副甲状腺の局在診断には，**超音波検査，CT，核医学検査**（^{99m}Tc-
MIBI シンチグラフィ）が用いられ，それぞれ特徴があるが，診断の正確性
には大きな差はない。一般には最初に超音波検査を行い，診断がつかない場

○**表4-1 内分泌機能検査**

試験名	検査薬(条件など)	測定項目	判定
TSH-甲状腺系機能検査			
TRH 試験	プロチレリン (1アンプル0.5 mg) 1アンプル静注	TSH：投与前，投与後30，60，90，120分	正常反応：投与前の2倍以上か30分後に頂値10 μU/mL以上 遅延反応：頂値が60分かそれ以降
ACTH-コルチゾル系機能検査			
CRH 試験	コルチコレリン (1バイアル100 μg) 1バイアル静注	血漿ACTH，血清コルチゾル：投与前，投与後15，30，60，90，120分	正常反応：ACTHは投与前の1.5倍以上または頂値30 pg/mL以上，コルチゾルは投与前の1.5倍以上または頂値15 μg/dL以上
ACTH 試験	テトラコサクチド酢酸塩 (1アンプル0.25 mg) 1アンプル静注	血清コルチゾル：投与前，投与後30，60分	正常反応：頂値18 μg/dL以上
デキサメタゾン抑制試験 (1日法)	デキサメタゾン (1錠0.5 mg) 少量法：2錠(大量法：16錠)を23時に内服	翌朝8時または9時に血清コルチゾルを測定	正常反応(抑制)：コルチゾル少量法1.8 μg/dL以下，大量法1 μg/dL以下
GH系機能検査			
GHRH 試験	ソマトレリン酢酸塩 (1バイアル100 μg) 1バイアル(小児1 μg/kg体重)静注	血清GH：投与前，投与後30，60，90，120分	正常反応：頂値10 ng/mL以上 低反応：頂値5 ng/mL以下
経口ブドウ糖負荷試験	デンプン部分加水分解物(ブドウ糖) 75 gを内服	血清GH：投与前，投与後30，60，90，120分	先端巨大症：0.4 ng/mL以下に抑制されない
インスリン低血糖試験	速効型インスリン 0.1 U/kg体重静注	血清GH：投与前，投与後30，60，90，120分	重症成人GH分泌不全症：頂値1.8 ng/mL以下 中等度成人GH分泌不全症：頂値3 ng/mL以下
GHRP-2 試験	プラルモレリン塩酸塩 (1バイアル100 μg) 1バイアル静注	血清GH：投与前，投与後15，30，45，60分	重症成人GH分泌不全症：頂値9 ng/mL以下
アルギニン試験	L-アルギニン塩酸塩 5 mL/kg体重を30分で点滴静注	血清GH：投与前，投与後30，60，90，120分	重症成人GH分泌不全症：頂値1.8 ng/mL以下 中等度成人GH分泌不全症：頂値3 ng/mL以下
L-ドーパ試験	レボドパ 体重15 kg以下：125 mg，15～30 kg：250 mg，30 kg以上：500 mgを経口投与	血清GH：投与前，投与後30，60，90，120分	重症成人GH分泌不全症：頂値1.8 ng/mL以下 中等度成人GH分泌不全症：頂値3 ng/mL以下
グルカゴン試験	グルカゴン (1バイアル1 mg) 1バイアル筋注	血清GH：投与前，投与後30，60，90，120，180分	重症成人GH分泌不全症：頂値1.8 ng/mL以下 中等度成人GH分泌不全症：頂値3 ng/mL以下
ブロモクリプチン試験	ブロモクリプチンメシル酸塩 (1錠2.5 mg)1錠内服	血清GH：投与前，投与後1，2，3，4，6時間(治療スケジュールをたてる目的ではさらに8，12，24時間)	先端巨大症の70～80%でGHが減少

● 表 4-1　内分泌機能検査（つづき）

試験名	検査薬（条件など）	測定項目	判定
ゴナドトロピン-性腺系機能検査			
LH-RH試験	ゴナドレリン酢酸塩（1 アンプル 0.1 mg）1 アンプル静注	血清 LH，FSH：投与前，投与後 30，60，90，120 分	正常反応：LH は 30 分に頂値となり投与前の 5～10 倍に増加。FSH は 60 分で頂値となり投与前の 1.5～2.5 倍に増加
プロラクチン系機能検査			
TRH試験	プロチレリン（1 アンプル 0.5 mg）1 アンプル静注	血清プロラクチン：投与前，投与後 30，60，90，120 分	正常反応：投与前の 2 倍以上に増加
ADH 系機能検査			
高張食塩水試験	5%食塩液を 0.05 mL/分/kg 体重で 2 時間点滴静注	血清 Na，血漿 ADH：投与前，投与後 30，60，90，120 分	正常反応：血清ナトリウム（Na）増加に伴い，血漿 ADH が増加（Na 146 mEq/L で ADH>2.5 pg/mL，Na≧150 mEq で ADH>6 pg/mL）
カルシウム-PTH-ビタミン D 系機能検査			
エルスワース-ハワード試験	テリパラチド酢酸塩 100 単位静注	試験 2 時間前～試験 2 時間後まで各 1 時間ごとの尿中リン，尿中 cAMP を測定	特発性副甲状腺機能低下症：尿中リン排泄が試験前後 2 時間で 35 mg 以上増加，尿中 cAMP 排泄が試験前後 1 時間で 1 μmol 以上増加または 10 倍以上増加
副腎髄質系機能検査			
メトクロプラミド試験	メトクロプラミド（1 アンプル 10 mg）1 アンプル静注	血圧，血漿アドレナリン，ノルアドレナリン：投与前，投与後 15，30，60 分	褐色細胞腫：収縮期血圧 25～35 mmHg 以上，拡張期血圧 10～25 mmHg 以上上昇。血漿アドレナリン・ノルアドレナリン 3～5 倍以上増加
レニン-アンギオテンシン-アルドステロン系機能検査			
フロセミド立位試験	フロセミド（1 アンプル 20 mg）2 アンプル静注，その後 2 時間立位	血漿レニン活性：投与前，投与後 60，120 分	原発性アルドステロン症：120 分後 2 ng/mL/時未満
生理食塩水試験	生理食塩液 2 L を 4 時間かけて点滴静注	血漿アルドステロン：投与前，投与後 2，4 時間	原発性アルドステロン症：4 時間後の血漿アルドステロン 60 pg/mL 以上（陽性），12～60 pg/mL（境界域）
カプトプリル試験	カプトプリル（1 錠 12.5 mg）4 錠内服	血漿レニン活性，血漿アルドステロン：投与前，投与後 30，60，90 分	原発性アルドステロン症：60 または 90 分後の血漿アルドステロン（pg/mL）/レニン活性（ng/mL/時）200 以上（陽性），100 以上（境界域）
膵臓ホルモン系機能検査			
経口ブドウ糖負荷試験	デンプン部分加水分解物（ブドウ糖）75 g を内服	血糖（静脈血漿）：投与前，投与後 30，60，90，120 分 尿糖：投与前，投与後 60，120 分	正常域：空腹時値<110 mg/dL，2 時間値 140 mg/dL　両者を満たすものを正常型とする 糖尿病域：空腹時値≧126 mg/dL，2 時間値≧200 mg/dL いずれかを満たすものを糖尿病型とする 境界型：正常型にも糖尿病型にも属さないものを境界型とする 妊娠糖尿病の診断：空腹時値≧92 mg/dL，1 時間値≧180 mg/dL，2 時間値≧153 mg/dL の 1 点以上を満たした場合，陽性とする
グルカゴン試験	グルカゴン（1 バイアル 1 mg）1 バイアル静注	血清 C ペプチド，血糖：投与前，投与後 6 分	低反応：C ペプチドの増加量<1.0 ng/mL

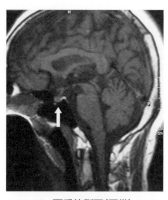

a. 下垂体側面（正常）

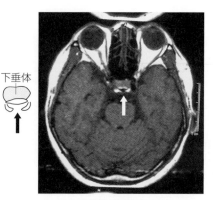

b. 下垂体横断面（正常）

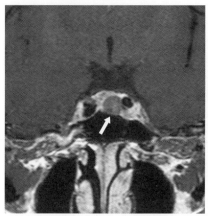

c. 前額断（GH 産生下垂体腫瘍）

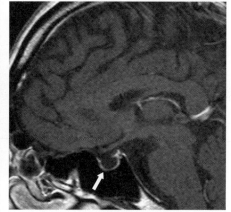

d. 矢状断（下垂体前葉機能低下症）

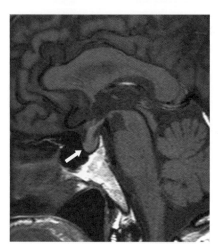

e. 矢状断（IgG 関連疾患に伴う中枢性尿崩症）

a. 正常な下垂体側面。
b. 正常な下垂体横断面。
c. 下垂体左方に最大径 9 mm の MRI 用造影剤で増強されない腫瘍をみとめる。
d. 下垂体の萎縮とトルコ鞍内への脳脊髄液の充満をみとめ，empty sella（◎ 95 ページ）の所見を示す。
e. 下垂体後葉の高信号の消失，下垂体柄の腫大をみとめる。

◎図 4-2　視床下部・下垂体の画像検査（MRI）

合には核医学検査を行い，腫大副甲状腺が描出されたら，CT によって確認するとされている（◎図 4-4）。

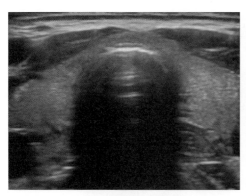

a. 超音波検査（正常所見）
正常な甲状腺。

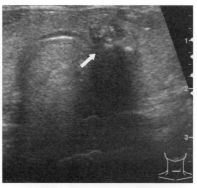

b. 超音波検査（甲状腺乳頭腺がん）
甲状腺右葉に最大径 1.1 cm の内部不均一，エコーレベル低下，微細石灰化を伴う腫瘍をみとめる。

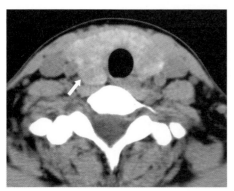

c. CT（バセドウ病）
びまん性の甲状腺腫大をみとめる。

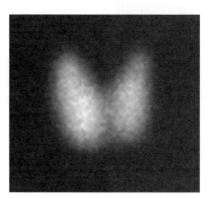

d. ^{123}I シンチグラフィ（バセドウ病）
甲状腺はびまん性に腫大し，^{123}I の集積亢進をみとめる。

◉**図 4-3　甲状腺の画像検査**

▓ 副腎の画像検査

　副腎疾患の画像診断では，**CT** が最も有用である（◉図 4-5）。**MRI** は褐色細胞腫や転移性腫瘍の診断に有用な場合がある。**核医学検査**では^{131}I-アドステロールシンチグラフィは副腎皮質腫瘍の診断に，^{123}I-MIBG および^{131}I-MIBG シンチグラフィは褐色細胞腫の診断に有用である。また，**FDG-PET** は悪性褐色細胞腫の転移の診断に有用である。

B　代謝疾患の検査

1　代謝疾患の検査の概要

● **検査の特徴**　糖尿病や脂質異常症などの代謝疾患の特徴の 1 つは，多くの場合，症状がないことである。糖尿病や脂質異常症が見つかる契機として

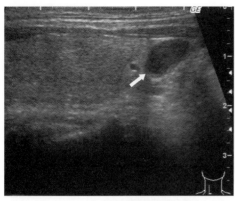

a.　超音波検査

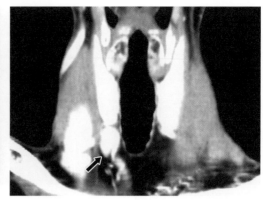

b.　CT

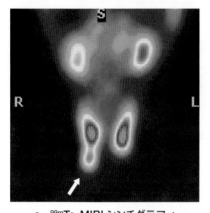

c.　^{99m}Tc-MIBI シンチグラフィ

▶図 4-4　副甲状腺の画像検査

　すべて原発性副甲状腺機能亢進症の検査所見である。副甲状腺は正常の場合、画像では見ることができない。

a. 甲状腺右葉下極に接して最大径 1.2 cm のエコーレベルの低い腫瘍をみとめる。
b. 甲状腺右葉下極に接して最大径 1.2 cm の造影剤によって増強される腫瘍をみとめる。
c. 超音波検査、CT で指摘された右下副甲状腺腫瘍への^{99m}Tc-MIBI の集積をみとめる。

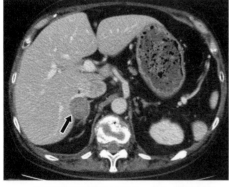

a.　CT（右副腎腺腫によるクッシング症候群）
右副腎に最大径 2.8 cm の円形の腫瘍をみとめる。

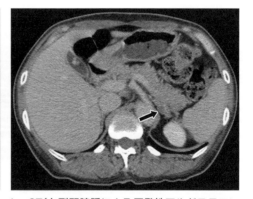

b.　CT（左副腎腺腫による原発性アルドステロン症）
左副腎に最大径 1.1 cm の腫瘍をみとめる。

▶図 4-5　副腎の画像検査

は、健康診断で指摘される、またはほかの疾患で受診し、血液検査を行った際に指摘されるといったケースが多い。すなわち、症状がないため、血液検査をしなければ疾患の有無がわからないということであり、診断のために血

液検査は必須である。さらには、症状がない疾患のため、治療を行っても、どの程度改善しているのか、悪化しているのかが血液検査をしてみないとわからない。そのため、治療効果を評価するためにも血液検査は必須である。

● **検査の例とその意義**　代謝疾患の診断や治療を行ううえで血液検査などの重要性は明らかであるが、検査を計画し実行する際には、その検査をなんのために行うのか、その結果をどのように解釈し、診断や治療につなげるかを理解することが必要となる。以下に糖尿病の病態を例にとって考えてみる。

糖尿病とは、「インスリン作用不足による慢性の高血糖状態を主徴とする代謝疾患群」と定義されている。糖尿病と診断するには、「高血糖状態」を確認するために血糖値を検査しなければならず、より詳細に血糖の状態を把握するには、**経口ブドウ糖負荷試験**や平均血糖値を反映する **HbA1c** などで評価する必要がある。

糖尿病は、1型糖尿病、2型糖尿病、そのほかの特定の機序・疾患によるもの、妊娠糖尿病の4つに分類され（▶ 133ページ）、それぞれ病態や治療法が異なるため、その鑑別が重要である。1型糖尿病では、血液検査による自己抗体の測定が診断に有用であることが多い。一方、2型糖尿病は、インスリン分泌能の評価やインスリン抵抗性の評価を検査することが、個々の患者の2型糖尿病の病態の把握のみならず、薬剤選択などの治療方針の決定にも有用である。

そして、糖尿病治療の目標は、合併症の発症・進展を予防することであり、そのために個々の糖尿病を有する人がどの程度の合併症を有しているかを検査することが肝要である。

2 糖尿病の診断・治療に関連した検査

1 糖尿病の診断に用いる検査

糖尿病の診断は、「慢性の高血糖状態」を証明することによって行われる。すなわち、一時的に血糖値が上昇しただけでは診断されず、別の日に行った検査でも ▶表 4-2 に示す「糖尿病型」が再確認されれば、糖尿病と診断できる。糖尿病型を判定するのに必要な検査は、血糖値、75 g 経口ブドウ糖負荷試験、HbA1c（▶ 70 ページ）の3つである。ただし、血糖値が糖尿病型であることに加えて、①慢性の高血糖状態を示す HbA1c が糖尿病型の場合、

▶表 4-2　糖尿病型の判定基準

①早朝空腹時血糖値　126 mg/dL 以上
②75 g 糖負荷試験（75 g OGTT）2 時間値　200 mg/dL 以上
③随時血糖値　200 mg/dL 以上
④HbA1c　6.5%以上
上記①〜④のいずれかが確認された場合を「糖尿病型」と判定する。

（日本糖尿病学会編・著：糖尿病治療ガイド 2022-2023. p.24, 文光堂, 2022 による、一部改変）

②口渇・多飲・多尿・体重減少などの糖尿病の典型的な症状を有する場合，③確実な糖尿病網膜症のいずれかがある場合には，1回の血液検査のみで糖尿病と診断してよい（糖尿病の診断についての詳細は，● 135ページ）。

　1 **血糖値**　血液中のグルコース（ブドウ糖）濃度のことであるが，正確には静脈血漿値のことをさす。空腹時の状態では，静脈血と比較し，毛細管血では 4 mg/dL，動脈血では 10 mg/dL 程度高い。健常人においても食事をとると血糖値は上昇するため，血糖値を測定する際は食事をいつ摂取したかを確認することが重要である。また，食事を摂取していなくても，砂糖入りのコーヒーや清涼飲料水などを飲用したあとであれば，血糖値は上昇するので注意が必要である。

　糖尿病の診断の際には，血糖値は**空腹時血糖値**（前夜から 10 時間以上絶食し，朝食前に測定した血糖値）と**随時血糖値**（食事と採血時間との時間の関係を問わないで測定した血糖値）に分けて判断する（●表 4-2）。

　糖尿病薬物治療中などの際に低血糖となり，血糖値が 70 mg/dL 以下になると，冷汗や手指のふるえなどといった低血糖症状が出現することがある。

　2 **75 g 経口ブドウ糖負荷試験（75gOGTT）**　1 日あたり糖質 150 g 以上を含む食事を 3 日以上摂取したあと，前夜より 10〜14 時間絶食してもらう。そして，空腹のままでブドウ糖 75 g に相当する溶液（トレーラン®G）を飲用し，飲用前（0 分）と飲用後 30 分，60 分，90 分，120 分に採血を行い，血糖値とインスリン値を測定する。●表 4-3 に示すように，糖尿病型の判定には 0 分（空腹時）と 120 分（2 時間値）の血糖値の測定で十分であるが，あとに述べるインスリン分泌能やインスリン抵抗性を評価する際に，30 分ごとの血糖値とインスリン値の測定が有用である。糖尿病型，正常型，境界型の判別ができるため，たとえば，空腹時血糖値が 110〜125 mg/dL であるような糖尿病の疑いが否定できない者には，75 g 経口ブドウ糖負荷試験を行うことが強く推奨される。

2　血糖マネジメントの指標に用いる検査

　前述のように，糖尿病とは「インスリン作用不足による慢性の高血糖状態を主徴とする代謝症候群」と定義されている以上，糖尿病の病態をとらえるには，「慢性の高血糖状態」を把握する必要がある。血糖値は測定したその瞬間の血中のグルコース濃度であるため，必ずしも「慢性の高血糖状態」と一致するとは限らない。そのため，「慢性の高血糖状態」であることを示すには，一定期間の平均血糖値を反映する指標で評価する必要がある。具体的には，**HbA1c，グリコアルブミン，1,5-アンヒドログルシトール（1,5-AG）**が日常臨床として用いられる。これらの基準値を●表 4-4 に示す。

　1 **HbA1c**　赤血球中のヘモグロビンにグルコースが非酵素的に結合したもので，高血糖が持続するとその割合が増加する。赤血球の寿命が約 120 日であることから，HbA1c は過去 1〜2 か月の平均血糖値を反映する。ただし，溶血性貧血や出血後のような赤血球寿命が短縮するような病態では低値を示すので，評価の際に注意が必要である。

◖表4-3　空腹時血糖値および75 g 経口糖負荷試験（OGTT）2 時間値の判定基準（静脈血漿値，mg/dL，カッコ内は mmol/L）

	正常域	糖尿病域
空腹時値	<110(6.1)	≧126(7.0)
75 g OGTT 2 時間値	<140(7.8)	≧200(11.1)
75 g OGTT の判定	両者をみたすものを正常型とする。	いずれかをみたすものを糖尿病型*とする。
	正常型にも糖尿病型にも属さないものを境界型とする。	

＊　随時血糖値≧200 mg/dL（≧11.1 mmol/L）および HbA1c≧6.5％の場合も糖尿病型とみなす。

　正常型であっても，1 時間値が 180 mg/dL（10.0 mmol/L）以上の場合には，180 mg/dL 未満のものに比べて糖尿病に悪化するリスクが高いので，境界型に準じた取り扱い（経過観察など）が必要である。また，空腹時血糖 100〜109 mg/dL のものは空腹時血糖正常域の中で正常高値とよぶ。
＊　OGTT における糖負荷後の血糖値は随時血糖値には含めない。
（日本糖尿病学会：糖尿病の分類と診断基準に関する委員会報告（国際標準化対応版）．糖尿病 55(7)：492，2012による）

◖表4-4　平均血糖値を反映する指標の基準値

指標	基準値
HbA1c	4.6〜6.2％
グリコアルブミン	11〜16％
1,5-AG	14.0 µg/mL 以上

　HbA1c の値はまさに「慢性の高血糖状態」を評価することになるので，糖尿病の診断，経過の指標，治療の目標として頻用されている。糖尿病の診断においては，糖尿病型を判定するのに必要な検査の 1 つとなっており（◖70 ページ，表4-2），血糖値が糖尿病型であり，HbA1c が 6.5％以上の場合は，1 回の血液検査でも糖尿病と診断してよいとされている。経過の指標としては，たとえば日常外来において 1〜2 か月ごとに通院して血液検査を行った場合，HbA1c はちょうど前回外来から今回までの平均血糖値を反映することとなり，糖尿病の経過を評価するよい指標となる。さらには，治療の目標としての血糖マネジメントの指標として HbA1c が重視されており，一部の高齢者を除いた糖尿病合併症予防のための目標は，HbA1c 7％未満とされている（◖137 ページ）。

　②グリコアルブミン　血清アルブミンにグルコースが非酵素的に結合したものを総アルブミンに対する比率であらわしたものである。アルブミンの半減期は約 17 日であるため，HbA1c より短期間の，過去約 2 週間の平均血糖値を反映する。より短期の血糖マネジメントの推移を評価する場合や，貧血などにより HbA1c での評価が困難な際に有用である。

　③1,5-AG　1,5-AG はグルコースときわめて類似の構造をもつ糖質の一種である。血糖が正常であれば，1,5-AG はほとんど腎臓の尿細管で再吸収されるが，血糖が高値の場合は多量のグルコースが尿細管で再吸収されるため，そのぶん 1,5-AG の再吸収が阻害され，尿中に排泄される。そのため血清 1,5-AG は血糖が上昇すると低下する。1,5-AG は，HbA1c やグリコアル

ブミンよりさらに短期間である過去数日間の血糖変動や食後高血糖を反映する。尿糖排泄を促進するSGLT2阻害薬内服中の場合は血清1,5-AGは低下するため，評価には注意が必要である。

3　1型糖尿病の診断に用いる検査

　1型糖尿病は，糖尿病に占める割合としては，日本人の糖尿病の1割に満たないが，①小児〜思春期に多い，②肥満とは関係ない，③インスリンを分泌する膵β（B）細胞が破壊されるためインスリンが絶対的に欠乏し，生命維持のためにインスリン治療が不可欠であるなどの特徴をもつ。膵β細胞が破壊される原因としては，自己免疫によるものが多いと考えられている。そのため，血液検査による**膵島関連自己抗体**が陽性であることが多く，1型糖尿病の診断に有用である。膵島関連自己抗体には，**抗グルタミン酸脱炭酸酵素（GAD）抗体**，**抗IA-2抗体❶**などがある。

　①抗GAD抗体　現在，日常臨床において，1型糖尿病の診断に最も広く使用されている自己抗体であり，成人においても小児においても高い陽性率を示す。ただし，1型糖尿病の経過とともに陽性率は低下してくるので，測定時期が遅れると正しい診断ができない可能性があり，注意が必要である。

　1型糖尿病は，一般的に口渇，多飲，多尿などの高血糖症状出現後3か月以内にただちにインスリン治療が必要となる場合（急性1型糖尿病）が多いが，診断されてもただちにインスリン治療を必要としない緩徐進行性1型糖尿病というタイプもある。緩徐進行性1型糖尿病の診断には，抗GAD抗体などの自己抗体の測定が必須となる。緩徐進行性1型糖尿病と診断された場合，抗GAD抗体が10 U/mL以上であれば，将来的にインスリン分泌が欠乏する（インスリン依存状態となる）可能性が高い。

　②抗IA-2抗体　若年者で陽性率が高く，とくに小児の1型糖尿病の診断において重要とされている。抗IA-2抗体の測定値と抗GAD抗体の測定値の間には相関関係がないため，少なくともどちらか一方の抗体陽性率は，糖尿病発症直後でとくに高くなる。そのため，抗GAD抗体陰性の1型糖尿病疑いの患者において，抗IA-2抗体の測定によって診断が確定することもある。すなわち，従来の抗GAD抗体に抗IA-2抗体を組み合わせて測定することで，とくに小児期における1型糖尿病の診断率が向上すると考えられる。

4　インスリン分泌能の評価に用いる検査

　インスリン分泌能を評価する目的としては，①インスリン依存状態か非依存状態かの判別（●表4-5），②2型糖尿病における治療法の選択，③非糖尿病者における将来的な糖尿病発症の予測などがあげられる。

　①については，インスリン依存状態であればインスリン治療の絶対適応であり，1型糖尿病のみならず，2型糖尿病であってもおこりえる病態であり，血中または尿中のCペプチドの測定やグルカゴン試験などを用いて判別する。

　②については，2型糖尿病の病態として，インスリン分泌能の低下が主体

NOTE

❶IA-2は，insulinoma-associated antigen-2の略である。

○表 4-5　糖尿病の病態による分類と特徴

糖尿病の病態	インスリン依存状態	インスリン非依存状態
特徴	インスリンが絶対的に欠乏し，生命維持のためのインスリン治療が不可欠	インスリンの絶対的欠乏はないが，相対的に不足している状態。生命維持のためにインスリン治療が必要ではないが，血糖コントロールを目的としてインスリン治療が選択される場合がある
血糖値	高い，不安定	さまざまであるが，比較的安定している
インスリン分泌能	空腹時血中Cペプチド0.6 ng/mL 未満	空腹時血中Cペプチド1.0 ng/mL 以上

（日本糖尿病学会編・著：糖尿病治療ガイド2022-2023. p.20, 文光堂, 2022 による，一部改変）

であるか，インスリン抵抗性の増大が主体であるかを評価し，経口血糖降下薬の選択などの際に参考にすることが多い。

③については，たとえば，先に述べた75 g経口ブドウ糖負荷試験の際に測定した血糖値とインスリン値から算出されるインスリン分泌指数が0.4以下であれば，将来的に糖尿病が発症する可能性が高いとされている。

１Cペプチド　Cペプチドは，インスリンが生成される前の段階にあるプロインスリンからつくられる。すなわち，プロインスリンは酵素により切断され，インスリンおよびCペプチドとなり，それぞれ膵β細胞から1：1の割合で分泌されることとなる。そのため，Cペプチドの測定では，たとえば注射により投与されたなどの外因性のインスリンは含まれず，体内で分泌された内因性インスリン分泌能を評価する。

血中Cペプチドの測定は，食事時間などの採血時の状態によって左右されるため，空腹時でのCペプチドで評価するのが望ましく，0.6 ng/mL 未満であればインスリン依存状態と考えられる。

また，Cペプチドは尿中に排出されるため，尿中Cペプチドの測定も内因性インスリン分泌能の評価に用いられる。尿中Cペプチドは24時間蓄尿を行ったうえで測定するが，変動が大きいため，何回か繰り返し測定するのがよいとされている。腎機能が正常の場合，尿中Cペプチドが20 μg/日以下であればインスリン依存状態と考えられる。

２グルカゴン試験　グルカゴンは膵β細胞からのインスリン分泌を刺激するため，その作用を利用して内因性インスリン分泌能の評価に用いられる。早朝空腹時にグルカゴン1 mgを静脈内注射し，注射前と注射後6分に採血して血糖値とCペプチドを測定する。注射前後のCペプチドの増加量が1.0 ng/mL 以下であれば，内因性インスリン分泌能が低下している病態と考えられる。

３HOMA-β　空腹時の血糖値とインスリン値によって求められる膵β細胞機能を評価する指標であり，40～60が基準値とされている。基準値より低い場合は，インスリン分泌能が低下していると考えられる。

$$\text{HOMA-}\beta = \frac{360 \times 空腹時インスリン値（\mu U/mL）}{空腹時血糖値（mg/dL）-63}$$

４インスリン分泌指数　75 g経口ブドウ糖負荷試験で測定された負荷後

30分のインスリン値の増加量を負荷後30分の血糖値の増加量で割った値であり，インスリン初期分泌能の指標となる。糖尿病のある人はインスリンの初期分泌が低下しており，インスリン分泌指数が0.4以下となることが多い。非糖尿病者で0.4以下であれば，将来的に糖尿病を発症する可能性が高いとされている。

インスリン分泌指数

$$= \frac{\text{インスリン増加量（負荷後30分インスリン値－空腹時インスリン値〔μU/mL〕）}}{\text{血糖増加量（負荷後30分血糖値－空腹時血糖値〔mg/dL〕）}}$$

5　インスリン抵抗性の評価に用いる検査

　インスリン抵抗性とは，血中のインスリン濃度に見合ったインスリン作用が得られない状態，すなわちインスリンのききがわるい状態のことをさす。肥満，とくに内臓脂肪型肥満を有する者では，インスリン抵抗性が大きい場合が多い。日常診療において，インスリン抵抗性の評価で最もよく用いられるのがHOMA-IRであり，そのほか，75g経口ブドウ糖負荷試験の際に測定した血糖値とインスリン値から算出されるMatsuda indexなどがある。

　① HOMA-IR　空腹時の血糖値とインスリン値から算出される簡便な指標であり，おもに肝臓におけるインスリン抵抗性を反映する。この値が1.6以下の場合は正常，2.5以上の場合はインスリン抵抗性があると考えられる。ただし，空腹時血糖値が140mg/dLをこえる場合やインスリン治療中の場合は，HOMA-IRで評価することは困難である。

$$\text{HOMA-IR} = \frac{\text{空腹時血糖値（mg/dL）×空腹時インスリン値（μU/mL）}}{405}$$

　② Matsuda index　75g経口ブドウ糖負荷試験の際に測定された，負荷前と負荷後30分ごとの血糖値とインスリン値から算出される指標であり，肝臓および骨格筋の両方のインスリン抵抗性を反映する。低値であるほどインスリン抵抗性は大きい。

$$\text{Matsuda index} = \frac{10000}{\sqrt{g_0 \times i_0 \times g_M \times i_M}}$$

g_0：負荷前血糖（mg/dL），i_0：負荷前インスリン（μU/mL）
g_M：糖負荷試験中の糖反応－時間曲線下面積（AUC）平均
i_M：糖負荷試験中のインスリン反応－時間曲線下面積（AUC）平均

　③ 高インスリン正常血糖クランプ　一定量のインスリンを末梢静脈より持続的に注入し高インスリン血症を保ちつつ，低血糖にならないようブドウ糖を末梢静脈より注入し，その注入量を調整して正常血糖値を保持する。ブドウ糖の注入量が一定に達した時点での1分間あたりのブドウ糖注入量（mg/kg/分）を指標とする。インスリン抵抗性が大きければ（インスリンのききがわるければ），正常血糖値を保持するためのブドウ糖の注入量が少な

くてすみ，ブドウ糖注入量は低値となる。インスリン抵抗性を評価する方法としては最も正確であるが，簡便ではないため，日常臨床では頻用されない。

6　糖尿病合併症の評価に用いる検査

　長年の高血糖によっておこる慢性合併症は，患者の生活の質および生命予後を悪化させる。糖尿病合併症は全身のあらゆる臓器におこりうるが，細小血管障害と大血管障害に大きく分類される（●133ページ）。そのほかの併存疾患として，足病変，骨病変，歯周病，認知症などがあげられる。

▌細小血管障害

　①糖尿病性神経障害　主として両足の感覚神経障害と自律神経障害の症状を呈する。しびれ，知覚低下などの自覚症状のほか，両側アキレス腱反射の低下・消失，音叉を用いた両側内踝（ないか）の振動覚低下があれば，糖尿病性神経障害の存在を考える。そのほか，神経伝導検査や心拍変動検査を行うと，より客観的に診断できる。

　②糖尿病網膜症　高度に進行すると，硝子体（しょうしたい）出血や網膜剝離（はくり）をおこして視力障害に陥る。進行するまで自覚症状はないため，糖尿病網膜症がない患者でも，定期的に糖尿病網膜症の有無や程度を判定するために1年に一度は眼科受診することが望まれる。診断は眼底検査により行われる。

　③糖尿病性腎症　腎臓の糸球体の血管に変化がおこり，糸球体構造の破壊，機能障害が生じ，進行すると腎不全となる。腎症の診断には，アルブミン尿とeGFRの測定が重要であり，尿タンパクが陰性の糖尿病患者においても，6か月〜1年に一度は定期的にアルブミン尿を測定し，30 mg/gCr以上の場合は，早期腎症を疑う。また，アルブミン尿が300 mg/gCr以上の場合は顕性腎症と考え，腎臓内科専門医を受診することが望まれる。

▌大血管障害

　大血管障害は動脈硬化を基盤とした病態であり，糖尿病のある者における冠動脈疾患や脳血管障害の発症頻度は，非糖尿病者の2〜3倍である。動脈硬化の有無やその程度を的確に把握することは困難であるが，日常臨床では，侵襲のない頸動脈エコー検査などが行われている。下肢の冷感，痛みなどが生じる末梢動脈疾患では，下腿-上腕血圧比 ankle-brachial index（ABI）の測定がスクリーニング検査として推奨されており，症状がなくてもABIが0.9以下であれば，末梢動脈疾患の存在を考える。

▌そのほかの併存疾患

　下肢切断にいたる糖尿病性足壊疽（えそ）を含む糖尿病性足病変は，糖尿病性神経障害や末梢動脈疾患が発症要因としてあげられるため，足の観察に加え，これらの検査を行うことが，糖尿病性足病変の発症・進展の予防に重要である。

　また，糖尿病のある人では，骨折リスクの増加がみとめられているが，原因として骨密度の低下よりもおもに骨質の低下によるものが考えられている。2型糖尿病を有する人では，非糖尿病者に比べ骨密度はむしろ高いと報告されている。さらに，糖尿病をもつ高齢者では認知症の発症頻度が高く，長谷川式簡易知能スケールなどで認知機能の評価を行い，画像検査で認知機能低

下の原因を調べることがある。

3 脂質異常症の診断・治療に関連した検査

脂質異常症とは血清脂質値が異常値を示す疾患で，**低比重リポタンパク質** low-density lipoprotein（**LDL**）**コレステロール**および**トリグリセリド**（**中性脂肪**）が高いほど，また**高比重リポタンパク質** high-density lipoprotein（**HDL**）**コレステロール**が低いほど，冠動脈疾患や脳梗塞といった動脈硬化性疾患の発症頻度が高い（● 163 ページ）。脂質異常症と診断された場合，冠動脈疾患の既往や糖尿病の有無などにより，とくに LDL コレステロールの治療目標値は異なってくる。

1 LDL コレステロール LDL コレステロールの上昇に伴い，冠動脈疾患や脳梗塞の発症，死亡の頻度が高くなる。そしてスタチン系薬剤を用いた LDL コレステロール低下療法は，このような動脈硬化性疾患の発症を抑制する。脂質異常症の診断にあたって，空腹時採血での総コレステロール，トリグリセリド，HDL コレステロールを測定し，下記の式にて LDL コレステロールを算出するが，最近では LDL コレステロール直接法で測定した値で評価することも可能である。

LDL コレステロール
＝総コレステロール－HDL コレステロール－トリグリセリド÷5

2 トリグリセリド 空腹時のトリグリセリドが 150 mg/dL 以上で冠動脈疾患の発症が増加する。糖質や，アルコールの過剰摂取がトリグリセリドを上昇させる。食事摂取による変動が大きく，空腹時と非空腹時で値が異なることが多いため，採血時に食事摂取の確認が重要である。

3 HDL コレステロール LDL コレステロールやトリグリセリドと異なり，HDL コレステロールが低値であれば，冠動脈疾患や脳梗塞の発症頻度が高くなる。女性は一般に男性にくらべ，HDL コレステロールは高値である。

4 Non-HDL コレステロール 上記の式により算出される LDL コレステロール値は，食後採血やトリグリセリドが 400 mg/dL 以上の場合用いることができない。その場合の評価として，総コレステロールから HDL コレステロールを引いた Non-HDL コレステロールによる評価が有用である。

Non-HDL コレステロール＝総コレステロール－HDL コレステロール

📝 work 復習と課題

❶ 内分泌疾患の検査法の種類を，測定対象と検査の原理も含めてまとめなさい。
❷ 内分泌疾患と適用される検査の組み合わせの実例を2つあげなさい。
❸ 各種画像検査の適用について，検査部位ごとに述べなさい。
❹ 糖尿病の診断・治療のための検査にはどのようなものがあるかまとめなさい。

第 **5** 章

疾患の理解

A 本章で学ぶ内分泌・代謝疾患

　ホルモンに異常が生じたり，糖質やタンパク質などの物質の代謝に異常が生じたりすると，恒常性の維持が破綻し，正常な身体機能が営めなくなる。前者の異常によるものを内分泌疾患，後者の異常に伴うものを代謝疾患とよび，どちらも全身に多様な症状を引きおこすものが多い。

1 内分泌疾患

　ホルモンの異常とは，ホルモンの量が生体内で過剰または不足している，もしくはホルモンによる作用が過剰または不十分なことをいう。そして異常をきたしているホルモンによって，特有の症状があらわれる。

　したがって，内分泌疾患を学ぶうえでは，①ホルモンの分泌や作用が過剰になっているのか，あるいは不足しているのか，②分泌や作用の異常を引きおこした原因はなにか，という観点から疾患をとらえるとわかりやすい（⊙図5-1）。

1 ホルモンの分泌の異常がおこるしくみ

　ホルモンの分泌異常は，各ホルモンを分泌する内分泌器官，あるいはその作用する臓器に，なんらかの異常が生じることでおこる。

　ホルモンの分泌は，上位の内分泌器官から下位の内分泌器官および作用臓器への作用と，下位から上位の内分泌器官への**フィードバック機構**によって調節されている（⊙18ページ）。分泌異常をきたしている内分泌器官を理解するためにはこの上位から下位，または作用する臓器へのホルモンの作用とフィードバック機構をもとに考えることが必要である。

　あるホルモンを分泌する内分泌器官が正常に機能していたとしても，その分泌にかかわる別のホルモンの分泌や臓器に異常が生じると，フィードバック機構によって，別のホルモンの分泌の促進や抑制が引きおこされる（⊙図5-2）。

　たとえば，副腎皮質ホルモンである糖質コルチコイドの分泌量は，その上位ホルモンである副腎皮質刺激ホルモンにより調節される。副腎に異常がなくとも，副腎皮質刺激ホルモンが過剰に産生されると，糖質コルチコイドが過剰に分泌され，それによりクッシング症候群が生じることがある（⊙121ページ）。

　一方，副腎に異常をきたすクッシング症候群では，糖質コルチコイドの過剰な分泌によって，下垂体へのフィードバック機構により上位の副腎皮質刺激ホルモンの産生は抑制される。

　上位と下位のホルモンまたは作用する臓器を合わせて理解することで，はじめて分泌異常をきたしている内分泌器官が理解できるようになる。

ホルモン分泌・作用の過剰		内分泌器官	ホルモン分泌の不足，作用が不充分	
分泌異常のおもな原因	疾患名		分泌異常のおもな原因	疾患名
機能性腫瘍など	プロラクチノーマ	視床下部・下垂体前葉	自己免疫性，腫瘍による局所の圧迫など	下垂体機能低下症
	先端巨大症		先天的障害，特発性など	成長ホルモン分泌不全性低身長
	クッシング病		小児期の成長障害，頭蓋内器質性疾患など	成人成長ホルモン分泌不全症
中枢神経疾患，肺疾患，異所性 ADH 産生腫瘍，薬剤など	ADH 不適切分泌症候群（SIADH）	視床下部・下垂体後葉	中枢性，腎性でも変わるが多岐にわたる	尿崩症
自己免疫による甲状腺の刺激	バセドウ病	甲状腺	自己免疫による甲状腺機能の低下など	慢性甲状腺炎（橋本病）
ウイルス感染，自己免疫による甲状腺濾胞細胞破壊にともなう血中ホルモン濃度の上昇など	破壊性甲状腺炎			
機能性腫瘍など	原発性副甲状腺機能亢進症	副甲状腺	特発性（原因不明），遺伝子異常，自己免疫性など	副甲状腺機能低下症
慢性腎不全などによる低カルシウム血症	続発性副甲状腺機能亢進症			
機能性腫瘍，副腎過形成など	原発性アルドステロン症	副腎　副腎皮質　副腎髄質　腎臓	下垂体からの ACTH 分泌不全．結核，自己免疫性など	副腎皮質機能低下症
機能性腫瘍（ACTH 産生腫瘍または副腎皮質ホルモン産生腫瘍），副腎皮質過形成など	クッシング症候群			
中枢神経系障害による GnRH 分泌過剰，機能性腫瘍など	男性性腺機能亢進症	性腺	染色体異常，上位ホルモンの分泌異常など	男性性腺機能低下症 女性性腺機能低下症
中枢神経系障害による GnRH 分泌過剰，機能性腫瘍など	女性性腺機能亢進症			
機能性腫瘍	インスリノーマ ガストリノーマ グルカゴノーマ	消化管・膵臓		

◎図 5-1　ホルモンの異常とおもな原因

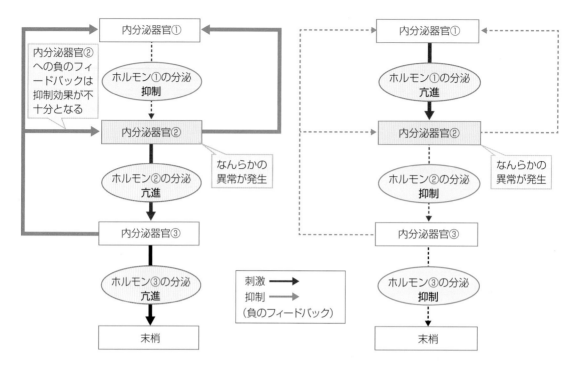

a. ホルモンの分泌が亢進する異常

ホルモン②の分泌亢進により負のフィードバックが強くはたらくため，ホルモン②の上位ホルモンにあたる①の分泌は抑制される。
内分泌器官③からの負のフィードバックの効果は②にも作用するが，ホルモン②の分泌亢進のため抑制効果は不充分である。

b. ホルモンの分泌が抑制される異常

内分泌器官②の異常によりホルモン②の分泌が常に抑制されている場合，内分泌器官②③からの負のフィードバックの効果が抑制される。
この場合，ホルモン①の分泌のみが亢進される。

▶**図 5-2　ホルモンの分泌異常とフィードバック機構**
a・bともに，フィードバック機構を形成する内分泌器官を上位から①，②，③とし，内分泌器官②に異常がおきた場合の上位・下位ホルモンへの影響を示している。

2 ホルモンの分泌異常の原因

　ホルモンの分泌異常をきたす原因は，内分泌器官の炎症や先天的な遺伝子異常など，非常に多岐にわたる。そのうちの1つとして，**腫瘍性の異常**がよく知られている。内分泌器官に腫瘍が生じ，腫瘍自体がホルモン産生・分泌機能をもつ**機能性腫瘍**であると，それによってホルモンの分泌が過剰になる。また，腫瘍によって器官が物理的に圧迫されることで，ホルモンの分泌が低下することもある。

　そのほか，外部から侵入した病原微生物などから身体をまもるためのしくみである免疫が自己の細胞に対してはたらいてしまう，**自己免疫**によって生じる内分泌疾患もある。**1型糖尿病**（▶133ページ）や**橋本病**（▶99ページ）は，自己免疫によって内分泌細胞が破壊され，ホルモンの分泌が不足することで生じる代表的な疾患である。一方で，自己免疫によってホルモンの分泌が過剰になる場合もあり，代表的な疾患として**バセドウ病**があげられる（▶103ページ）。

　本章では，内分泌疾患を主要な内分泌器官ごとに分類したうえで，検査から診断・治療までを述べている。それぞれの疾患を理解するうえでは，上記のようなホルモンの異常の実態やその原因と関連付けて学習することが重要である。

2 代謝疾患

　代謝とは，生体内において，物質を分解してエネルギーを獲得したり，エネルギーを消費することで生体に必要なものを合成したりする化学反応である（◯ 41 ページ）。なんらかの原因によって代謝が正常に行われなくなると，物質の合成量に異常が生じたり，異常な物質が蓄積したりする。

　代謝疾患とは，こうした代謝の異常により生体の恒常性が維持されなくなり，さまざまな症状を引きおこす疾患の総称である。

　代謝疾患の学習においては，まずはどの物質の代謝異常と関連した疾患なのかを理解したうえで，それが人体のどこに，どのような影響を及ぼすのか，という流れをおさえることが重要である。

　本章では糖質や脂質といった栄養素に関連するものを中心に 4 つの疾患を取り上げている。

1 糖質の代謝に関連する疾患

　糖質の代謝異常に関連する疾患としては，インスリンの作用不足・分泌低下により慢性的に血糖が上昇する**糖尿病**（◯ 132 ページ）が代表的なものである。

　高血糖状態が続くと血管の機能が障害され，神経や眼，腎臓などに特有の合併症をきたす。また，全身にさまざまな疾患リスクが発生する。

2 脂質の代謝に関連する疾患および病態

　脂質の代謝異常に関する疾患としては，血液中のコレステロールや中性脂肪の濃度が異常を示す**脂質異常症**（◯ 163 ページ）のほか，さまざまな健康障害のリスクを伴う**肥満症**（◯ 176 ページ）や，内臓脂肪型肥満を基礎として耐糖能障害や脂質異常症，高血圧症などを伴う病態である**メタボリックシンドローム**（◯ 181 ページ）などがある。

3 尿酸の代謝に関連する疾患

　核酸（DNA，RNA）を形成するプリン体の最終代謝産物である尿酸の代謝に異常が生じ，血液中の尿酸が過剰になった状態を**高尿酸血症**という（◯ 182 ページ）。痛風はこの高尿酸血症により急性の関節炎をきたす疾患である。

B 内分泌疾患

1 視床下部-下垂体前葉系疾患

● **疾患の概要** 視床下部は食欲や睡眠，体温，飲水量などさまざまな生理作用の調節と深く関係している。ときに視床下部由来の腫瘍によって体温調節不良や満腹感の欠如といった生理機能障害をきたし，体温上昇や過食・肥満などの症状が出ることがある。実際に遭遇する疾患は下垂体前葉から発生する腫瘍性疾患❶が多い。腫瘍から産生されるホルモンによる症状が特徴的な場合には，診断の契機になる。おもな視床下部-下垂体前葉系疾患の特徴を○表5-1に示す。

通常，視床下部-下垂体前葉系疾患では，①腫瘍の産生するホルモンによる全身症状と②腫瘍の局所圧迫による神経障害❷・下垂体機能低下の2つの観点で病態を考えることが必要となる。

NOTE

❶下垂体前葉から発生する大半の腫瘍性疾患は，これまで長年「下垂体腫瘍」や「下垂体腺腫」と称されてきた。しかし，下垂体「腺腫」は，大腸ポリープなどで称される大腸「腺腫」などとは発生学的に異なり，神経内分泌細胞である。そのため，わが国の内分泌関連学会が中心となって，消化管NET(○126ページ)と同様に今後は「下垂体神経内分泌腫瘍；下垂体NET(pituitary neuroendocrine tumor：Pit-NET)」と称されることとなった。

❷多くは視交叉の圧迫による視野障害である(詳細は○図5-6を参照)。

○**表5-1 視床下部-下垂体前葉系疾患の特徴**

分類	疾患	特徴(症状・成因)
下垂体腫瘍		おもな症状
	機能性下垂体腫瘍	
	・プロラクチン産生腫瘍	無月経，乳汁分泌
	・成長ホルモン産生腫瘍	成長期は巨人症 成人後は先端巨大症
	・ACTH産生腫瘍	クッシング徴候
	非機能性下垂体腫瘍	視野障害，下垂体機能障害
下垂体機能障害		おもな成因
	・下垂体腫瘍による下垂体機能障害	視床下部-下垂体周囲の腫瘍による正常下垂体の圧迫
	・リンパ球性下垂体炎	自己免疫機序
	・ACTH単独欠損症	自己免疫機序が多い
	・免疫チェックポイント阻害薬による下垂体機能障害	悪性腫瘍の免疫療法
	・シーハン症候群	分娩時の大量出血
トルコ鞍嚢胞性病変		おもな成因
	・頭蓋咽頭腫	下垂体茎から視床下部に発生する腫瘍
	・ラトケ嚢胞	胎生期のラトケ嚢の遺残
	・empty sella症候群	トルコ鞍内の空洞化

1 プロラクチン産生腫瘍（プロラクチノーマ）

下垂体前葉のプロラクチン産生細胞由来の機能性腫瘍であり，機能性腫瘍のなかで最も発生頻度が高い。男性よりも女性に多く，その一因として，男性では腫瘍が大きくなるまで症状に乏しい一方で，女性では腫瘍が小さい時期に乳汁分泌や続発性無月経をきたし，婦人科での精査中の発見が多いことが考えられる。プロラクチンを単独で産生する腫瘍の場合と，成長ホルモンを同時に産生する腫瘍である場合がある。

● **症状とその病態生理**　ホルモンによる全身症状として，**乳汁分泌**と**月経異常**をきたす。乳汁分泌はプロラクチンの生理作用である。月経異常はプロラクチンが視床下部のゴナドトロピン放出ホルモンを抑制することで生じ，無月経や不妊の原因となる。男性でも性欲低下や倦怠感を訴えることがある。腫瘍による圧迫症状は，女性では腫瘍が小さいうちに発見されるため少ないが，高齢女性や男性では高プロラクチン血症❶による症状が乏しいため，腫瘍が増大し，視野異常や下垂体機能低下といった症状がきっかけで発見されることがある。

● **診断**　乳汁分泌は，実際に乳頭の圧迫によりはじめて確認できることがある。血液検査で高プロラクチン血症を確認し，画像診断として視床下部-下垂体の造影 MRI を行う。一般的に腫瘍の大きさと血中プロラクチン値は比例し，血中プロラクチン値が 200～400 ng/mL 以上で腫瘍サイズが大きい場合，ほぼプロラクチン産生腫瘍と診断できるが，血中プロラクチン値が 200 ng/mL 未満の場合，他疾患との鑑別診断が必要となる。可能性の高い順に，薬剤性の高プロラクチン血症❷，甲状腺機能低下症による高プロラクチン血症，ほかの下垂体腫瘍が下垂体茎を圧迫して生じる機能性高プロラクチン血症などがあげられる。なお，妊娠でもプロラクチン高値となるため，画像検査の前に妊娠の可能性を必ず確認することが重要である。

● **治療**　プロラクチン産生腫瘍では，ほかの機能性下垂体腫瘍と異なり，治療の第一選択は薬物療法である。薬物療法で血中プロラクチン値を低下させることができ，さらに視野異常をきたすほどの比較的大きな腫瘍でも腫瘍縮小による症状の改善が期待できる（●図 5-3）。

一方，微小な腫瘍の場合，治療目的は血中プロラクチン値を低下させ生殖機能を改善させることである。高プロラクチン血症が軽度で月経周期に異常のない症例や閉経後の症例は，薬物療法をせず経過をみることが多い。

[1] **薬物療法**　これまではブロモクリプチンメシル酸塩（パーロデル®）が用いられてきたが，毎日内服が必要で，吐きけ・嘔吐，めまいといった副作用のため服用が困難であった。現在は週 1～2 回の内服で副作用が少なく，臨床効果も高いカベルゴリン（カバサール®）が一般に用いられている。

[2] **外科的療法**　カベルゴリンによる薬物療法が主体となってからほとんど行われなくなった。ただし薬物療法が無効な症例や副作用のため内服がむずかしい一部の症例で行われることがある。手術は**経蝶形骨洞下垂体腫瘍摘出術（ハーディ Hardy 法）**を行う（●図 5-4）。

□ NOTE
❶妊娠中や授乳中ではないにもかかわらず血中プロラクチン値が高い状態。

□ NOTE
❷薬剤性の高プロラクチン血症の原因は，向精神薬や一般的な制吐剤が多い。

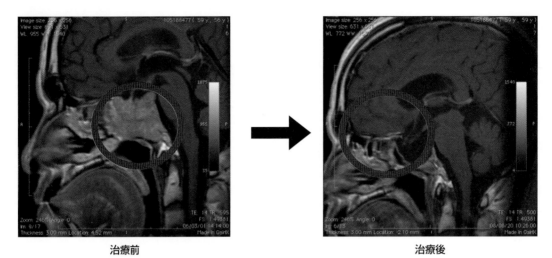

治療前　　　　　　　　　　　　　　　　　　治療後

◎図 5-3　プロラクチン産生腫瘍に対する薬物療法の腫瘍縮小効果
カベルゴリン 0.25 mg/週 1 回の投与により，比較的大きな腫瘍はほぼ消失した。

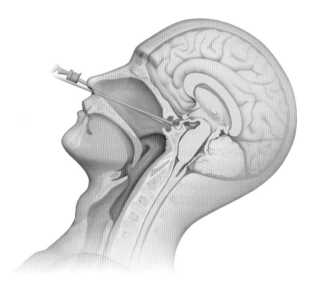

◎図 5-4　経蝶形骨洞下垂体腫瘍摘出術（ハーディ法）
経蝶形骨洞下垂体腫瘍摘出術は，解剖学的特徴（第 2 章参照）を利用し，下垂体を鼻腔から副鼻腔（蝶形骨洞）を経由して手術する方法である。利点は，大脳を介しての手術ではないため大脳の機能障害をきたすリスクが少ないことである。欠点としては，上方（視神経交叉）や側方（海綿静脈洞）に進展した腫瘍を全摘するのが困難なこと，腫瘍片を少量ずつかき出す手術なので，手術成績が術者の技術と経験に依存していることである。

2　成長ホルモン産生腫瘍（巨人症・先端巨大症）

　下垂体前葉の成長ホルモン産生細胞由来の機能性腫瘍である。下垂体腫瘍の約 20% を占め，顔貌や手足の肥大など特徴的な身体症状を呈するが，症状出現から診断までは 4〜10 年程度経過していることが多い。

● **症状とその病態生理**　成長ホルモン過剰により，全身に症状をきたす。成長ホルモンは IGF-1（ソマトメジン C）を介して骨の成長にかかわっており，小児期には骨を長軸方向へ成長させる（◎ 29 ページ）。骨端軟骨板は，性ホルモンの作用により第二次性徴の時期に線状の骨端線となって消失する（**骨端線閉鎖**）。この骨端線閉鎖前に腫瘍による成長ホルモンの分泌が過剰となれ

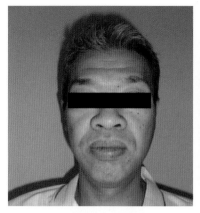

a. 先端巨大症様顔貌

眉弓部・下顎の突出，鼻や口唇が肥大した特徴的な顔貌。

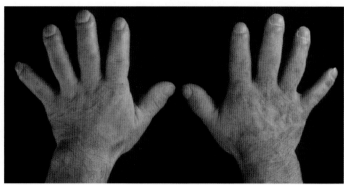

b. 手の肥大

手指も太くなり若い頃の指輪が入らなくなる。

○**図 5-5　先端巨大症の外観**

ば，高身長を呈する**巨人症**となる。

　一方，多くの成長ホルモン産生腫瘍は骨端線閉鎖後に発生し，その場合は長軸方向への成長はおこらず，おもに骨端部の肥大をきたす**先端巨大症**となる。また，軟部組織の増大も進むため，頭部では眉弓や下顎の突出，鼻・口唇・舌の肥大を呈し特徴的な顔貌をきたす（○図5-5-a）。四肢では手足が肥大し，指輪が入らなくなることや，靴がきつくなることがある（○図5-5-b）。声帯の肥大のため声も低音化し，いびきや睡眠時無呼吸症候群を呈することもしばしばある。ただし，経過が緩徐のために本人や周囲の家族は気づきづらく，久しぶりに会った友人や，偶然診察した医師に指摘されることもある。また，発汗過多や関節障害を合併する。成長ホルモン過剰による代謝異常として，インスリン抵抗性による耐糖能障害やナトリウム貯留作用による難治性高血圧も伴い，心肥大によって心不全をきたすこともある。大きな腫瘍を呈することも多く，圧迫症状として頭痛や**視野障害**（○図5-6）をきたすことがあり，種々の程度の下垂体機能低下を呈する。

●**診断**　特徴的な身体所見と，血液検査による成長ホルモン，IGF-1 の高値を確認し，ホルモン機能検査や画像検査により診断を確定する。

　1 血液検査　成長ホルモンと IGF-1 の高値を確認する。ただし成長ホルモンは脈動的に分泌するため❶，健常者でも高値をきたすことがあるため解釈には注意が必要である。一方，IGF-1 は成長ホルモンによりおもに肝臓で産生され，血中濃度は安定しているが，年齢と性別によって基準値が異なる。また，血糖高値の糖尿病や肝機能障害を伴う際には値が低下するため，こちらも注意が必要である。

　2 ホルモン機能検査　機能検査では，経口ブドウ糖負荷試験で成長ホルモン分泌が抑制されないことが特徴的である（正常では分泌抑制）。また，参考としてブロモクリプチン試験で成長ホルモン分泌が抑制されることを確認することがある（正常では分泌刺激）（○ 64 ページ，表4-1）。

NOTE

❶**脈動的分泌**

　心臓の拍動のように間欠的に分泌と休止が繰り返されるホルモンの分泌形式である。測定のタイミングによっては短期間にホルモン値が大きく変化する。

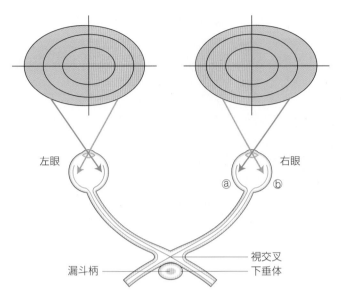

左眼　右眼

ⓐ　ⓑ

漏斗柄　視交叉

下垂体

○図 5-6　下垂体腫瘍の圧迫による両耳側半盲
図中ⓐの右眼の鼻側の網膜からの視神経は，視交叉を横切ってから左の視神経束の内側を通り大脳に入る。一方ⓑの右眼の耳側の網膜からの視神経は視交叉を横切らずに右の視神経束の外側を通り大脳に入る。下垂体腫瘍の上方進展により視神経交叉を圧迫し，右眼の右半分（右耳側），左眼の左半分（左耳側）の網膜画像を大脳が認識できず，両耳側半盲（図の青色の部分が見えない状態）となる。この症状が徐々に進行すると自覚できないことがあり，横から来る車や人に気づかず，交通事故や接触事故をおこしてから両耳側半盲に気づくことがある。

　　3 **画像検査**　下垂体の画像診断としては，造影 MRI により上方の視神経交叉，両外側の海綿静脈洞や内頸動脈といったトルコ鞍の周囲との関連を評価し，脳外科的治療のための情報を得ることが重要である（○図 5-7）。

　骨端部の骨の増殖は手足の X 線写真により末節骨の**カリフラワー様変化**が見られる（○図 5-8-a）。軟部組織の肥大は，足の側面の X 線写真により足底軟部組織の厚さを確認する（○図 5-8-b）。22 mm 以上が異常である。

● **治療**　成長ホルモン過剰分泌による全身症状を改善することが治療の目的である。第一選択は手術であり，治癒にいたらなかった場合は，薬物療法と放射線療法を行う。ときに術前薬物治療を行うこともある。

　　1 **外科的療法**　経蝶形骨洞下垂体腫瘍摘出術（○ 84 ページ，図 5-4）で行うのが一般的であり，近年は内視鏡手術で行われるようになった。開頭手術は，経蝶形骨洞下垂体腫瘍摘出術で対応できないような，上方への進展や線維化が強い腫瘍の場合に行う。腫瘍は大きく周囲へ進展することがあり，海綿静脈洞に側方進展している場合は治癒切除が困難となる場合が多い。また，正常下垂体前葉細胞が手術侵襲によって下垂体機能障害をきたす可能性があり，術後適切なホルモン補充が必要となることがある。

　手術後に自覚症状が改善し，数か月後の血液検査で血中 IGF-1 値が患者の年齢・性別における基準値内となり，経口ブドウ糖負荷試験で成長ホルモン分泌が 0.4 ng/mL 未満に抑制されれば寛解と判断される。

　　2 **薬物療法**　術後寛解にいたらなかった場合，薬物療法が行われる。薬

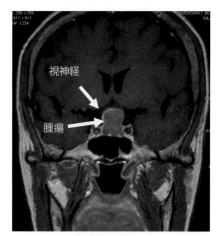

a. 矢状断　　　　　　　　　　　　　　　b. 冠状断

◉図 5-7　先端巨大症の MRI 所見
下垂体腫瘍が上方進展し視神経に接していることがわかる。

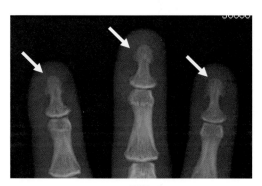
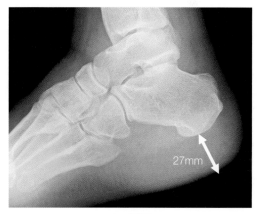

a. 手指　　　　　　　　　　　　　　　　b. 踵部
末節骨末端にカリフラワー様変化がみられる。　　踵部の厚さが正常(21 mm 以下)より増大している。

◉図 5-8　先端巨大症の X 線所見

物療法の第一選択は，成長ホルモンの低下とともに腫瘍縮小効果もあるソマトスタチンアナログ徐放性製剤である。ソマトスタチンアナログ徐放性製剤の投与は，ときに手術困難例には第一選択として，また，術前投与として行われることもある。オクトレオチド酢酸塩(サンドスタチン® LAR®)とランレオチド酢酸塩(ソマチュリン®)がおもに月 1 回投与で用いられているが，より効果を高めたパシレオチドパモ酸塩(シグニフォー® LAR®)も近年難治例には用いられる。ただし耐糖能障害を合併しやすいことに注意が必要である。そのほか，カベルゴリン(カバサール®)も使用されているが，これらの薬剤は，オクトレオチド試験ならびにブロモクリプチン試験によって，治療開始前に有効性の判断を検討することが重要である。また，成長ホルモンの末梢での作用を阻害する注射薬のペグビソマント(ソマバート®)も単独またはほかの薬剤との併用で使用される。

③ **放射線療法** 近年，ガンマナイフやサイバーナイフのような**定位放射線照射❶**が行われ，従来の分割照射❷に比べて良好な成績が報告されている。

● **患者指導** 薬物療法として注射薬ペグビソマントを用いる場合は自己注射指導を行う。

先端巨大症の難治例では，成長ホルモンの全身作用による発汗過多が続きQOL が低下する。逆に，成長ホルモン値が低下し，むしろ成長ホルモン分泌低下症をきたすことも QOL の低下につながることがあり，とくに女性では顕著な脱毛に悩むことがある。また，成長ホルモンが正常化しても，関節症や顔貌の変化は継続するため継続的な支援を行う必要がある（先端巨大症患者の看護については，● 199 ページ）。

3 ACTH 産生腫瘍（クッシング病）

下垂体前葉の副腎皮質刺激ホルモン（ACTH）産生細胞由来の機能性前葉腫瘍である。副腎からコルチゾルが過剰分泌され，特徴的な全身症状をきたす場合を**クッシング症候群**（● 121 ページ）と総称するが，ACTH の過剰産生によるクッシング症候群を，**ACTH 依存性クッシング症候群**または**クッシング病**という（●図 5-9）。ACTH 産生腫瘍は一般的に小さく，下垂体腫瘍の約 10％を占める。

● **症状と病態生理** 糖質コルチコイド（コルチゾル）はさまざまな代謝を調節しており，分泌が過剰になると，全身に特徴的な症状をきたす。多くがクッシング症候群に共通したものである（●表 5-2）。各症状はクッシング病以外でも見られることがあり，疑わないと見逃しやすく，注意を要する。部位別に徴候を分けると理解しやすい。

①**皮膚所見** 糖質コルチコイドは皮下組織の萎縮をきたし，血管が脆弱になるため，易出血となり皮下溢血斑も多くなる。四肢では皮膚が菲薄化し，静脈血管が目だつ（●図 5-10-a）。腹部では脆弱な皮膚の伸展で皮膚が裂け，静脈血管が幅の広い赤褐色の線条を呈する（**赤褐色皮膚線条**：●図 5-10-b）❸。また，痤瘡（にきび）や色素沈着，多毛も見られる。

②**中心性肥満** 糖質コルチコイドは脂肪への中性脂肪の蓄積を促進し，とくに内臓脂肪や体幹の脂肪組織へ強く影響する。一方で四肢の筋肉が萎縮し特徴的な体型を呈する（●図 5-10-c）。顔面では頬部に蓄積し顔が丸くなる**満月様顔貌** moon face（●図 5-10-d）をみとめる。頸背部への脂肪沈着は**水牛様脂肪沈着** buffalo hump と称されている（●図 5-10-e）。

③**糖代謝異常（糖尿病）** 糖質コルチコイドは糖新生を亢進させ，またインスリン抵抗性をきたし，さらにインスリン分泌を直接抑制する。そのため，高率に耐糖能障害（糖尿病）をきたす。

④**高血圧** 糖質コルチコイド過剰は，腎臓の鉱質コルチコイド受容体活性化を通じて低カリウム血症および高血圧をきたし，そのほかにもさまざまな機序を介して高血圧をきたすと考えられている。また，静脈血栓症や心疾患の合併も糖質コルチコイドの直接的・間接的作用により増加する。

⑤**骨代謝異常** 尿細管でのカルシウム再吸収の抑制，腸管からのカルシ

NOTE

❶放射線を多方向から腫瘍に焦点を合わせて照射することで腫瘍部分に効果が集中し，周囲の正常部分のダメージを抑えられる。

❷正常細胞が腫瘍細胞よりも放射線による損傷から回復しやすいことを利用した照射方法である。1回の照射量を減らし，複数回にわたって照射することで，腫瘍細胞を効率的に死滅できる。しかし正常細胞へ影響があるため下垂体機能障害をきたしやすい。

NOTE

❸白色の皮膚線条は妊娠時や急に進行した肥満でみられる。

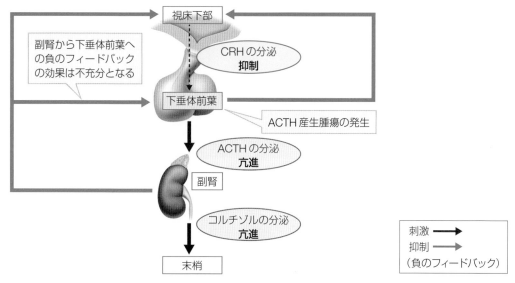

● 図 5-9　**ホルモンの分泌異常とフィードバック機構（ACTH 産生腫瘍によるクッシング病の場合）**
下垂体前葉に ACTH 産生腫瘍が発生すると，ACTH の分泌が亢進されることでコルチゾルの分泌が過剰になり，
クッシング症候群をきたす。
副腎からの負のフィードバックが強くはたらくため，ACTH の上位ホルモンにあたる CRH の分泌は抑制され
ていく。

● 表 5-2　**クッシング病の症候**

特徴的症候
・満月様顔貌
・中心性肥満または水牛様脂肪沈着
・皮膚の進展性赤褐色皮膚線条（幅 1 cm 以上）
・皮膚の菲薄化および皮下溢血斑
・近位筋萎縮による筋力低下
・小児における肥満を伴った成長遅延

非特異的症候
高血圧，月経異常，痤瘡(にきび)，多毛，浮腫，耐糖能異常，骨粗鬆症，色素沈着，精神異常など

（厚生労働科学研究費補助金難治性疾患等政策研究事業「間脳下垂体機能障害に関する調査研究」
班：間脳下垂体機能障害の診断と治療の手引き（平成 30 年度改訂）．日本内分泌学会雑誌 95(Sup-
pl.)：8，2019 をもとに作成）

ウム吸収抑制，骨形成の減少，骨吸収の増加などから易骨折状態となり，若
年者でも多発椎体骨折など病的骨折をきたすことがある。

　⑥**その他**　女性では月経異常が多い。これは高コルチゾル血症による視
床下部からの GnRH の分泌抑制が原因とされている。高コルチゾル血症に
よる精神障害（抑うつ状態）や易感染性（細胞性免疫の低下）が臨床的に重大な
問題になることもしばしばある。

● **診断**　クッシング症候群の諸症状は，合成ステロイドを使用中にみられ
ることがある。このためクッシング病を疑った場合，病歴や服薬歴に注意し，
まず**医原性クッシング症候群**を除外することが重要である。そのうえで，血

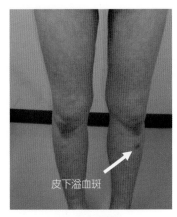

皮下溢血斑

a. 皮膚菲薄化

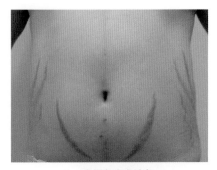

b. 赤褐色皮膚線条

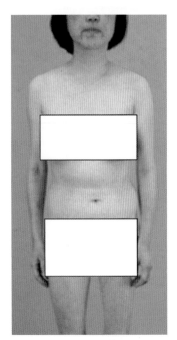

c. 中心性肥満

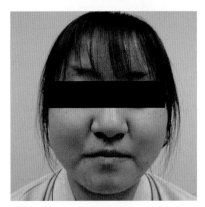

d. 満月様顔貌

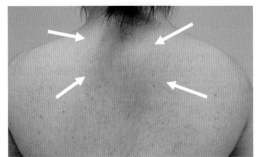

e. 水牛様脂肪沈着

クッシング症候群に共通してみられるものが多い。
a. 皮膚が菲薄化し静脈血管が目だち皮下溢血斑もみられる。
b. 腹部を中心とした赤紫色の皮膚線条。
c. 手足は細く体幹のみ脂肪がつく。
d. 顔全体が丸い。
e. 頸背部に盛り上がるように脂肪がつく。

◉図5-10　ACTH産生腫瘍の特徴的所見

中ホルモン値を測定する。

　①クッシング症候群の診断　血中ACTHとコルチゾル値の同時測定を行うが，測定の際，日内変動があることに注意する（◉27ページ）。ストレスが加わった状態では両者が上昇するため，精神的不安定や痛み，発熱などがある状態での検査結果は偽陽性になることがある。そのため，採血は30分安

静にしてから実施し，採血した時間帯も明記する。また，軽症のクッシング症候群では，早朝の値は基準範囲であることもしばしばある。続いて，蓄尿を行って尿中遊離コルチゾルを測定し，1日のコルチゾルの総分泌量を評価し持続的増加であることを確認する。

　なお，ACTHとコルチゾルが基準範囲内のクッシング症候群はまれではなく，スクリーニング検査として，少量デキサメタゾン（0.5～1.0 mg）試験（◐ 64ページ，表4-1）を行うことが重要である。また，ACTHとコルチゾルが低下する深夜23時ごろの安静時の採血でコルチゾル値が低下しない（**日内変動の消失**）ことを確認する。これらの検査をもとに総合的にクッシング症候群が診断される。

　②**鑑別診断**　クッシング症候群の診断の次に，ACTH依存性（クッシング病・異所性ACTH症候群）か，ACTH非依存性（副腎性クッシング症候群）かの鑑別を行う。ACTH依存性クッシング症候群ではACTHは正常～上昇を示し，ACTH非依存性の場合には，負のフィードバック機構によりACTHは正常～低下を示す。ACTHが著明に上昇している場合，肺がんなどでACTHを産生する異所性ACTH症候群であることがある。

　クッシング病の確定診断では，画像診断として造影MRIを行い腫瘍の存在を確認するが，しばしば腫瘍が小さく，発見が困難な場合がある。その場合は造影剤を静脈内注射しながら連続して撮影するダイナミックMRIが有用となることもある。また，診断のための検査として大量（デキサメタゾン8 mg）抑制試験（コルチゾルが抑制される）や副腎皮質刺激ホルモン放出ホルモン（CRH）試験（ACTHが反応する）が行われている。異所性ACTH症候群との鑑別がむずかしい場合は，血管カテーテルを用いて下垂体からの血液が流出する海綿静脈洞または下錐体静脈洞から血液を採取するサンプリング検査を行うこともある。

● **治療**　コルチゾル過剰分泌による全身症状を改善することが治療の目的である。第一選択は経蝶形骨洞下垂体腫瘍摘出術（◐ 84ページ，図5-4）である。術後完全寛解の場合は，視床下部-下垂体-副腎系の回復に長期間かかるため，1年程度のステロイド補充療法が必要になることがある。手術困難例や，治癒にいたらなかった場合は，薬物療法と放射線療法を行う。薬物療法としては，下垂体にはたらきACTHの産生を抑えるものと，副腎にはたらきコルチゾルの産生を抑制するものがある。前者としてカベルゴリン（カバサール®）が使用されていたが，最近パシレオチドパモ酸塩（シグニフォー® LAR®）が使用され有効性も向上している。後者の副腎へ作用する薬物では，コルチゾル合成酵素を阻害するミトタン（オペプリム®）が使われていたが，副作用が強く最近はほとんど使用されなくなった。そのかわりに近年は，メチラポン（メトピロン®）や，1日2回投与が可能なオシロドロスタットリン酸塩（イスツリサ®）が使用されるようになり，選択肢が増えてきている。放射線療法としては，そのほかの下垂体腫瘍と同様に定位放射線治療が行われる。

● **患者指導**　術後完全寛解となった患者では，副腎機能の改善まではステ

ロイド補充療法を継続する必要があり，自己中断によって**副腎クリーゼ**（◐ 131ページ）を発症すると生命の危険にいたることがある。さらにステロイド補充中に外傷や手術，高熱を伴う疾患がある場合，一時的に補充量を増量調整する必要があることを患者に説明する。また，高コルチゾル血症が正常化しても，多発骨折による疼痛や記憶力などの一部の精神神経症状については改善が乏しいことがあり，継続的な支援を行う必要がある（クッシング症候群患者の看護については，◐ 231ページ）。

4　非機能性下垂体腫瘍，下垂体偶発腫

　非機能性下垂体腫瘍は，明らかなホルモン産生能のない下垂体腫瘍という意味であり，下垂体腫瘍の約40〜50％を占める。しかし実際には，ゴナドトロピン産生細胞を由来とした腫瘍で，生物学的に活性の低いホルモン（ホルモンの断片など）を産生し，臨床的症状を欠くため「非機能性」とされている。元来，腫瘍の増大による局所の神経症状や下垂体機能低下による症状をきたしてから発見されることが多かったが，近年は脳ドックなど頭部CTやMRI検査の機会の増加によって自覚症状なく偶然発見されることも多く**下垂体偶発腫**と呼ばれている。

●**症状とその病態生理**　非機能性であり，症状の中心は頭痛や視野異常（◐ 86ページ，図5-6）などの腫瘍の局所圧迫による神経障害・下垂体機能低下によるものが主体である。ときに突然の頭痛の原因として，巨大な下垂体巨大前葉腫瘍内の出血（**下垂体卒中**）が原因のことがあり，視野異常や複視などの神経障害が急激に進行することがある。一方，下垂体偶発腫では，自覚的には無症状であっても，詳細な診察で，視野障害や軽度の下垂体機能低下をみとめることもしばしばある。

●**診断**　下垂体ホルモン低下が疑われる場合は機能検査を行うが，腫瘍が大きい場合は機能検査による下垂体卒中を誘発することがあるため注意を要する。下垂体偶発腫が機能性下垂体腫瘍である場合はプロラクチノーマの割合が多い。ただし，腫瘍が大きくプロラクチン値が200 ng/mL未満の場合は，下垂体茎を圧迫して生じる機能性高プロラクチン血症のこともある❶。画像診断として，MRIにより腫瘍の周囲への進展について評価する。また，眼科で視野障害や視力障害についての評価を行う。

●**治療**　下垂体偶発腫でなにも症状がなく，直径1cm未満の場合には経過観察でもよいが，1cmをこえる腫瘍は，将来的に増大の傾向があり定期的に画像検査を行い経過観察する。経時的に下垂体機能が低下する場合や，増大傾向で視交叉まで進展する可能性がある場合は，経蝶形骨洞下垂体腫瘍摘出術を行う。残存腫瘍に対しては定位放射線治療も行われることがある。下垂体機能低下症に対しては，適切なホルモン補充を行う。

5　下垂体機能低下症

　下垂体前葉ホルモンの分泌障害であり，原因として，視床下部−下垂体部の腫瘍や炎症などによる正常下垂体の圧迫，および同部位の手術や放射線治

☐ NOTE
❶下垂体茎の圧迫により視床下部から分泌されるPRL抑制因子の作用が低下し，下垂体からプロラクチン分泌が亢進する（◐ 83ページ）。

◎表 5-3　下垂体機能低下症のホルモン系統と症状・検査・治療

系統	症状	刺激試験	治療
GH-IGF-1 系	低身長(小児期)，低血糖，倦怠感，脂質異常，中心性肥満	GHRP-2 試験	低身長症：GH を骨端線閉鎖前に投与 成人：重症では GH を投与
ゴナドトロピン-性ホルモン系	無月経，性欲低下，性器萎縮，腋毛・恥毛脱落	LH-RH 試験	男性：テストステロンの持効性製剤 女性：エストロゲンとプロゲステロンの周期的 投与(カウフマン療法)
TSH-甲状腺ホルモン系	全身倦怠感，寒がり，便秘，皮膚乾燥，脱毛	TRH 試験	レボチロキシンナトリウム水和物 100～150 μg/日
ACTH-コルチゾル系	全身倦怠感，食欲不振，低血圧，低血糖	CRH 試験	ヒドロコルチゾン 10～20 mg/日
プロラクチン系	産後の乳汁分泌低下	TRH 試験	補充療法は行われない

GH-IGF-1 系≒ゴナドトロピン-性ホルモン系＞TSH-甲状腺ホルモン系＞ACTH-コルチゾル系＞プロラクチン系の順に障害されやすい(下垂体の圧迫および手術・放射線の影響による下垂体機能低下症の場合)。

療の影響がおもなものである。以前は，女性では分娩時の大量出血が原因でおこる**シーハン症候群**が多かったが，最近は周産期管理の改善により減少している。一方で，がんに対する免疫療法(免疫チェックポイント阻害薬)による免疫関連副作用としての下垂体機能低下症が，治療の普及とともに増加している。

　さまざまな下垂体前葉ホルモンのうち，1 つだけ特異的に障害されるものを，下垂体ホルモン単独欠損症と称し，ACTH 単独欠損症がその代表である。多くのホルモンが障害されているものを**汎下垂体機能低下症**と称している。

● **症状とその病態生理**　症状は，各ホルモン系統の末梢ホルモンが障害された際におこる症状に一致する。下垂体の圧迫および手術・放射線の影響によっておこる下垂体機能低下症の場合は，障害されるホルモンの系統に一定の傾向があり，GH-IGF-1 系，ゴナドトロピン-性腺系が障害されやすい。その傾向とそれぞれの系統の機能低下の症状は◎表 5-3 にまとめている。一方，リンパ球性下垂体炎や，免疫チェックポイント阻害薬による下垂体機能低下症の場合，ACTH-コルチゾル系が障害されやすく，単独での障害では，ACTH 単独欠損症となることが多い。

● **診断**　下垂体機能低下症では，低下が疑われる下垂体ホルモンと標的内分泌臓器の末梢ホルモンを同時に測定することが重要である。しかし，末梢ホルモンが低下していても下垂体ホルモンは基準範囲内であることもしばしば経験する。このため，1 回の採血で下垂体機能低下症を判断することはむずかしい。したがって，ホルモン分泌を刺激するそれぞれの**機能検査**を行って，判定することが必要になる(◎表 5-3 ならびに 64 ページ，表 4-1)。

　下垂体機能低下症の診断には画像検査は必要ないが，原因となる疾患はMRI および CT で必ず検索し，視床下部-下垂体周辺の腫瘍および周囲への進展の有無を確認する。腫瘍のように見えても，ラトケ嚢胞やリンパ球性下

垂体炎などの炎症であることもあり，下垂体生検や自己抗体検査などが鑑別に必要なこともある。

● **治療**　機能低下をきたしているホルモンの補充を行う。GHは注射での投与が必要であるが，そのほかのホルモン補充は，標的内分泌臓器からの末梢ホルモンを通常は経口投与する（●表5-3）。ヒドロコルチゾンとレボチロキシンナトリウム水和物が必要な場合は，投与が必須であることが多いが，副腎クリーゼの防止のためにはヒドロコルチゾンをレボチロキシンナトリウム水和物の投与に先行することが必要である（下垂体機能低下症の看護については●198ページ）。

6 成長ホルモン分泌不全性低身長症

　成長ホルモン分泌不全による低身長症であり，多くは特発性（分娩時の障害など）であるが，遺伝子異常や頭蓋咽頭腫などの器質的障害が原因となることもある。また，小児白血病などの**小児がん経験者** childhood cancer survivor（CCS）において成長ホルモン分泌不全をきたすことも近年報告されている。

● **症状とその病態生理**　乳幼児期は症状として低血糖が見られることがある。成長障害は幼児期以降である。鑑別診断として，甲状腺機能低下症によるものが重要であり，先天性甲状腺機能低下症によるクレチン症では四肢が短く知能障害を伴う低身長症となる。器質的障害の場合は成長ホルモン以外の下垂体ホルモン障害を伴うことがある。

● **診断**　IGF-1の測定のほか，インスリン，アルギニン，クロニジン，L-ドーパ，グルカゴン，GHRP-2試験などの成長ホルモン（GH）分泌試験（●64ページ，表4-1）が診断に必須である。器質的疾患の有無の判断ために，画像診断としてMRIは必須である。

● **治療**　自己注射で成長ホルモン製剤の皮下注射を行う。骨端閉鎖前（第二次性徴前）に早期に開始することが重要であり，骨端線閉鎖後では効果が期待できない（成長ホルモン分泌不全性低身長症の看護については●201ページ）。成人後に成長ホルモン治療が必要となることがあり，その場合は成人後に治療適応について再評価する必要がある。

7 成人成長ホルモン分泌不全症

　成人になっても成長ホルモンは全身の代謝維持に必要であり，成人期の成長ホルモン分泌不全は，脂質代謝異常，内臓脂肪型肥満，倦怠感や意欲の低下などのQOL低下をきたす。重症型では成長ホルモン投与の適応がある。

● **症状と病態生理**　成人期の器質性疾患による視床下部-下垂体疾患によるもの，小児期発症の成長ホルモン分泌不全によるものなどがある。症状として，倦怠感や易疲労感，うつ，気力の低下をみとめる。身体症状として皮膚の乾燥と菲薄化，内臓脂肪の増加と筋力の低下，脂質異常症のほか，非アルコール性脂肪肝炎や脂肪肝炎をきたすこともある（●図5-11-a）。

● **診断**　IGF-1の測定および試験が診断に必須であり，おもにGHRP-2試

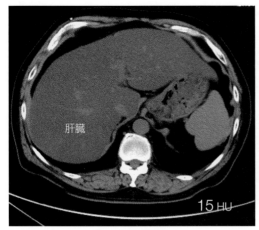
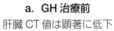
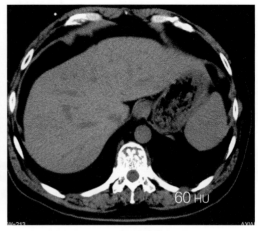

a. GH 治療前	b. GH 治療後
肝臓 CT 値は顕著に低下	成長ホルモンの投与により CT 値は改善

◯図 5-11　成人成長ホルモン分泌不全症に合併した非アルコール性脂肪肝炎の GH 治療前後の CT 検査

験が用いられている。また，インスリン，アルギニン，グルカゴン試験も成人期の成長ホルモン分泌不全の診断に用いられている。

● **治療**　重症型成人成長ホルモン分泌不全症の診断では，自己注射で成長ホルモン製剤の皮下注射を行う（成人成長ホルモン分泌不全症の看護については◯ 201 ページ）。とくに高齢者より若年者では治療の意義が高い。重症の非アルコール性脂肪肝炎も治療により改善することが報告されている（◯図 5-11-b）。最近では週 1 回投与の成長ホルモン製剤も認可され，以前より治療しやすくなっている。

8　下垂体嚢胞性疾患（ラトケ嚢胞，頭蓋咽頭腫，empty sella 症候群）

　下垂体のあるトルコ鞍には，嚢胞を伴う病変をみとめることがしばしばあり，疾患によって臨床経過や治療は大きく異なる。その代表的な疾患に**ラトケ嚢胞，頭蓋咽頭腫，empty sella**（トルコ鞍空虚）**症候群**がある。

● **症状と病態生理**　ラトケ嚢胞は，出生後に消失する胎生期のラトケ嚢が遺残したものである。多くは症状をきたさず経過するが，一部では増大し炎症をきたす（◯図 5-12-a）。頭蓋咽頭腫はトルコ鞍上部〜下垂体茎に発生する嚢胞と石灰化を有する腫瘍で，いずれも頭痛や視野障害，下垂体機能低下症や尿崩症をきたすことがある（◯図 5-12-b）。empty sella 症候群は，トルコ鞍上のクモ膜が鞍内部に進展し，下垂体を圧迫して下垂体障害をきたすものである。原因としては，原発性と続発性（下垂体腫瘍の壊死，リンパ球性下垂体炎の末期像）などがある（◯図 5-12-c）。

● **診断**　ラトケ嚢胞や頭蓋咽頭腫は，頭痛などの症状の精査のため行われた頭部画像診断で発見されることが多い。とくに頭蓋咽頭腫では頭部 CT で石灰化がみられることが特徴的である。一方，empty sella の多くは無症候で，嚢胞を伴う病変として，偶然発見されることが多い。下垂体機能低下症

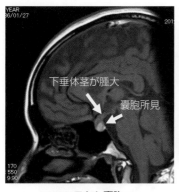
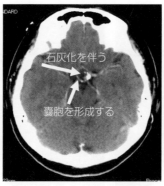
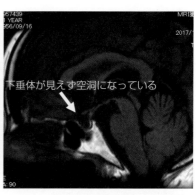

a.　ラトケ嚢胞　　　　　　　　b.　石灰化を有する頭蓋咽頭腫　　　　　c.　empty sella

◎図 5-12　下垂体嚢胞性疾患の MRI 所見

や尿崩症が疑われれば，各種検査を行って診断する。

● **治療**　無症候性のラトケ嚢胞では経過観察とするが，視野障害をきたした場合は手術療法や一部ステロイド投与が奏効することがある。頭蓋咽頭腫では手術療法が第一選択で，放射線治療も行われる。empty sella 症候群では下垂体機能低下症や尿崩症に対して適切なホルモン補充療法を行う。

2　視床下部-下垂体後葉系疾患

● **疾患の概要**　下垂体後葉から分泌されるおもなホルモンは，抗利尿ホルモン（ADH，バソプレシン）とオキシトシンである（抗利尿ホルモンの特徴については，● 33ページ）。いずれも，視床下部の神経核にあるニューロンで合成され，神経軸索を通って下垂体後葉から分泌される。視床下部-下垂体後葉系の疾患は，ADH の分泌異常による疾患が主体である（●表5-4）。

1　中枢性尿崩症

　ADH 分泌不全である**中枢性尿崩症**は，器質的疾患をみとめない特発性尿崩症と，脳腫瘍などによる続発性尿崩症，まれではあるが先天的な遺伝子異常による家族性尿崩症に分けられる。なお，下垂体腫瘍の外科手術後に出現する場合，経過中に治癒することが多い。

● **症状とその病態生理**　症状は**口渇・多飲・多尿**であり，尿量は1日で3〜5 L で，多いと 10 L をこえることもある。症状の発現は昼夜を問わず，夜間の多尿のため不眠をきたす。急に発症する場合が多く，冷たい水を欲することが多い。ただし口渇中枢の障害がなく適切な飲水行動ができる場合は，脱水にいたることは少ない。一方，下垂体機能低下症と合併することも原疾患によっては多く，とくに副腎機能低下症を合併すると尿量減少のため多尿に気づかず（**仮面尿崩症**），ヒドロコルチゾンの投与で多尿が顕在化することがある。

● **診断**　尿量と排尿時間を計測する。希釈尿であるため尿比重が低く，尿浸透圧は低値となる。一方で，血漿浸透圧は正常で血清ナトリウム値は正常

○表5-4　視床下部-下垂体後葉系疾患

分類	疾患	症状	原因
ADH 分泌不全	中枢性尿崩症	多飲，多尿，口渇	特発性
			続発性（胚細胞腫瘍，頭蓋咽頭腫下垂体炎，ラトケ囊胞下垂体手術後など）
ADH 分泌過剰	ADH 不適切分泌症候群（SIADH）	低ナトリウム血症，吐きけ，嘔吐，傾眠，痙攣	肺小細胞がんなどの悪性腫瘍，胸膜炎などの胸腔内疾患，頭部外傷などの中枢神経疾患，カルバマゼピンなどの薬剤性など

上限となり，それに比して血漿 ADH 濃度は相対的に低値となる。確定診断のためには，高張食塩水試験（○ 64 ページ，表 4-1），水制限試験，ADH の誘導体であるデスモプレシン酢酸塩水和物（DDAVP）を用いた機能検査が行われている。おもに心因性多飲症，腎性尿崩症が鑑別にあがり，前者では高張食塩水試験および水制限試験で尿浸透圧と ADH の上昇をみとめる。後者では ADH は高値であり，デスモプレシン試験で尿浸透圧上昇がみられないことが本疾患との違いとなる。

　画像検査としては MRI が有用であり，通常，下垂体後葉は高信号を呈するが，尿崩症ではこの高信号が消失するのが特徴的である（○ 66 ページ，図 4-2）。また，画像検査によって続発性尿崩症の原因疾患を明らかにすることができる。

● **治療**　中枢性尿崩症の治療には，デスモプレシン酢酸塩水和物（DDAVP）が用いられる。DDAVP は，ADH がもつ血管収縮作用による血圧上昇がなく持続時間が長く，1 日 1～2 回の投与で尿量がコントロールできる利点がある。DDAVP は，口腔内崩壊錠（ミニリンメルト®OD 錠）と経鼻スプレー製剤が利用可能である。口腔内崩壊錠は常温保存でき持ち運びも便利であるが，食後投与で効果が減弱するデメリットがある。一方，経鼻スプレー製剤は冷所保存で投与はやや煩雑であるが，食事摂取に効果が左右されないメリットがある。このため患者や生活状況によって製剤を使い分ける。これらの薬剤の過剰投与は水中毒（○ plus「水中毒」）をきたす可能性があるため，まず寝る前の少量から投与を開始し漸増することが重要である。

● **患者指導**　尿崩症は多尿と強い口渇を生じ，治療前には著しい QOL の低下を伴う疾患である。早期治療が重要であるが，一方で水中毒防止には 1 日 1 回は多尿となる時間の確保が必要である。その際，通勤通学時間に多尿となると生活に大きな支障をきたすため，とくに治療開始の際には個々の日常生活状況を把握して薬剤の投与タイミングを検討する必要がある。また，種々の医療行為（たとえば手術や上部消化管内視鏡検査など）に際し，検査前薬剤の一時中止指示による重篤な脱水や血圧低下といった問題を生じることがあり，患者指導と情報提供は重要である。近年，「尿崩症」の名称が糖尿病と誤解され治療ミスにつながったり，差別を招いたりするという指摘があり，病名変更に関する議論が国内外で始まっている（尿崩症の患者の看護については○ 205 ページ）。

2　ADH不適切分泌症候群 syndrome of inappropriate secretion of antidiuretic hormone（SIADH）

　ADHの分泌過剰症である**ADH不適切分泌症候群**（**SIADH**）は，血漿浸透圧の低下にもかかわらずADHの分泌が抑制されず，おもに低ナトリウム血症をきたす疾患である。おもな原因として悪性腫瘍，胸腔内疾患，中枢神経疾患，薬剤などがある（◐表5-4）。

● **症状とその病態生理**　症状はおもに血漿浸透圧の低下と低ナトリウム血症によるものである。低ナトリウム血症が軽度な場合や緩徐な低下である場合は全身倦怠感や食欲不振をきたすが，ときに無症状のこともある。一方，高度で急激な低下である場合には吐きけ・嘔吐，見当識障害，意識障害，痙攣をおこす。身体徴候として浮腫がないことが特徴であり，心不全や肝硬変といった浮腫性疾患との鑑別点となる。悪性腫瘍によるSIADHは，腫瘍からADHが異所性に分泌されることが原因で生じる。一方，そのほかの疾患による場合は，種々の刺激により下垂体後葉からADHが過剰分泌されることが原因である。

● **診断**　SIADHでは，低ナトリウム血症と血漿浸透圧の低下にもかかわらず血漿ADH濃度が低下せず，尿は高張尿，尿ナトリウム濃度は20 mEq/L以上である。ただし血漿ADH濃度は即日報告ではないため診断には役だたない。副腎機能低下症はSIADHと類似した機序で低ナトリウム血症をきたすため鑑別は大切であり，ときに小細胞がんなどの悪性腫瘍が原因となるため，SIADHの原因が不明の際には，全身検索を行うことが重要である。

● **治療**　SIADHの原疾患の治療が優先されるが，悪性腫瘍や中枢神経疾患などが原因となる場合は原疾患の治癒は困難なこともあるため，治療の中心は低ナトリウム血症の是正である。意識障害をきたす重症例や急性期では，高張食塩水の投与やフロセミドの投与を行う。ただし，血清ナトリウム値の急激な上昇によって，**浸透圧脱髄症候群**（**ODS**）❶（◐図5-13）をきたすことがあり，血清ナトリウムは1日8～10 mEq/L以内の上昇にとどめることが重要である。

　軽症例，慢性期では水の再吸収が亢進しているため，低ナトリウム血症の改善のために，従来から飲水量の制限（食事を含めおよそ1,000 mL以下）が行われている。飲水制限を行っても低ナトリウム血症の改善が困難な場合，

▭ **NOTE**
❶**浸透圧脱髄症候群（ODS）**
　以前は橋中心髄鞘崩壊とよばれ，構語障害や神経麻痺，意識障害へいたるものである。

---

plus	**水中毒**

　DDAVP製剤の過剰投与によって飲水量と比べて尿量減少が著しくなると，体重増加や低ナトリウム血症が進行し，頭痛や嘔吐，さらに意識障害にいたる危険性がある。DDADHの作用が持続すると水中毒にいたりやすい。そのため，抗利尿効果が切れて多尿となり口渇を感じる時間を1日数時間は確保すると，発症を回避できることが多い。

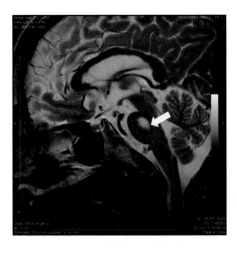

● **図 5-13　浸透圧脱髄症候群の MRI 画像**
橋(画像内, 矢印で示している箇所)に脱髄を示す T2 強調画像で高信
号がみられる。

最近はバソプレシン受容体拮抗薬トルバプタン(サムスカ®)が SIADH に使
用できるようになっている(SIADH 患者の看護については● 204 ページ)。

3　甲状腺疾患

● **疾患の概要**　甲状腺疾患は, 内分泌疾患のなかで最も臨床的に接する機
会の多い疾患である。なかでも慢性甲状腺炎とバセドウ病はとくによく遭遇
する疾患である。

　慢性甲状腺炎は, 甲状腺全体に慢性炎症がおきているといった病理所見を
もとに発見された疾患であり, 一方, バセドウ病は**メルゼブルクの三徴**(眼
球突出・甲状腺腫大・頻脈)といった臨床症状に基づいて発見された疾患で
ある。

　しかし, 慢性甲状腺炎とバセドウ病を合併した症例や, バセドウ病から慢
性甲状腺炎に移行した症例, その逆の症例もしばしばみられ, ときにその病
態の理解に混乱をまねく場合がある。上記のように, 発見の由来(病理所見
か臨床症状か)がそもそも異なる疾患を漫然と分類して理解しようとするこ
とからこの混乱はおこるので, まず甲状腺疾患をいくつかの面から分類しな
おしてみる(●表 5-5)。いくつかの疾患が重複してくるが, それぞれの疾患
の大きな特徴をとらえておけば, その疾患の概要を把握できる。

1　**慢性甲状腺炎** chronic thyroiditis(**橋本病**)

　1912 年, 日本人の橋本 策 博士がリンパ球浸潤を伴う甲状腺腫大をはじめ
て報告して以来, 別名「橋本病」ともいわれる。国際的にも「Hashimoto's
thyroiditis」で通じる[1]。

　慢性甲状腺炎は, 臓器特異的な**自己免疫疾患**(自己の組織を攻撃する抗体
〔自己抗体〕ができる疾患)の 1 つとして理解されている。その原因について
は, ほかの自己免疫疾患と同様に不明であるが, 家族内集積がみられること
もあり, 免疫にかかわる遺伝的要因が関与している可能性もある。

□**NOTE**
[1]国際的に通じる日本人の
名前がついた疾患は, その
他には川崎病, 高安病があ
げられる。

◉表 5-5　甲状腺疾患の分類

分類	疾患名	頻度	特徴
炎症性疾患	急性甲状腺炎 亜急性甲状腺炎 慢性甲状腺炎(橋本病)	まれ ときどき 多い	細菌感染が原因 ステロイド薬が著効 中年女性の 1 割以上にみられる
甲状腺ホルモンが上昇する疾患	バセドウ病 無痛性(破壊性)甲状腺炎 プランマー病	多い ときどき まれ	血中に甲状腺を刺激する抗体が出現する 甲状腺が破壊されホルモンが血中にもれる 甲状腺腫瘍がホルモンを分泌する
甲状腺ホルモンが低下する疾患	先天性甲状腺機能低下症(クレチン症) 後天性甲状腺機能低下症	まれ 多い	放置すると知能障害をきたす ほとんどは慢性甲状腺炎が原因
結節性甲状腺腫をきたす疾患	良性腺腫 悪性腫瘍 腺腫様甲状腺腫	多い 多い 多い	やわらかい結節のことが多い かたい結節。大半は致命的にならない 多発性の甲状腺結節。良性
びまん性甲状腺腫をきたす疾患	単純性甲状腺腫 慢性甲状腺炎(橋本病) バセドウ病	ときどき 多い 多い	若い女性にみられ，ホルモンなどは正常 甲状腺は全体にはかためのことが多い 甲状腺はやわらかめ〜かためまでさまざま

　一般的に自己免疫疾患は女性に多く，同じく自己免疫疾患であるバセドウ病とともに慢性甲状腺炎も女性に多い。中年以降の女性では 1 割以上にみられるとの報告もあり，非常に頻度の高い疾患である。

● **症状とその病態生理**　慢性甲状腺炎では以下のような症状がみられる。

　[1]**びまん性甲状腺腫大**　大半は甲状腺がびまん性に腫大する。甲状腺の大きさは，正常とかわらないものから，視診でわかるほど大きなものまでさまざまである。かたさも，正常とほとんどかわらないものから，かなりかたいものまである。

　腫大する原因としては，①慢性炎症に伴うリンパ球浸潤や線維化による腫大，②甲状腺機能が低下して負のフィードバックにより TSH が上昇し(◉図5-14)，その刺激により甲状腺濾胞細胞が増殖することによる腫大，の 2 通りの機序が関与する。

　腫大の原因が TSH の上昇の場合は，甲状腺ホルモンの補充により TSH を低下させると腫大がかなり縮小することもあるが，リンパ球浸潤などによる場合はそれなりの腫大が持続する。また，急速に甲状腺腫が増大したときには，慢性甲状腺炎を基礎に悪性リンパ腫が発症した可能性があり，精密検査を要する。

　[2]**甲状腺機能低下症**　慢性甲状腺炎患者の数％にみられる。また，甲状腺機能が正常の慢性甲状腺炎患者でも 5 年後に 4.9％が，10 年後に 15.8％が機能低下症になったとの報告もあり，定期的な受診を要する。甲状腺機能低下症になった場合は，甲状腺ホルモンの補充が必要となる(詳細は◉ 107ページ，「甲状腺機能低下症」)。

　甲状腺機能低下をおこす誘因としては，ヨウ素(ヨード)の過剰摂取が報告されている。噴霧式の咽頭消毒剤(ヨウ素含有)の乱用や，コンブの過剰摂取(健康食品として根昆布を過剰に摂取)などで甲状腺機能低下症になったとの

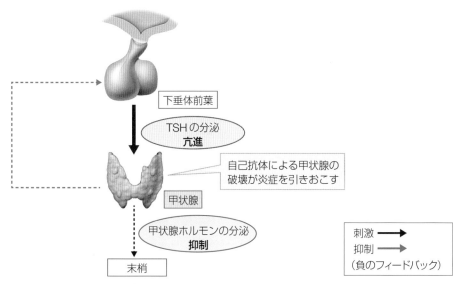

下垂体前葉

TSHの分泌
亢進

自己抗体による甲状腺の
破壊が炎症を引きおこす

甲状腺

甲状腺ホルモンの分泌
抑制

刺激 →
抑制 ➡
（負のフィードバック）

末梢

○図5-14　**ホルモンの分泌異常とフィードバック機構（慢性甲状腺炎〔橋本病〕の場合）**
慢性甲状腺炎により甲状腺ホルモンの分泌が抑制されると，下垂体前葉に負のフィードバックが
かかり，TSHの分泌が亢進する。

報告があり，慢性甲状腺炎の患者にはこれらに注意するよう指導する。また，
ヨード造影剤やヨウ素の含有量が高い薬剤（抗不整脈薬のアミオダロン塩酸
塩など）の使用にも注意する。

　③甲状腺中毒症　ときに甲状腺の炎症が急速に進行し，甲状腺濾胞が破
壊され，血流中に甲状腺ホルモンがもれ出てくることがある。分娩後やステ
ロイド薬の投与を中止したときなどにみられることが多い。

　痛みを伴わないときには**無痛性甲状腺炎**とよばれ，バセドウ病との鑑別が
重要となる。症状は，頻脈・発汗過多などのバセドウ病の全身症状と同じで
あるが，程度は軽く1〜3か月で自然に回復する。バセドウ病と誤診されて
抗甲状腺薬が投与されると，重度の甲状腺機能低下症となることもあり，注
意を要する。

---

column　**ヨウ素の摂取**

　甲状腺ホルモンの原料としてヨウ素は必須である。橋本病ではこの原料であるヨ
ウ素を過剰摂取すると，ホルモン産生が低下するといった，非常に不可思議な作用
をする。

　わが国は海に囲まれた島国であり，通常の食生活でもヨウ素は必要量以上に摂取
されている。ヨウ素は海藻類に多く含まれるが，とくにコンブはその他の海藻（ノ
リ・ワカメなど）の10倍以上のヨウ素を含有する。インスタントのだしにも昆布
エキスが含まれており，すべてを制限することは日本人の食生活では現実的ではな
いが，コンブの調理品（根昆布・昆布巻き）をそのまま多量に食べることは注意をし
たほうがよいだろう。

4 **有痛性甲状腺腫大**　無痛性甲状腺炎と同様に，炎症が一時的に強くなり甲状腺の痛みが臨床症状の前面に出ている状態を，「慢性甲状腺炎の急性増悪」と診断する。亜急性甲状腺炎（◐ 109 ページ）との鑑別が必要となるが判断がむずかしい場合も多い。無痛性甲状腺炎と同様に，血中甲状腺ホルモンの一時的な上昇を示すこともある。

● **診断**　経験のある臨床医であれば，びまん性甲状腺腫の触診だけで本疾患の存在を強く疑う。一般血液検査では，膠質反応（ZTT，TTT）高値，γグロブリン上昇を示すことがある。

　特異的データとしては，約 90％以上の慢性甲状腺炎の患者で**甲状腺自己抗体**（抗甲状腺ペルオキシダーゼ抗体，抗サイログロブリン抗体）が陽性を示し，びまん性甲状腺腫大の存在と，どちらかの抗体が陽性であれば確定診断となる。本来ならば病理所見をもとに診断されるべき疾患であるが，日常診療であえて病理学的診断まで行う必要性は少ない。そのほか，甲状腺超音波所見（内部エコーの低下と不均一）も参考になる。

● **治療**　甲状腺の腫大が大きいときや甲状腺機能低下のときは，T₄製剤のレボチロキシンナトリウム水和物（チラーヂン® S）を補充する（詳細は◐ 107 ページ，「甲状腺機能低下症」）。

● **患者指導**　患者指導の要点を以下に列記する。

(1) 日常生活活動（運動なども含め）には制限はない。

(2) 食生活ではコンブなどからのヨウ素の過剰摂取に気をつける。

(3) 慢性の（生涯にわたる）病気であり，将来的に甲状腺機能低下症となる可能性があるので，甲状腺機能低下症の症状について指導し，その症状が出現したときには早めの受診をすすめる。

(4) 無症状であっても甲状腺機能の程度に応じ年 1 回～数回の受診をすすめる。

(5) 妊娠中～分娩後数か月間は甲状腺ホルモン値が変動することが多いので，あらかじめ指導し，必要に応じ受診をすすめる。

　• 妊娠中：母体が妊娠中に甲状腺機能低下症であると，流・早産の危険

---

plus	**自己免疫疾患としての慢性甲状腺炎とバセドウ病との違い**

　サイログロブリンは正常甲状腺においては濾胞構造をとる甲状腺の濾胞腔内にのみ存在するタンパク質であり，また甲状腺ペルオキシダーゼ（TPO）は甲状腺濾胞細胞の濾胞腔に面した細胞膜に存在する酵素，すなわちタンパク質である（◐ 22 ページ，図 2-7）。

　正常な甲状腺では，この 2 つのタンパク質は構造的に，免疫に関与する白血球や免疫グロブリンとは隔絶されている。しかし，慢性甲状腺炎においてこれらに対する抗体ができるのはなぜであろう。これらの自己抗体が細胞傷害性にはたらき甲状腺濾胞構造を破壊するのか，それとも甲状腺濾胞細胞が破壊され，これ

らの抗原タンパク質が血流中に放出されて抗体ができるのか，すなわちこれらの自己抗体がこの疾患の「原因」であるのか「結果」であるのかはいまだに不明である。

　一方，バセドウ病も，抗 TSH 受容体抗体という自己抗体ができることによる自己免疫疾患である。しかし，この疾患の抗原（TSH 受容体）は，濾胞細胞の組織間腔に面した細胞膜に存在している。すなわち，慢性甲状腺炎とバセドウ病とでは抗原タンパク質の局在が異なっているのである。

性が高まる（以前は胎児の知能指数〔IQ〕に影響するとの報告もあった
が，いまは否定的な意見が多い）。妊娠が確定したら早めに甲状腺機
能を測定するよう指導する。必要に応じ甲状腺ホルモンを内服する
（内服による催奇形性はない）。
- 分娩後：数か月の間に無痛性甲状腺炎を発症し，一過性の甲状腺中毒
  症，その後の甲状腺機能低下症となることがある。

2 バセドウ病 Basedow's disease （グレブス病❶Graves' disease）

慢性甲状腺炎と同様に自己免疫疾患である。

濾胞細胞の組織間腔（濾胞腔の反対側）に面した細胞膜に存在する TSH 受
容体（● 22 ページ，図 2-7）に反応する抗体ができ，その抗体が TSH 受容体と
結合すると，受容体はあたかも TSH が結合したのと同様の変化をおこし，
甲状腺濾胞細胞を刺激して甲状腺ホルモンを産生しつづける。

一般的に血中ホルモンが上昇する疾患の大半はホルモン産生腫瘍であり，
バセドウ病のように刺激する抗体が出現し，受容体と結合してホルモンが上
昇する疾患はまれで非常に特殊な病態である。

● **症状とその病態生理**　メルゼブルクの三徴（眼球突出・甲状腺腫大・頻
脈）が有名であるが，高齢者ではそれ以外の症状が前面に出ることも多い。

□1 **びまん性甲状腺腫大**　抗 TSH 受容体抗体による持続的な甲状腺濾胞細
胞の刺激により甲状腺濾胞細胞は増殖し，また甲状腺内の血管内皮細胞が増
殖することにより血管が拡張して，血流も増加し，甲状腺は触診上びまん性
に腫大する（●図 5-15-a）。典型例では全体的にやわらかく腫大するが，腫大
が軽度の場合も多く，ときに慢性甲状腺炎が合併すると（この 2 つの疾患は
合併することが多い）かたく腫大することもある。また，甲状腺に聴診器を
あてると血管の拡張と血流の増加により血管雑音を聴取することもある。

□2 **甲状腺中毒症**　メルゼブルクの三徴の 1 つである**頻脈**は，全身にみら
れる甲状腺中毒症状のあくまでも一症状にすぎない。心房細動や，ときに高

□NOTE

❶この疾患は 19 世紀前半，
ほぼ同時期にドイツ人医師
のバセドウと英国人医師の
グレブスによって別々に報
告された。わが国の医学は
当初ドイツから流入したた
めバセドウ病の呼称が一般
的になった。しかし戦後多
くの日本人医師がアメリカ
へ留学し，英語圏での呼称
であるグレブス病も使用さ
れている。

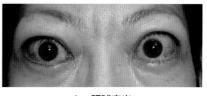

b. 眼球突出

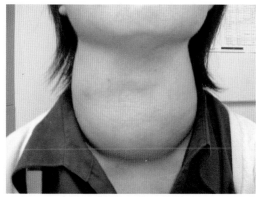

a. びまん性甲状腺腫大

a. 典型的にはやわらかく腫大するが，慢性
　甲状腺炎が合併するとかたく腫大するこ
　ともあり，大きさもさまざまである。
b. 有名な所見だが，その程度はさまざまで
　あり，日本人では軽いことが多い。

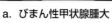
● **図 5-15　バセドウ病の所見**

拍出量性のうっ血性心不全をきたし，最初に循環器科を受診することもある。全身の代謝亢進のため**発汗過多**となり，冬でも汗ばんでいることがある。腸管運動が亢進して食欲が増し，軟便から下痢傾向となるが，代謝も亢進しているため食べても太らず，**体重が減少**することも多い。神経・筋系統も亢進し，**手指振戦**が出現して書字に支障をきたし，神経内科を受診することもある。中枢神経系も興奮状態となり，おこりっぽくなる。このように症状は多岐にわたる。

③**バセドウ病眼症**　バセドウ病患者の1/3前後に，**眼瞼後退**と**眼球突出**を主体とした眼の症状が伴う（●図5-15-b）。眼瞼後退は，甲状腺機能亢進症により交感神経が緊張状態となり，眼瞼を挙上する筋肉が収縮しておこると考えられている。この症状は甲状腺機能が正常化すると改善する。眼球突出は，外眼筋や眼窩内の結合組織の自己免疫の機序が関与した炎症が原因と考えられている。日本人では程度が軽いことが多いが，ときに複視や眼球結膜の充血や角膜潰瘍，さらには視力低下をきたす場合もあり，ステロイドパルス療法や放射線照射療法などの専門的な眼科治療を必要とすることもある。バセドウ病の治療により甲状腺中毒症所見が改善しても，眼球突出はそれほど改善されることはなく長期持続することもあるので，患者は美容上の問題で悩むことがある。

④**高齢者の症状**　とくに高齢者においては眼症状や甲状腺腫大が軽度で，ときに心房細動などが症状の前面に出てきて，循環器の検査を行っているうちにバセドウ病が疑われ，ようやく診断がつくこともあり，注意を要する。

⑤**周期性四肢麻痺**　黄色人種男性のバセドウ病患者に多いが，糖質の過剰摂取などの誘因に引きつづき低カリウム（K）血症となり，四肢麻痺となる。バセドウ病の治療に伴い，通常は消失する。周期性四肢麻痺をおこす重要な疾患として，ほかに原発性アルドステロン症（● 119ページ）がある。

⑥**甲状腺クリーゼ**　コントロール不良なバセドウ病に重篤な感染や手術などの誘因が加わり，甲状腺中毒症が一層重篤となり，異常発汗，高熱，激しい下痢や重度脱水となって，昏睡にいたり生命に危険が及んだ状況を**甲状腺クリーゼ**と診断し，救急の処置を必要とする（甲状腺クリーゼの救急治療については，● 129ページ，看護については，● 223ページ）。

● **診断**　上記臨床症状より本疾患を疑い，甲状腺機能検査のための採血を行う。甲状腺ホルモンの大半は血清中のタンパク質に結合しているが，実際に作用しているのは結合していない遊離状態のホルモンである。現在はこの遊離ホルモン（fT_3, fT_4）を直接測定する方法が一般的である。

さらにバセドウ病の確定診断のために，抗TSH受容体抗体を測定する。90%以上のバセドウ病で抗TSH受容体抗体は陽性となるが，陰性の場合には確定診断として^{123}I甲状腺摂取率の検査を行う。

● **治療**　以下のような治療を行う。

①**薬物療法**　わが国においては，大半のバセドウ病患者が抗甲状腺薬であるチアマゾール（メルカゾール®），プロピルチオウラシル（チウラジール®，プロパジール®）による治療を受けている。前者のほうが後述する副作用や

効果などの面から使いやすく，汎用される。通常１日３錠から，重症の場合は１日６錠から開始し，甲状腺ホルモンの下がりぐあいを調べながら徐々に減量し，甲状腺機能が正常化して安定する量をもって維持量とし，数年間内服を継続する。治療早期に頻脈などが激しいときには，β遮断薬も投与して自覚症状の軽減をはかることもある。また急速に甲状腺機能を正常化したいときには，ヨウ素の大量投与（ヨウ化カリウムの内服）をすることもある。

抗甲状腺薬の副作用として注意しなくてはならないのは，顆粒球減少（頻度 0.1～0.5％），肝障害（頻度 0.1～0.5％），蕁麻疹（頻度 1～5％）である。また，プロピルチオウラシルでは好中球細胞質抗体（ANCA）が陽性になることがあり，まれに血管炎や腎炎の報告もある。

蕁麻疹は抗ヒスタミン薬を併用したり，抗甲状腺薬を変更するなどの対応でのりきれることが多い。肝障害は，甲状腺機能亢進症単独でも軽度の肝機能異常をきたすこともあるので，その判断が困難な場合もあるが，薬物療法を中止せざるをえない場合もある。

副作用のなかで最も重篤なのが，**顆粒球減少**である。内服開始後数か月以内におこることが多いが数年後におこることもあり，対応が遅れると致命的にもなる。定期的に外来で血算を測定し，その前兆を見逃さないことも必要であるが，内服を開始するときに「突然の高熱が出たらすぐに受診するように」としっかりと指導することが大切である。

②**放射線療法**　バセドウ病の甲状腺がヨウ素を非常に高率に取り込むことを利用し，¹³¹I を内服して甲状腺に集まった放射性ヨウ素で内部から甲状腺濾胞細胞を破壊しようとする治療法である。**放射性ヨウ素(¹³¹I)内用療法**とよばれ，適応としては以下のものがあげられる（これらは手術適応にもあてはまる）。

（1）抗甲状腺薬で副作用が出て内服が継続できない症例
（2）抗甲状腺薬で寛解にいたりにくい症例
（3）指示通りの内服ができず，甲状腺機能が不安定な症例

妊婦・授乳婦は絶対的禁忌，18 歳未満は相対的禁忌である❶。

放射線療法に際しては，以前は特殊な隔離病棟を必要としたが，規制が緩和され，投与放射線量に応じて外来でも治療可能となった。

治療上の問題点としては下記のことがあげられる。

（1）甲状腺機能を正常化する¹³¹I の投与量の決定がむずかしい。
（2）効果が出るのに数か月以上かかる。
（3）数年～数十年後に甲状腺機能低下になる可能性が高く，その場合，一生にわたって甲状腺ホルモンの補充が必要となる。

③**外科的療法**　びまん性甲状腺腫が大きめなときに甲状腺亜全摘術を行い，甲状腺ホルモン産生細胞の数を直接的に減少させる治療法である。適応は放射線療法と同様である。

治療上の問題点としては下記のことがあげられる。

（1）甲状腺機能を抑えてから手術しないと甲状腺クリーゼ（◉ 129 ページ）の危険がある。

NOTE

❶以前わが国では，若い女性は将来の妊娠時の催奇形性などが懸念されて禁忌とされていた。しかし，海外の報告などによりその危険性は低いとのことで，若い女性へも行われるようになってきたが，18 歳未満は甲状腺がん発症の懸念もあり，わが国では相対的禁忌となっている。日本人は原発事故の影響で放射線に対する不安をいだいていることが多く，個々の症例に対しては十分な検討と説明をしたうえで理解を得る必要がある。

（2）術後，反回神経麻痺による嗄声（させい）や副甲状腺機能低下の危険がある。

（3）手術痕が残る。

（4）どの程度甲状腺を残すかが，術者の経験に依存している。

　（甲状腺切除術を受ける患者の看護については，● 217ページ）

● **日常生活上の注意**　日常生活においては以下のことに注意する。

　1 **運動**　甲状腺中毒症所見が強い間は，過度の運動はさらに体力を消耗するので制限する。抗甲状腺薬の効果が出はじめると，ときに甲状腺ホルモンが低下しすぎてしまうことがある。このようなときにはしばしば下腿の有痛性筋攣縮（こむらがえり）が頻発する。運動負荷により誘発されることもあるので，水泳などの運動には注意する。

　2 **妊娠**　バセドウ病は若い女性にも多い疾患であるので，バセドウ病合併妊娠にはしばしば遭遇する。妊娠中に薬剤を内服することは，患者の心理として催奇形などの不安をいだいてしまう。抗甲状腺薬と催奇形を含めた妊娠中の管理についてはこれまでに多くの報告がなされており，抗甲状腺薬内服に伴う催奇形の危険性は少ない。また，チアマゾールよりもプロピルチオウラシルのほうがさらにその危険性が少ないとの報告があり，妊娠が予定される場合は，あらかじめプロピルチオウラシルに変更することが多い。

　逆に，甲状腺機能が亢進したままでは流早産をおこしやすい。妊娠の可能性のある患者に関してはその点を十分に伝え，妊娠したからといってかってに抗甲状腺薬の内服を中断しないように指導する必要がある。また出産後にバセドウ病が増悪することがあり，注意深い経過観察が必要である（バセドウ病患者の看護については，● 210ページ）。

3　破壊性甲状腺炎

● **症状とその病態生理**　バセドウ病とは異なり，甲状腺濾胞細胞が破壊され，濾胞腔内のサイログロブリンと甲状腺ホルモンが血流中にもれ出てくるため甲状腺中毒症をきたす状態をいう。ウイルス感染が原因と推測されてい

---

plus	**抗甲状腺薬の内服期間**

　抗甲状腺薬の内服により甲状腺機能が正常化し，すぐに内服を中断すると，かなりの高率で再び甲状腺機能亢進状態に戻ってしまう。少量の抗甲状腺薬をある程度長期間内服すると，寛解（内服なしでも正常甲状腺機能を維持する）を得られるが，どのくらいの期間内服するか，またどのタイミングをもって内服を中止するかに関しては，いまだに決まった基準はない。しかし一般には，1〜2年間の長期にわたって内服したほうがよいといわれている。現時点で内服中止可能と確定する絶対的な指標はないが，次の条件を満たしていれば内服中止を考慮する。

　①抗 TSH 受容体抗体が陰性化していること，②甲状腺腫大が軽度であること，③少量の抗甲状腺薬（2日に1錠以下）でも TSH が抑制されていないこと（fT$_3$, fT$_4$ が正常化していても TSH が抑制されているときは，潜在性甲状腺機能亢進状態にあると判断する）。

　以上の条件を満たさない場合は再発する可能性が高く，長期間にわたって抗甲状腺薬の内服を継続するか，放射線治療や手術の相対的適応と判断する。上記条件を満たしていても再発の可能性はあり，少なくとも中止後数年間は注意深く経過を観察する必要がある。

る**亜急性甲状腺炎**（◐ 109 ページ）と，慢性甲状腺炎の炎症が一時的に強くなる**無痛性甲状腺炎❶**が代表的である。とくに慢性甲状腺炎患者が分娩後に無痛性甲状腺炎をおこすことがしばしばある（◐ 99 ページ，「慢性甲状腺炎」）。

　　❶**甲状腺中毒症**　頻脈・発汗過多などバセドウ病にみられる甲状腺中毒症所見と同様であるが，バセドウ病ほど重症ではない。また漏出した甲状腺ホルモンは徐々に代謝・分解されるため，しだいに甲状腺ホルモン値は正常状態に戻り，甲状腺中毒症状は長く続いても 1〜2 か月間である（◐図 5-16-a）。

　　破壊された甲状腺濾胞細胞が多いと，その後甲状腺機能低下に移行することがある。亜急性甲状腺炎の場合は，一時的に機能低下症となっても濾胞細胞は再生し，最終的にはほとんどの症例で甲状腺機能は正常に戻る（◐図 5-16-b）。一方，慢性甲状腺炎がもとにある無痛性甲状腺炎の場合，ときに永続性の甲状腺機能低下症となることがあり，その場合は甲状腺ホルモンの補充療法が必要となる（◐図 5-16-c）。

　　❷**甲状腺腫大**　亜急性甲状腺炎の場合には，局所的な有痛性でかたい甲状腺の腫脹を示し，その場所も移動する。無痛性甲状腺炎ではもともと存在する慢性甲状腺炎のびまん性甲状腺腫大の所見のみであるが，軽度の甲状腺の圧痛や触診時の違和感を訴えることもあり，慢性甲状腺の急性増悪との区別が困難な場合もある。

　　❸**その他の症状**　バセドウ病にみられる眼症状や周期性四肢麻痺はほとんどない。眼症状の有無は，バセドウ病との鑑別に際して重要な点である。
● **診断**　甲状腺中毒症期には fT_3，fT_4 ともに高値を示す。バセドウ病との鑑別としては，抗 TSH 受容体抗体が本疾患では陰性であることより診断がつく。ときに抗 TSH 受容体抗体が陰性のバセドウ病との鑑別が困難な場合があり，その際は ^{123}I 甲状腺摂取率の低下を確認し，確定診断となる。
● **治療**　甲状腺中毒症所見は一過性であるので，症状の強い場合は β 遮断薬で症状を一時的に抑えて経過観察する。抗甲状腺薬を使用すると数週間後に重度の甲状腺機能低下症となるので，使用してはならない。

4 甲状腺機能低下症

● **症状とその病態生理**　甲状腺自体に障害がある**原発性甲状腺機能低下症**が大半である。視床下部・下垂体の障害により甲状腺の機能低下をきたす病

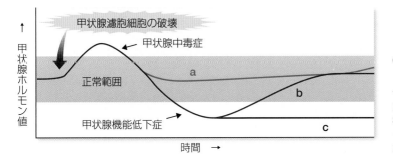

▸**図 5-16　破壊性甲状腺炎の推移**
一時的に甲状腺中毒症がおこるがしだいに正常に戻る場合（a），甲状腺機能低下症を経て正常に戻る場合（b），永続性に甲状腺機能低下症となる場合（c）がある。

■NOTE
❶慢性甲状腺炎の炎症が一時的に強くなり甲状腺の疼痛が前面に出てきている病態を慢性甲状腺炎の急性増悪という。それに対して痛みを伴わず甲状腺中毒症状が前面に出てきている病態を無痛性甲状腺炎と称する。

態を**続発性甲状腺機能低下症**とよぶ。

　先天性甲状腺機能低下症(**クレチン症**)の原因としては，甲状腺の無形成・低形成，先天性ホルモン合成障害，下垂体性などがあげられる。

　後天性の原因としては，**慢性甲状腺炎**がその大半を占める。その他，TSH の作用を阻害する抗 TSH 受容体抗体ができる**萎縮性甲状腺炎**や，術後や放射線治療後などにもおこることがある。慢性甲状腺炎の患者は長期的に観察すると徐々に甲状腺機能低下症に移行する可能性があり，定期的な受診が必要となる。またヨウ素の過剰摂取(詳細は▶99ページ，「慢性甲状腺炎」)や躁病などに使う炭酸リチウム製剤(リーマス®)，がんに使用されることが増えた免疫チェックポイント阻害剤は甲状腺機能低下症をもたらすことがあり，注意を要する。

　1 **先天性**　先天性甲状腺機能低下症を未治療のまま放置すると，永続的な知的障害が残る。早期発見・治療により知的障害は回避できるので，現在新生児において甲状腺機能のスクリーニングが行われている。

　2 **後天性**　後天性の場合，自覚症状としては易疲労感，動作緩慢，寒がり，便秘，過多月経などがある。他覚所見としては皮膚乾燥，脱毛，徐脈等がみられる。しかしこれらの症状は特異性に乏しく，いわゆる不定 愁 訴 として扱われ，長年放置されることも多い。女性に多い疾患であるので，中年以降の女性で更年期障害と判断されて放置されていることもある。

　甲状腺は，萎縮しているもの(萎縮性甲状腺炎)から著明にびまん性に腫大しているものまで，さまざまである。慢性甲状腺炎の場合は腫大していることが多い。この腫大の原因として，甲状腺内の組織学的変化(リンパ球浸潤と線維化)と TSH(フィードバックにより TSH は上昇する)による甲状腺濾胞の増殖があげられる。TSH 上昇による甲状腺腫大に関しては甲状腺ホルモンを補充し，TSH を低下させると甲状腺腫が縮小することもあるが，リンパ球浸潤などによる腫大の場合，縮小効果はあまり期待できない。

　長期間にわたって甲状腺機能低下状態が持続すると，**粘液水腫**という病態を呈する。全身が浮腫状になるが，通常の浮腫と異なり指で押しても圧痕を残さない。筋力低下を示し，他覚的には**粘液水腫反射**(腱反射での弛緩相の遅延)❶が，とくにアキレス腱でみられる。心筋の肥厚，心機能の低下をきたし心不全となったり，精神活動の低下が著明となり**粘液水腫性昏睡**(▶131ページ)となることもある。

● **診断**　高コレステロール血症を示すことが多く(二次性脂質異常症の原因として頻度が高い)，また高クレアチンキナーゼ(CK)❶血症も示し，これらの一般生化学検査の異常から甲状腺機能低下症の存在が疑われることもある。

　最終診断としては，原発性甲状腺機能低下症ならば fT_3 および fT_4 低値，TSH 高値であることを確認する。原疾患の診断のために，抗甲状腺ペルオキシダーゼ抗体，抗サイログロブリン抗体(慢性甲状腺炎)や抗 TSH 受容体抗体(萎縮性甲状腺炎)を検査する。

　TSH，fT_3，fT_4 がすべて低値を示す場合は，中枢性(下垂体性または視床下部性)を疑い，それぞれの検索を行う。

▶MOVIE

❶粘液水腫反射

—NOTE

❶クレアチンキナーゼは筋由来の酵素である。

● **治療**　甲状腺ホルモン製剤(T₄製剤，レボチロキシンナトリウム水和物〔チラーヂン®S〕)の内服で補充療法を行う❶。

　服用上の注意としては以下の項目があげられる。

(1)患者の状態に応じて少量から内服を開始し，数週間から場合によっては数か月の単位で臨床症状や甲状腺ホルモン値を参考にしながら徐々に増量する。

　これは最初から十分量の甲状腺ホルモンを補充すると，一気に全身の代謝状態が亢進し，とくに甲状腺機能低下状態が長期間持続していた患者では動脈硬化が進行している可能性もあり，狭心症を誘発する危険があるためである。

(2)維持量に達すれば数か月に1度の外来通院でも十分であるが，内服を欠かさないようにしっかりと患者指導しておく必要がある。

　「朝食後に内服」と処方することが多いが，患者は朝食後の内服を忘れその後に思い出すと，もう時間をすぎているのでそのまま翌日まで内服しないと判断してしまう場合もある。薬の特性に応じ，T₄製剤の場合は気がついたら食事と関係なしでもかまわないので必ず毎日内服するように指導する。また感冒や妊娠などの際に自己判断で内服を中断してしまう場合もあるが，そのようなときも内服するよう指導する。

● **日常生活上の注意**　甲状腺ホルモンの投与量が維持量に達して安定化している場合，内服の継続，定期的な通院，ヨウ素の過剰摂取に気をつければ，生活上それ以外の注意はとくにない(甲状腺機能低下症患者の看護については，● 214ページ)。

5 亜急性甲状腺炎

　なんらかのウイルス感染が原因と考えられている。破壊性甲状腺炎の項(● 106ページ)も参照されたい。

● **症状とその病態生理**　感冒様症状に引きつづき，甲状腺に圧痛を伴う局所的な腫脹(びまん性甲状腺腫大でないこともある)が出現する。全身的な発熱も伴う。甲状腺の局所的な腫脹と圧痛は，時間とともに両葉の間を移動することがある。

　亜急性甲状腺炎の患者は，来院時「のどが痛い」と訴えて来院することが多い。このとき，単なる感冒と最初から決めつけて診察し，咽頭は観察しても頸部の触診を行わないと誤診してしまう。頸部を触診しさえすれば，甲状腺に一致して強い圧痛が存在するので，そのことだけで診断にかなり近づく。軽い甲状腺中毒症(頻脈・発汗過多など)もきたすことがある。

● **診断**　C反応性タンパク質(CRP)と赤沈が高値を示し，白血球数は通常上昇しない。甲状腺ホルモンとサイログロブリンは上昇する。甲状腺自己抗体(抗甲状腺ペルオキシダーゼ抗体，抗サイログロブリン抗体)は陰性であるが，一過性に軽度上昇することもある。

　超音波検査を行うと，圧痛の部位に一致して低エコー領域がみられる。

　確定診断のために¹²³I摂取率の低下を証明することもあるが，臨床所見と

NOTE

❶T₃の製剤もあるが，T₃は内服後の血中濃度の変動が激しい。一方，T₄製剤は血中半減期が約7日と長いため，1日1回の内服でも血中濃度を安定化できる。

血液検査，超音波所見からほぼ診断可能である。

　鑑別診断を要する疾患としては，急性化膿性甲状腺炎，慢性甲状腺炎の急性増悪，甲状腺嚢胞内への出血，甲状腺未分化がんがあげられる。

●**治療**　軽度のものは非ステロイド性消炎鎮痛薬で軽快するが，ステロイド薬の投与を必要とすることが多い。投与後数日で劇的に疼痛は消失するが，ステロイド薬の減量を急ぐと再燃する。徐々に減量し，通常2か月前後は内服する必要があるので，症状が改善してもけっして独断で内服を中断しないように患者に指導する。甲状腺中毒症所見が強い場合は，一時的にβ遮断薬を投与する。

6　甲状腺腫瘍

　甲状腺に結節性病変を触知した場合，以下の疾患が考えられる（●表5-6）。

　１**腺腫様甲状腺腫**　病理学的には甲状腺濾胞細胞の過形成である。特徴としては結節が多発することと，結節と正常部分との境界が不明瞭である場合が多いことがあげられる。ときには，甲状腺全体が大小多数の結節で占められている場合もある。

　２**濾胞腺腫**　被膜をもち，組織学的に濾胞構造を示す。ときに濾胞がんとの鑑別が困難な症例がある。

　３**乳頭がん**　悪性腫瘍の大半を占める。もともとは組織学的に乳頭状構造をとることから乳頭がんと分類されるようになったが，現在では細胞の異型性で判断し，濾胞構造をとっていても異型性が強い場合は乳頭がんと病理分類されている。

　４**濾胞がん**　細胞の異型性はほとんどなく濾胞構造を保っているが，被膜浸潤，脈管侵襲，遠隔転移を伴っているものをいう。術前診断が非常に困難な場合が多い。

　５**低分化がん**　高分化型乳頭がんや濾胞がんと，未分化がんとの中間的な特徴を示すものをいう。

　６**未分化がん**　増殖が非常に活発ながんであり，発見されたときにはすでに広範に浸潤していることが多い。もともと乳頭がんなどがあり，それが未分化がんに移行することもある。

　７**悪性リンパ腫**　もともと慢性甲状腺炎が存在し，そこに浸潤していたリンパ球から発生することが多い。

●**表5-6　甲状腺腫瘍の分類**

腫瘍様病変	腺腫様甲状腺腫
良性腺腫	濾胞腺腫
悪性腫瘍	乳頭がん（＞90%） 濾胞がん 低分化がん 未分化がん 悪性リンパ腫 髄様がん

⑧**髄様がん**　濾胞細胞の間に散在している，濾胞傍細胞（◐ 22 ページ，図 2-7）というカルシトニン産生細胞から発生するがんである。家族性のこともあり，また副腎腫瘍，副甲状腺腫瘍などと合併すること（多発性内分泌腫瘍症〔MEN〕，◐ 128 ページ）もある。

◉ **疫学・予後**　甲状腺腫瘍も甲状腺疾患の例外にもれず，女性に多い。

頻度に関しては病理解剖や健康診断などさまざまな調査があるが，おおよそ腺腫様甲状腺腫，腺腫，がんともに数％〜10％以上の頻度で見つかる。超音波検査をすると女性の半分以上に甲状腺結節が見つかるとの報告もあり，非常に頻度の多い疾患である。臨床的に最も問題になるのはがんの頻度であるが，微小がんまで含めると 10％以上との報告もある。しかし直径 10 mm 以下の微小がんは経過観察しても臨床的に問題とならないこともあり，また自然消滅した例の報告もあり，はたして全例に手術の必要があるのかどうかが問題となっている。

術後の乳頭がんの 10 年生存率は 80％以上，濾胞がんの 10 年生存率が 70％前後と，一般的には甲状腺がんの予後は良好であり，がんとはいっても致命的にはならないことが多い。しかし，未分化がんは進行が速く，1 年生存率が 50％以下と予後が不良である。

◉ **症状とその病態生理**　以前は前頸部腫瘤で気づかれ来院することが大半であったが，最近は健診で頸部超音波検査を行い発見されることが多くなっている。脳ドックで頸動脈エコーを行い発見されることも増えている。

濾胞腺腫はやわらかい単発の結節であることが多く，腺腫様甲状腺腫では，多発結節でかたさもやわらかいものから，表面が石灰化してかなりかたいものまでさまざまである。

乳頭がんはかたく，気管や皮膚と癒着し可動性が低下していることがある。通常，自発痛はないが，結節（腺腫様甲状腺腫・腺腫・がんのいずれも）内部が囊胞性変化をきたし，その中に出血して急速に囊胞が大きくなったときには結節の痛みを伴い，亜急性甲状腺炎との鑑別が必要となることもある。また未分化がんの場合も，急速ながんの増殖によって痛みを伴うことがある。

---

column 　**原子力災害と甲状腺がん**

原子力災害などによって放射性ヨウ素（^{131}I）が大気中に放出され体内に取り込まれると，甲状腺に集まり，内部被曝となって甲状腺のがん化の原因となる。東日本大震災での原子力発電所事故の影響を福島県で継続調査中で，小児甲状腺がんが多く見つかったとの報道もされているが，学術的には被曝との因果関係は証明されていない。一方，1986 年のチェルノブイリ原子力発電所事故では，小児において甲状腺がんの発症が増加した。

原子力災害時の甲状腺がん発症の予防として，災害直後に安定ヨウ素剤（放射性のないヨウ素の製剤）を内服すると，甲状腺が安定ヨウ素で満たされ，放射性ヨウ素の取り込みを抑えてくれる。安定ヨウ素剤は，災害発生直後にすみやかに内服する必要がある。

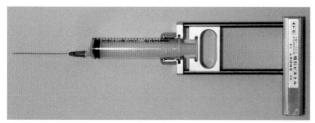

a. 吸引ピストル

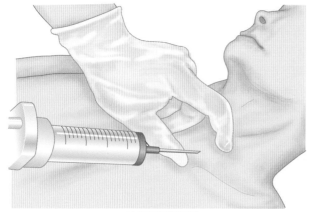

b. 穿刺吸引細胞診

◎図5-17　甲状腺穿刺吸引細胞診
触診またはエコーガイド下でカテラン針を結節に穿刺し，10回前後ピストン運動をし，その陰圧で細胞を採取する。

　悪性腫瘍が周囲に浸潤し，甲状腺の背側を走っている反回神経(◎21ページ，図2-6)を切断すると嗄声となる。声帯を観察すると，患側の声帯が正中で固定している。良性腫瘍による圧迫のみでは反回神経麻痺をきたすことは通常ないので，悪性腫瘍を示唆する重要な所見となる。

　通常，全身的な自覚・他覚症状はない。結節が**甲状腺ホルモン産生腫瘍**(**プランマー病**)の場合，甲状腺中毒症状を伴うが，ヨウ素摂取の少ない地方に住む白色人種には多いものの日本人ではまれである。

● **診断**　超音波検査と穿刺吸引細胞診でがんの大半を占める乳頭がんの診断は可能であることが多い。

　1　超音波検査　超音波検査は非侵襲的で簡便であるので，外来で検査が行われる。超音波検査によって，単発か多発か，内部構造の特徴，被膜構造の有無，周囲リンパ節の腫大の有無などの所見が得られ，良性か悪性かの判断がかなりしぼり込まれる。

　2　穿刺吸引細胞診　次に，穿刺吸引細胞診を行う。特別の吸引ピストル(◎図5-17-a)にディスポーザブルの注射器と21Gのカテラン針をつけ，結節部に穿刺し陰圧をかけて結節を構成する細胞を採取し(◎図5-17-b)，スライドグラスに塗抹して細胞の異型性を観察する。がんのうち，最も頻度の多い乳頭がんにおいては，構造的特徴からがん細胞が集団となって採取され，核の形態などから比較的容易に診断が可能である。侵襲や危険性は少ないので外来でも可能な検査であり，検査当日の入浴を制限する程度ですむ。

　3　血液検査　血液検査では，甲状腺腫瘍はどれでも血中サイログロブリ

ン値は上昇するが，そのほかの腫瘍ではない甲状腺疾患でも上昇するので，いわゆる腫瘍マーカーとしての価値はない。しかし，甲状腺を全摘すれば，サイログロブリンを合成している正常組織は体内から消失しているため，甲状腺がんで甲状腺全摘したときの再発の指標としての価値は高い。髄様がんでは，その発生母地になった濾胞傍細胞が産生しているカルシトニンの血中濃度が上昇し，また消化管系の腫瘍マーカーとして知られるがん胎児性抗原（CEA）も上昇する。

●**治療**　良性腫瘍の場合は経過観察となるが，囊胞性変化をきたしている場合は数回内容液を吸引したり，吸引後エタノールを注入することにより囊胞を縮小させることができる。良性腫瘍や腺腫様甲状腺腫を疑われても，その大きさが増大し悪性腫瘍への転化が疑われてきた場合や，美容上に問題が出てきた場合などには腫瘍摘出術を行う。

　悪性腫瘍の場合は，治療の中心は手術となる。悪性腫瘍の進展度に応じて，甲状腺の片葉切除術ですむ場合から，甲状腺全摘術を行う場合まである。また必要に応じ頸部のリンパ節郭清も行う。

　未分化がんの場合は進展が非常に速く，手術自体ががん細胞を播種させてしまう危険も高い。かといって，化学療法や放射線療法もほとんどの症例で効果を期待できないが，最近は分子標的薬を使用することにより，一部予後の改善も報告されてきている。

　手術の際の問題点としては，片側の反回神経麻痺による嗄声（両側の麻痺の場合は窒息の危険がある）や，4つある副甲状腺すべてを摘出してしまったときにおこる副甲状腺機能低下症がある。とくに頸部リンパ節郭清を行う場合には十分注意する必要がある（甲状腺切除術を受ける患者の看護については，● 217ページ）。

　乳頭がんの場合は腫瘍へのヨウ素の取り込みが低下していることが多いが，濾胞がんの場合はヨウ素を取り込む能力を残存していることが多いので，とくにその転移巣に対して^{131}I内照射を行うこともある。

7 非甲状腺疾患 nonthyroidal illness

　重症消耗性疾患や手術後，外傷時などにおいて，甲状腺自体に病変がなくても甲状腺機能検査に異常を呈することがある。T_3値が低値を示すことが多く，**低T_3症候群** low T_3 syndrome ともよばれる。さらに重篤化するとT_4も低下する。

●**症状とその病態生理**　症状は基礎疾患の症状のみであり，本疾患に特異的な症状はない。T_3，ときにT_4の低値を示すが，TSH の上昇を伴わないのが特徴である。T_3が低値をきたす機序についてはいくつかの説があるが，重篤な状態では甲状腺ホルモンを低下させ，末梢の代謝を低下させて生命を温存する合目的な反応と解釈されている。基礎疾患が軽快すると甲状腺機能も正常化する。

●**診断**　fT_3，ときにfT_4の低下と，TSH の正常ないし軽度低下をみとめるが，中枢性甲状腺機能低下症や，軽度の原発性甲状腺機能低下症との鑑別が

困難な場合がある。甲状腺自己抗体などを検査し，原発性甲状腺機能低下症の原因となる疾患の有無について検討を行う。

● **治療**　この病態は生体の適応反応であるため，基本的には甲状腺ホルモンを補充しても効果はない。しかし基礎疾患によっては，ホルモン補充によって予後を改善させたとの報告もあり，今後の検討課題となっている。

4　副甲状腺疾患

● **疾患の概要**　副甲状腺ホルモン（PTH）は血清カルシウム（Ca）を維持する機能があるため，**副甲状腺機能亢進症**は高カルシウム血症を，**副甲状腺機能低下症**は低カルシウム血症をきたす。実際には鑑別診断が重要となるが，副甲状腺疾患の理解には，PTHと血清カルシウム値との関係を把握することが早道となる（●表5-7）。

1　原発性副甲状腺機能亢進症

　副甲状腺からのPTHが分泌亢進し高カルシウム血症をきたす疾患である。女性に多く，わが国では2,000〜3,000人に1人程度で欧米より頻度は低い。副甲状腺は左右に2腺ずつ計4腺あり，原因の多くは1腺の副甲状腺腫瘍である。そのほかは過形成や副甲状腺がんが原因となる。過形成は複数の副甲状腺が腫大した家族性やMEN（多発性内分泌腫瘍症）によるもので，原因遺伝子が同定されている（● 128ページ）。

● **症状とその病態生理**　PTHは，骨吸収を促進しカルシウムを骨から遊離させ，腎尿細管でカルシウムの再吸収とビタミンDを活性化する。さらに活性型ビタミンDは腸管からのカルシウムの吸収を促進する。これらのPTHの過剰作用によって血清カルシウムは上昇する。一方，PTHは腎臓において尿中リン排泄を促進することから，血清リンは低下する（● 35ページ，図2-19）。

　臨床症状は，骨病変，腎病変，そのほかに分けられ，以下のような症候を

●表5-7　副甲状腺疾患の分類

疾患	原因	血清カルシウム	頻度
PTHが上昇する疾患			
原発性副甲状腺機能亢進症	副甲状腺腫瘍	上昇	多い
続発性副甲状腺機能亢進症	慢性腎不全	低下	多い
偽性副甲状腺機能低下症	遺伝子異常など	低下	まれ
PTHrPが上昇する疾患			
PTHrP産生腫瘍	悪性腫瘍からの産生	上昇	多い
PTHが低下する疾患			
副甲状腺機能低下症	頸部手術，遺伝子異常など	低下	多い

きたす。高カルシウム血症が軽度な場合は，ほとんど自覚症状はみとめず，健康診断や他疾患のスクリーニング検査で偶然に高カルシウム血症を指摘され無症候性として発見される場合もある。

[1] 骨病変：病的骨折，骨痛　骨の脱灰により線維性骨炎をきたし病的骨折や骨痛をきたす。皮質骨の骨量減少が優位なため，手足の骨折が多い傾向がある。

[2] 腎病変：血尿，腰背部痛(腎結石，尿管結石による)　尿からのカルシウム再吸収を上まわる尿中カルシウム排泄の亢進により，腎結石および尿管結石をきたす。腎結石，尿管結石患者の数％は原発性副甲状腺機能亢進症によるものであり，とくにカルシウム結石で再発を繰り返す患者では本疾患の存在に注意が必要である。

[3] その他：胃潰瘍，膵炎，精神症状など　ガストリンの分泌亢進作用により，胃潰瘍や急性膵炎をきたす。精神症状はイライラや倦怠感，不眠といったものから，錯乱・意識障害といった重症のものまであり，とくに高カルシウム血症が重篤で急激な場合は症状が進行しやすく，**高カルシウム血症クリーゼ**(◐ 130 ページ)とよばれている。

● **診断**　以下のような検査を行う。

[1] 血液生化学検査　血清カルシウムの50％はアルブミンなどのタンパク質と結合しており，それ以外はカルシウムイオン(Ca^{2+})として存在する。実際には Ca^{2+} が生化学作用を有しており，低アルブミン血症では以下の式で算出した補正カルシウム濃度を用いて血清 Ca^{2+} 濃度を評価する。

補正カルシウム濃度(mg/dL)＝実測カルシウム濃度(mg/dL)＋[4－血清アルブミン濃度(g/dL)]

血清カルシウムの測定の際には，低リン血症の有無，および完全分子型PTH❶intact PTH を測定して高 PTH 血症の有無を確認する。高カルシウム血症で，高 PTH 血症があれば原発性副甲状腺機能亢進症と診断できる。PTH が高値とならない場合，悪性腫瘍に伴う高血症(PTHrP 産生悪性腫瘍〔◐ 116 ページ〕，悪性腫瘍の骨転移・骨浸潤)，薬剤性(ビタミン D 中毒)などが鑑別となる。

[2] 画像検査　腫大副甲状腺の局在診断には頸部超音波検査が有用である。造影CT，MRI も有用である。また，5〜10％は本来の局在とは別に甲状腺内や縦隔内など異所性に副甲状腺腫が存在することがあり，発見にはシンチグラフィが有効である。現在は ^{99m}Tc-MIBI シンチグラフィが用いられている。

● **治療**　治癒のためには腫瘍摘出術が必要であり，骨病変，腎病変のある場合や自覚症状があり血清カルシウム値が高値である場合は適応となる。一方，無症候性では，長期的には骨量低下から骨折や腎・尿管結石などのリスクがあるため，定期検査を行い手術の適否を検討する。軽症例や手術困難例では，内科治療を検討する。骨量低下の内科的治療としてビスホスホネート製剤を用いる。また術後再発例や手術困難例に対してカルシウム感知受容体

NOTE

❶完全分子型 PTH
　PTH は血中で分解されやすく，ホルモン作用のない PTH の断片も存在している。そのため，高 PTH 血症の診断には，分解されていない状態，すなわち完全分子(intact)型の PTH を測定することが有用である。

作動薬であるシナカルセト塩酸塩(レグパラ®)，エボカルセト(オルケディア®)が用いられている。

2 続発性副甲状腺機能亢進症

● **症状とその病態生理**　続発性副甲状腺機能亢進症は，おもに**慢性腎臓病** chronic kidney disease(CKD)による高リン血症やビタミンD活性障害によって生じる低カルシウム血症により生じる。また，吸収不良や薬剤による低カルシウム血症でもおこることがある。CKDでは腎性骨異栄養症をきたして骨折リスクが増加し，血管石灰化や心血管疾患も引きおこすことから，CKD-MBD(mineral and bone disorder)とも称されている。

● **診断**　低カルシウム血症，高リン血症をきたし，PTHは上昇する。また，画像検査では副甲状腺の過形成を頸部超音波検査で確認できる。

● **治療**　高リン血症の是正が続発性副甲状腺機能亢進症の病態改善に重要であることから，低リン食の指導やリン吸着剤の内服が行われている。低カルシウム血症に対しては，活性型ビタミンDや炭酸カルシウムを投与して血清カルシウムを上昇させる。これらによっても高PTH血症が改善しない場合は，シナカルセト塩酸塩，エボカルセトが用いられている。また，治療効果が不充分で画像検査で副甲状腺腫大が確認できる場合は，副甲状腺摘出術 parathyroidectomy(PTx)が行われるが，最近は薬物治療の進歩で減少している。

3 PTHrP産生悪性腫瘍

悪性腫瘍に伴い高カルシウム血症をみとめることがある。おもに末期患者でみられ，悪性腫瘍の骨転移・浸潤による骨溶解によっておこる場合と，腫瘍細胞が産生する**PTHrP(PTH関連ペプチド)**❶によっておこる場合があり，後者が本疾患に該当する。

● **症状とその病態生理**　悪性腫瘍から分泌されるPTHrPはPTHと同じ受容体に作用し，カルシウムを骨から遊離させ腎尿細管でカルシウムを再吸収することで高カルシウム血症をきたす。原因となる悪性腫瘍は扁平上皮がんが多く，腺がんに少ない。成人T細胞性白血病ではPTHrP産生によって高カルシウム血症きたす頻度が多いことが知られている。比較的急速に高カルシウム血症をきたすため，食思不振や全身倦怠感，脱水などの自覚症状を伴いやすい。

● **診断**　悪性腫瘍の患者において高カルシウム血症をきたした場合，PTH低値でPTHrPが高値となる場合は本疾患を考える。しかし，悪性腫瘍の患者では低栄養のため低アルブミン血症を伴いやすく，実測カルシウム値は高値ではないことが多い。また，高カルシウム血症による倦怠感などの症状はもともとの悪性腫瘍に伴う症状と重なるため，高カルシウム血症の診断が遅れ意識障害をきたして判明することもあることから，悪性腫瘍の患者では血清カルシウム値を測定し補正カルシウム値で評価することが重要である。

● **治療**　著明な高カルシウム血症や症状が強い場合は，高カルシウム血症

に対する緊急治療が必要となることがある。脱水の補正のため、大量補液を行い、利尿薬（フロセミド）の静脈内投与を行う。破骨細胞にはたらき骨吸収抑制作用を有するエルカトニン（エルシトニン®）の筋肉内注射や、強力な血清カルシウム低下作用を有するビスホスホネート製剤の静脈投与を行うこともある。また、一般に使用されている高カロリー輸液製剤にはカルシウムが含有されているため使用を避けることも必要である。

4 副甲状腺機能低下症

　副甲状腺ホルモン（PTH）の作用不全により低カルシウム血症および高リン血症をきたす疾患である。原因の多くは、甲状腺や副甲状腺手術、あるいは頸部放射線治療後のPTH分泌不足である。また、PTH不足性副甲状腺機能低下症の原因遺伝子が数多く報告され、原因の特定がなされない特発性副甲状腺機能低下症は減ってきている（▶表5-8）。

　PTH受容体以降の細胞内シグナル伝達機構の異常によって作用不全をきたす偽性副甲状腺機能低下症❶では、PTHは逆に高値を示ししばしばビタミンD欠乏症との鑑別が必要となる（▶114ページ、表5-7）。

● **症状とその病態生理**　低カルシウム血症により**テタニー発作**をきたす。テタニーは口周囲や手足のしびれ、筋肉痛といった症状から、重度となると局所または全身の痙攣をきたすこともある。また、てんかん様全身痙攣発作や、疲労・不安・過敏などの精神症状をきたし、てんかんとして治療を受けている患者も存在する。テタニーでみられる助産師手位（▶図5-18）をみたら、低カルシウム血症も疑う必要がある。また、誘発試験として**トルーソー徴候**（▶図5-19）と**クボステック徴候**（▶図5-20）があり、とくに低カルシウム血症患者ではトルーソー徴候の陽性率が高い。

　歯のエナメル質の欠損、白内障、大脳基底核の石灰化などは慢性低カルシウム血症の特徴である。偽性副甲状腺機能低下症では、遺伝子異常のタイプにより、円形顔貌や低身長、中手骨の短縮などの身体的特徴（**オルブライト徴候**）や精神遅滞を伴うものと伴わないものがある。

● **診断**　低カルシウム血症、高リン血症をみとめた場合、腎機能検査と血清マグネシウムを検査して腎不全と低マグネシウム血症を除外する。intact PTHを測定し、PTHが低値ならPTH不足性副甲状腺機能低下症であり、PTHが高値なら偽性副甲状腺機能低下症を疑う。ただしビタミンD欠乏症は偽性副甲状腺機能低下症と類似の検査所見となることがあるため注意する。

▶**表5-8　PTH不足性副甲状腺機能低下症の鑑別**

- 二次性副甲状腺機能低下症（頸部手術〔甲状腺や副甲状腺〕、頸部放射線照射）
- 遺伝子異常（22q11.2欠失症候群〔DiGeorge症候群〕、HDR症候群、HRD症候群、常染色体顕性低カルシウム血症など）
- 自己免疫疾患（多腺性内分泌不全症1型、カルシウム感知受容体に対する活性化抗体）
- 低マグネシウム血症
- 特発性副甲状腺機能低下症

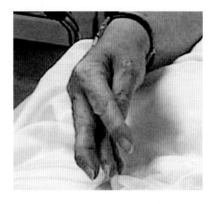

▶図 5-18 助産師手位(産科医の手)
テタニー発作時の手位。産科医や助産師が内診を行うときの手の形に似ていることからこの名がついた。

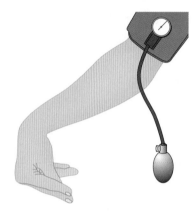

▶図 5-19 トルーソー徴候
血圧計のマンシェットを上腕に巻き,収縮期血圧以上に 3 分間維持すると助産師手位(産科医の手)が出現する。

(提供:東京警察病院 高澤和永医師)

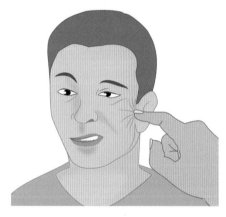

▶図 5-20 クボステック徴候
耳のすぐ前方にある顔面神経を叩くことによって顔面筋・口唇の収縮が誘発される。

(提供:東京警察病院 高澤和永医師)

偽性副甲状腺機能低下症をさらに分類するために,PTH 試験(エルスワース-ハワード試験, ▶64 ページ, 表 4-1)を行うことがある。

● 治療 低カルシウム血症によるテタニー発作に対してはカルシウム製剤を点滴または静脈内注射する。

慢性期は活性型ビタミン D 製剤の単独治療が原則であるが,テタニー症状をきたす際には,カルシウム製剤を併用することもある。過量投与による腎・尿管結石や腎障害を防止するために血清カルシウムが基準値下限前後となるように投与量を調整する。

● 日常生活上の注意 治療は生涯にわたり継続が必要であり,治療の中断

によりテタニー発作をきたすため，決められた内服量をまもるよう指導する。風邪薬などを服用する際にも中止せず，定期の受診と血液検査を受けることを指導する。偽性副甲状腺機能低下症ではビタミン D の補充を行ってもオルブライト徴候や精神遅滞は改善せず，生活支援を続けることが必要である。

5 副腎疾患

　副腎は皮質と髄質からなりたっており，それぞれから分泌されるホルモンが増加する疾患と低下する疾患がある（●表5-9）。

　副腎皮質から分泌される鉱質コルチコイドであるアルドステロンが増加する**原発性アルドステロン症**，糖質コルチコイドであるコルチゾルが増加する**クッシング症候群**，副腎髄質ホルモンが増加する**褐色細胞腫**は，高血圧や糖尿病の原因となるため，高血圧や糖尿病の患者のなかからこれらの疾患を見つけ出すことが重要である。

　副腎皮質ホルモンが低下する疾患として**アジソン病**や**続発性副腎皮質機能低下症**があり，副腎皮質ホルモン，とくに糖質コルチコイドであるコルチゾルは不足に対して適切な補充療法を行わないと死亡につながるため，これらの疾患を正しく診断することが重要である。

1 原発性アルドステロン症

　副腎皮質から，鉱質コルチコイドであるアルドステロンが過剰産生され，

---

plus	**助産師手位**

　助産師手位は副甲状腺機能低下症による低カルシウム血症よりも，過換気症候群で頻繁にみられる所見である。過換気により体内から CO_2 が減少することで呼吸性アルカローシスをきたすと，Ca^{2+} が減少し急性の低カルシウム血症が生じるためである。

---

plus	**ビタミン D 欠乏症**

　ビタミン D は日光照射により皮膚で合成されたり，魚・キノコなど食品から摂取されたりする。日光不足や偏食・消化管手術による吸収障害などでビタミン D 欠乏となることがあり，重度の場合，低カルシウム血症と PTH 高値を呈し，偽性副甲状腺機能低下症と間違われることがある。鑑別のポイントは血清リンが低値であること，血液検査で 25(OH)ビタミン D が低値であることである。わが国では国民全体としてビタミン D 不足の傾向があり，とくに看護師を含めた医療従事者は，日中日光にあたることが少なく，多忙で偏食気味でもあるためビタミン D 不足のことが多い。

○表5-9 おもな副腎疾患の分類

副腎皮質の疾患	
副腎皮質ホルモン増加	原発性アルドステロン症(副腎腺腫,特発性アルドステロン症など) クッシング症候群(ACTH産生下垂体腫瘍,副腎腺腫など)
副腎皮質ホルモン低下	アジソン病(原発性副腎皮質機能低下症) 続発性副腎皮質機能低下症
副腎髄質の疾患	
副腎髄質ホルモン増加	褐色細胞腫

高血圧・低カリウム血症などがおこる疾患である。アルドステロンは,正常状態ではレニン-アンギオテンシン系により調節されているが,その調節機構で制御されずに副腎から自律性に分泌され**原発性アルドステロン症**となる。

　病型分類では,左右一対ある副腎のうち片側性のアルドステロン産生腺腫と特発性アルドステロン症(両側副腎過形成)が大部分であり,両者の比率は1:2〜5である。副腎皮質がんによるものや遺伝性のものはまれである。二次性高血圧をきたす代表的疾患であり,高血圧患者の5〜10%を占める。

● **症状とその病態生理**　アルドステロンは,受容体を介して腎臓の集合管でのナトリウムの再吸収を促進(カリウム,水素の排出も促進)することによって,循環血液量の増加を伴う高血圧,低カリウム血症,代謝性アルカローシスを引きおこす。

　本疾患は軽症のうちに診断されることが多くなったため,低カリウム血症は約30%にしかみられず,周期性四肢麻痺やテタニー(◯117ページ)をおこすことはまれである。本疾患の患者は,本態性高血圧と比較して脳卒中や心筋梗塞をおこすリスクが高く,左室肥大,心房細動,慢性腎臓病,糖尿病やメタボリック症候群,睡眠時無呼吸症候群,骨折のリスクも高まる。

● **診断**　まずは原発性アルドステロン症の診断を行い,つづいて鑑別診断を行う。

　1 原発性アルドステロン症の診断　低カリウム血症の有無にかかわらず,高血圧患者ではすべて本疾患の存在を念頭におくべきである。本疾患のスクリーニング検査は,低カリウム血症合併,40歳未満で高血圧発症,血圧150/100 mmHg以上,治療抵抗性高血圧,副腎偶発腫合併,若年での脳卒中発症,睡眠時無呼吸症候群合併の高血圧症例では優先して行う。

　スクリーニング検査は,30分臥床安静または15分座位安静で採血を行い,血漿レニン活性,血漿アルドステロン濃度を測定する。アルドステロン/レニン比≧200かつ血漿アルドステロン濃度≧60 pg/mLの場合スクリーニング陽性と判定し,アルドステロン/レニン比100〜200かつ血漿アルドステロン濃度≧60 pg/mLの場合は境界域と判定する。抗アルドステロン作用をもつ鉱質コルチコイド受容体拮抗薬に加え,利尿薬やβ遮断薬は検査値に影響を与えるので,2週間前から内服を中止する。

　スクリーニング陽性の場合,機能確認検査を行う。スクリーニング境界域

の場合，患者のニーズや臨床所見（低カリウム血症や副腎腫瘍の有無，年齢）を考慮して機能確認検査の要否を判断する。カプトプリル試験，生理食塩水試験，経口食塩負荷試験，フロセミド立位試験のうち少なくとも1項目陽性であれば原発性アルドステロン症と診断が確定する（各検査については，第4章を参照）。

　②**鑑別診断**　原発性アルドステロン症の診断がついたら，次にアルドステロン産生腺腫か特発性アルドステロン症かを鑑別する。CTでは検出できない小さな腺腫である場合や非機能性副腎腫瘍を合併している場合があり，最終的には副腎静脈サンプリングを行い，副腎静脈血のアルドステロン濃度の左右差によって手術適応を決定する。副腎静脈サンプリングは侵襲的な検査であり，実施できる施設が限られるため，施設間の連携が重要である。

● **治療**　副腎静脈サンプリングで片側性のアルドステロン分泌過剰をみとめた場合，アルドステロン産生腺腫を疑い，片側副腎摘出の手術を行う。一般に，腹腔鏡下副腎摘出術が行われる。専門施設で副腎静脈サンプリングによって診断しても，手術後の血圧の正常化率は37%にとどまり，アルドステロン/レニン比の正常化率は94%である。副腎静脈サンプリングで両側性のアルドステロン分泌過剰をみとめるか患者が手術を希望しない場合には，鉱質コルチコイド受容体拮抗薬であるスピロノラクトン（アルダクトン® A）やエプレレノン（セララ®）などを投与し，効果が不十分な場合は，アムロジピンベシル酸塩（アムロジン®）などのカルシウム拮抗薬を併用して，血圧や血清カリウムのコントロールを行う。

2 クッシング症候群

　副腎皮質ホルモンのうち，糖質コルチコイドの慢性的な過剰状態によっておこる病態を**クッシング症候群**とよぶ。本疾患は，ACTHの分泌過剰による **ACTH依存性クッシング症候群**と，副腎の病変による **ACTH非依存性クッシング症候群**に分類される。

　前者は，ACTH産生下垂体腫瘍（クッシング病）や異所性ACTH産生腫瘍によるACTHの過剰状態（異所性ACTH症候群）が原因となり，後者は機能性の副腎皮質腫瘍（副腎皮質腺腫または副腎皮質がん），原発性副腎皮質過形成（ACTH非依存性大結節性副腎皮質過形成または原発性色素性結節性副腎異形成）が原因となる。ACTH依存性とACTH非依存性の割合はおよそ2：3とされるが，近年さらにACTH非依存性の割合が増加している。ACTH非依存性クッシング症候群の大部分は，副腎皮質腺腫である。

● **症状とその病態生理**　クッシング症候群の症状は，糖質コルチコイドであるコルチゾルの過剰によっておこり，コルチゾルの作用を反映して症状も多岐にわたる。クッシング症候群では，特徴的な顔貌，体型の変化をおこし，高血圧，糖尿病，脂質異常症，骨粗鬆症などの生活習慣病と同じような代謝異常が生じる。各症状については，クッシング病（● 88ページ）で説明している。クッシング症候群の症状を関係する代謝系列ごとにまとめたものが，●表5-10である。

◖表5-10 クッシング症候群の症状

代謝系列	症状
脂質代謝異常	満月様顔貌, 中心性肥満, 水牛様脂肪沈着, 脂質異常症
タンパク質代謝異常	赤紫色皮膚線条, 皮下溢血(いっけつ), 筋萎縮
糖代謝異常	糖尿病
電解質異常	高血圧, 低カリウム血症
骨代謝異常	骨粗鬆症
男性ホルモン増加	にきび(痤瘡(ざそう)), 多毛
その他	精神障害, 易感染性

　一方, クッシング症候群に特徴的な身体所見がない症例のなかに, 腹部CTなどの画像診断で偶然に副腎腫瘍が発見され(**副腎偶発腫**), ホルモン検査を行うと糖質コルチコイドの軽度の自律性分泌が証明されることがある。このような病態を**サブクリニカルクッシング症候群**とよぶ。サブクリニカルクッシング症候群では, 高血圧や糖尿病などを合併する割合が高く, 心筋梗塞や脳卒中, 骨折のリスクが高まることが明らかになっており, どのような場合に手術適応とするかが検討されている。

● **診断**　これらの症状からクッシング症候群を疑った場合, まず血中ACTHと血中コルチゾルの測定を行う。ACTHが抑制され, コルチゾルが高値である場合, ACTH非依存性クッシング症候群の可能性が高くなる。少量デキサメタゾン抑制試験(◐ 64ページ)によって血中コルチゾルが抑制されない場合, クッシング症候群と診断する。コルチゾルの日内変動の消失, 蓄尿検査による尿中コルチゾルの増加も診断の参考になる。ACTH依存性とACTH非依存性の鑑別は, 血中ACTH, 大量デキサメタゾン抑制試験, CRH試験におけるACTHの反応性などによって行う。

　ACTH非依存性, すなわち副腎性であることが確定したら, 部位診断にうつる。原発性アルドステロン症とは異なり, ほとんどの場合CTによって診断できる。[131]I-アドステロール副腎シンチグラフィも有用である。

● **治療**　副腎皮質腺腫と考えられる片側副腎腫瘍の場合, 原則として病側副腎の摘出を行う。現在は, 腹腔鏡下副腎摘出術が行われる。術後, 長期間抑制されてきた健側の副腎皮質は萎縮しており, 回復するまでに長期間を要するので, ステロイド薬を投与し, 漸減していく治療が必要となる。

　両側副腎皮質腺腫や両側の原発性副腎皮質過形成の場合, 原則として両側副腎摘出を行う。両側性の病変でも, サブクリニカルクッシング症候群の場合, 片側副腎摘出や副腎部分切除も考慮される。

　手術不能例に対する薬物治療として, 副腎のコルチゾル合成にかかわる酵素を阻害するメチラポン(メトピロン®)やオシロドロスタットリン酸塩(イスツリサ®)が使用される。

　サブクリニカルクッシング症候群に対しては, 手術により糖尿病や高血圧が改善し, 骨折のリスクを減らすことが明らかになってきたため, 患者の合

併症を考慮して手術適応を決定する。

3　原発性副腎皮質機能低下症

　副腎皮質機能が低下して，おもに糖質コルチコイド不足による症状がおこる疾患を**副腎皮質機能低下症**とよぶ。このうち後天性，慢性の原発性副腎皮質機能低下症を**アジソン病**とよぶ。副腎皮質機能低下症の原因としては，原発性より下垂体からの ACTH の分泌不全による続発性が大部分を占める。急性副腎皮質機能低下症は，慢性の経過にある患者が感染や手術などによりストレス状態となった場合に発症することが多い。

　アジソン病の原因として，かつては副腎結核が多かったが，1990 年代以降は特発性のほうが多くなった。特発性アジソン病は，自己免疫性副腎炎によると考えられている。急性副腎皮質機能低下症は，もともと存在する軽度の慢性副腎皮質機能低下症にストレスが加わった場合に発症することが多く，その他，敗血症や播種性血管内凝固症候群(DIC)による両側副腎の急性出血性破壊によることがある。ステロイド薬の長期投与により視床下部-下垂体-副腎系が抑制された患者が急に投与を中断された場合にも，急性副腎皮質機能低下症となる。

● **症状とその臨床生理**　慢性の副腎皮質機能低下症の場合，倦怠感や食欲不振などを訴え，不定愁訴として扱われ診断が遅れることが多い。原発性副腎皮質機能低下症の場合，コルチゾルの負のフィードバックがかからないため，ACTH 分泌増加に伴う**色素沈着**をきたすのが特徴である。これは，ACTH 分泌増加とともにメラニン細胞刺激ホルモン(MSH)が増加し，メラニン色素を増加させることによる。この場合の色素沈着は，爪床や口腔粘膜，舌にもおこる。続発性副腎皮質機能低下症では，色素沈着はおこらない。

　その他，代謝系別の症状を●表 5-11 にまとめた。クッシング症候群や原発性アルドステロン症と対比すると理解しやすい。

　急性副腎皮質機能低下症の場合は，**副腎クリーゼ**(● 131 ページ)ともよばれ，上記症状が急激に激しくあらわれ，ショック状態となり，意識障害や呼吸障害なども伴う。早急に治療しないと，死亡する可能性がある。

●表 5-11　原発性副腎皮質機能低下症の症状

代謝系列	症状
代謝全般	易疲労感，脱力感，体重減少
糖代謝異常	低血糖。糖質コルチコイドの低下により，肝臓の糖新生は低下し，空腹時血糖は正常下限前後に低下することが多い。
電解質異常	低血圧，低ナトリウム血症，高カリウム血症。鉱質コルチコイドが低下し，腎臓においてナトリウム排泄，カリウム再吸収が促進されるために生じる(続発性副腎皮質機能低下症の場合にはアルドステロン分泌はほぼ温存されているため，電解質異常はおこりにくい)。
副腎アンドロゲン低下	女性：腋毛・恥毛の脱落。男性：精巣からアンドロゲンが分泌されているので副腎に障害があっても腋毛・恥毛の脱落はおこらない。
その他	精神障害(無気力)，消化器障害(吐きけ・嘔吐，食欲不振)

● **診断**　全身倦怠感や食欲不振, 体重減少などの自覚症状, 皮膚, 粘膜の色素沈着, 低ナトリウム血症, 高カリウム血症, 低血糖, 好酸球増多など, その一般検査異常から本疾患を疑う。副腎クリーゼが疑われる場合は, 採血し, ホルモンの検査を提出するか, 血清を保存しつつ治療にふみ切る場合がある。

　副腎皮質機能低下症は, 血中コルチゾルの低下が証明できれば診断できる。尿中遊離コルチゾルも低下する。原発性であれば血中 ACTH が著明に上昇する。ACTH 試験では原発性ではコルチゾルは無反応であるが, 続発性ではコルチゾルの反応をみとめる。また, 副腎皮質機能低下症をおこした原疾患の診断として, 腹部 CT を行う。結核性のアジソン病の場合, 両側副腎腫大か副腎の石灰化をみとめる。自己免疫性副腎炎では抗副腎抗体が陽性となる。

● **治療**　コルチゾルと同じ物質であるヒドロコルチゾン（コートリル®）を経口投与で補充することが多いが, 半減期の長いデキサメタゾンリン酸エステルナトリウム（デカドロン）やプレドニゾロン（プレドニン®）を投与することもある。ヒドロコルチゾンの投与量は 1 日あたり 15 mg〜20 mg の場合が多く, 朝夕の 2 回の投与で, 生理的な日内変動に合わせて朝の内服量を多めにすることが多い。

　感染, 抜歯, 手術, 内視鏡などの侵襲的検査のようなストレスが加わった状態（シックデイ）では, 糖質コルチコイドの需要が増大することに応じてヒドロコルチゾンの投与量を増量する必要がある。患者には, シックデイには一定期間内服量を増量することを指導する。3 日間 3 倍量にするという指導が覚えやすいのでよく行われている。手術などにより侵襲が強い場合や, 症状が激しく経口摂取が困難な場合は, 十分量のヒドロコルチゾンコハク酸エステルナトリウム（ソル・コーテフ®）の静脈内投与を行う。

4　褐色細胞腫

　カテコールアミンを産生する副腎髄質または傍神経節のクロム親和性細胞由来の腫瘍である。後者はパラガングリオーマともよばれる。高血圧患者の0.5％程度にみられる, まれな疾患である。多発性内分泌腫瘍症 2 型, 神経線維腫症Ⅰ型, フォン＝ヒッペル-リンダウ病という遺伝性疾患に伴うことがあり, これらも含め本疾患の約 30％は遺伝子異常によっておこると考えられる。褐色細胞腫の約 10％は悪性である。

● **症状とその病態生理**　本疾患の典型的症状は, 頭痛を伴う発作性高血圧である。また典型例では発汗過多, 体重減少, 高血糖がみられ, 甲状腺機能亢進症の症状に類似する。高血圧では, 実際には持続性高血圧のほうが多く, またとくに症状がなく副腎偶発腫として発見されることもある。救急搬送されるような激烈な症状から無症状まで, 臨床像が多彩であるのが特徴である。

　慢性的なカテコールアミンの過剰により, 心筋が障害され心不全になることがある。またインスリン抵抗性を引きおこすことにより, 糖尿病を合併することがある。

● **診断**　本疾患の診断には，血中・尿中のアドレナリン・ノルアドレナリンを測定し，正常上限の3倍以上の高値を証明する。ホルモン分泌が発作性におこっていることもあり，代謝産物である血中・尿中メタネフリン・ノルメタネフリンの測定が有用である。誘発試験によって高血圧発作やカテコールアミンの上昇を証明する方法や，抑制試験によって血圧の有意な低下を証明する方法があるが，それぞれ危険を伴うので適応には十分注意が必要である。

　本疾患の腫瘍は大きいので，CTで容易にみつかることが多い。MRIでの腫瘍の脂肪含有量が少ない所見や，T2強調画像での高信号は，本疾患の診断に有用である。MIBG-シンチグラフィは，褐色細胞腫に特異的に集積するので確定診断として重要であり，短時間で検査できる^{123}I-MIBGシンチグラフィが普及している。

● **治療**　手術による腫瘍の切除を原則とする。術前にα遮断薬を十分に投与して，血圧をコントロールしてから手術を行うことが重要である。本疾患は，手術標本の病理検査でも良性・悪性の診断が確定できないことがあり，良性と判断されても術後長期間たってから転移・再発をおこすことがあるので，術後長期間にわたり経過観察を行う必要がある。

　カテコールアミン分泌過剰に対する薬物治療としてメチロシン（デムサー®）を投与する。

　悪性腫瘍に対しては，化学療法や^{131}I-MIBG大量療法が行われる。

6 性腺疾患

● **疾患の概要**　性腺は男性では精巣，女性では卵巣であり，視床下部のゴナドトロピン放出ホルモン（GnRH），下垂体のゴナドトロピン（黄体形成ホルモン〔LH〕，卵胞刺激ホルモン〔FSH〕）の刺激により，精子形成または卵胞成熟と性ホルモンの分泌を行っている。性腺のおもな機能は，第二次性徴の発現・維持と，男性では精子の形成，女性では排卵のはたらきにより，妊娠を可能にすることである。したがって性腺機能が低下すると**第二次性徴の欠如**，**無月経**，**不妊**などを引きおこし，性腺機能が異常に亢進すると**性早熟**をきたす。

1 男性性腺機能低下症

● **症状とその病態生理**　思春期以前に本症が発症した場合，第二次性徴が発現せず，長身で手足の長い体型となる。思春期以降に発症した場合は，身体的特徴は明らかではなく，不妊症や勃起障害が症状となる。

　男性性腺機能低下症は，精巣に障害がある原発性と，視床下部や下垂体に障害がある続発性に分けられる。原発性男性性腺機能低下症には多様な疾患が含まれるが，染色体異常（多くは性染色体がXXY）が原因である**クラインフェルター症候群**は代表的な疾患であり，高ゴナドトロピン血症を呈する。続発性男性性腺機能低下症は視床下部・下垂体の障害によるゴナドトロピン

分泌不全が原因であり，*KAL 1*遺伝子異常を原因とするカルマン症候群が含まれる。

● **治療**　本症の治療は，原発性ではテストステロンの補充が，続発性ではGnRHやゴナドトロピン（下垂体性性腺刺激ホルモン，胎盤性性腺刺激ホルモン）の投与，またはテストステロンの補充が行われており，治療法は，第二次性徴の獲得や維持，挙児といった目的によって選択される。

2 男性性腺機能亢進症

　頭蓋内腫瘍やさまざまな中枢神経系障害によるGnRH分泌過剰を原因とする真性性早熟症と，hCG産生腫瘍や先天性副腎過形成によるアンドロゲン過剰を原因とする仮性性早熟症がある。原疾患の治療が優先されるが，性腺抑制療法として現在ではLH-RHアナログが用いられる。

3 女性性腺機能低下症

　女性性腺機能低下症は，性腺自体の障害である原発性と，視床下部・下垂体の障害によるゴナドトロピン分泌不全による続発性に分けられる。

　原発性性腺機能低下症は，性腺形成不全症候群や染色体異常（多くは性染色体がXのみ）が原因である**ターナー症候群**，**多嚢胞卵巣症候群**を含む。

　続発性性腺機能低下症には，視床下部-下垂体機能低下症，ゴナドトロピン単独欠損症，機能性ゴナドトロピン分泌低下などがある。**神経性食欲不振症**は機能性ゴナドトロピン分泌低下の原因として重要である。

　症状としては，思春期の欠如，無月経や不規則な月経周期，早期閉経，不妊がある。

　治療としては，思春期発来と維持のために女性ホルモンの補充療法が行われ，妊娠を可能にするためにLH-RH療法，ゴナドトロピンの投与が行われる。

4 女性性腺機能亢進症

　頭蓋内腫瘍やさまざまな中枢神経系障害によるGnRH分泌過剰を原因とする真性性早熟症と，卵巣腫瘍などによるエストロゲン過剰を原因とする仮性性早熟症がある。エストロゲン産生腫瘍では，性成熟期に発症すると頻発月経や不妊がおこり，高齢者では再女性化がおこる。原疾患の治療，またはLH-RHアナログの投与が行われる。

7 膵・消化管神経内分泌腫瘍

● **疾患の概要**　**神経内分泌腫瘍** neuroendocrine tumor（**NET**）は，内分泌腺，消化管，肺など，ほぼ全身に広く分布する神経内分泌細胞から発生した腫瘍の総称である。NETには，ホルモン産生腫瘍とホルモンを産生しない非機能性腫瘍がある。

　消化管NETの大部分は，従来カルチノイド腫瘍とよばれていた種類の腫

瘍であり，多くは非機能性であるが，腫瘍から産生されるセロトニンやヒスタミンなどの生理活性物質によって皮膚潮紅などの臨床症状を呈する場合があり，**カルチノイド症候群**とよばれる。

膵 NET には，消化管ホルモンを産生するインスリノーマ，ガストリノーマ，グルカゴノーマ，VIP 産生腫瘍，ソマトスタチノーマなどがある。

膵 NET の約 10% は，多発性内分泌腫瘍症 1 型(● 128 ページ)などの遺伝性疾患の併発病変の 1 つとして発症する。

NET は良性，悪性の診断がむずかしい腫瘍であり，病理組織学的に NET G1，NET G2，NET G3，NEC(neuroendocrine carcinoma)に分類される。

● **治療**　膵・消化管 NET の治療は，外科的切除が基本となる。

消化管ホルモン産生を低下させる治療に，ソマトスタチン誘導体であるオクトレオチド酢酸塩(サンドスタチン®，サンドスタチン® LAR®)およびランレオチド酢酸塩(ソマチュリン®)，インスリノーマに対するジアゾキシド(ジアゾキシドカプセル 25 mg「OP」)がある。また，ホルモン産生による症状に対する治療として，プロトンポンプ阻害薬や H_2 阻害薬，輸液による糖質・アミノ酸・脂肪・電解質の補充などがある。

切除不能例や転移に対しては，化学療法やソマトスタチン誘導体による全身療法，肝動脈塞栓術，肝動注化学療法，ラジオ波 焼 灼 術，放射線治療，肝移植などの局所療法を組み合わせる。分子標的薬であるスニチニブリンゴ酸塩(スーテント®)とエベロリムス(アフィニトール®)も使用可能である。

1　インスリノーマ

● **症状とその病態生理**　腫瘍からのインスリンの過剰分泌により，さまざまな程度の低血糖をきたし，多様な症状を示す。空腹感，動悸，イライラ，冷汗などがあり，重篤な場合は痙攣発作や意識障害をおこす。慢性的な低血糖によって，人格の変化や精神障害，神経障害をきたすこともある。

● **診断**　診断には，低血糖とその際の血清インスリン値(IRI)の高値を証明する。低血糖の証明は困難であることが多く，連日空腹時血糖を測定するか絶食試験が行われる。IRI(μU/mL)/血糖(mg/dL)≧0.3 の場合，本症の可能性が高い。画像診断としては，CT，MRI，超音波内視鏡が行われるが，インスリノーマは腫瘍が小さく画像診断では見つからない場合がある。その場合には，選択的動脈内カルシウム注入試験が有用である。

● **治療**　治療は，腫瘍が同定できて切除可能なものに対しては外科的切除が行われる。抗ホルモン療法としてはソマトスタチン誘導体またはジアゾキシドの投与が行われ，切除不能の悪性腫瘍にはストレプトゾシン(ザノサー®)または 5-フルオロウラシル(5-FU)の投与が行われる。

2　ガストリノーマ
(ゾーリンジャー–エリソン Zollinger-Ellison 症候群)

膵頭部や十二指腸に存在する腫瘍から過剰産生されたガストリンにより，消化性潰瘍や水様下痢をきたす。胃液過多，過酸，空腹時高ガストリン血症，

セクレチン試験陽性を示す。

　治療はプロトンポンプ阻害薬や H_2 阻害薬，ソマトスタチン誘導体の投与によって消化性潰瘍を改善させながら，腫瘍の部位診断を行い，切除可能な場合は手術を行う。

3 グルカゴノーマ

　壊死性遊走性紅斑という特徴的な皮膚症状を呈する。そのほか，体重減少，耐糖能異常，低アミノ酸血症，貧血，口内炎などがある。血漿グルカゴン 500 pg/mL 以上では本症の可能性が高い。非症候性腫瘍が多い。悪性度が高く，診断時に転移をみとめる例が多い。

4 VIP 産生腫瘍（WDHA 症候群）

　血管作動性腸管ポリペプチド（VIP）の過剰分泌によって，水様性下痢，低カリウム血症，胃酸低下をおこす疾患である。悪性腫瘍であることが多い。

5 ソマトスタチノーマ

　きわめてまれであり，非症候性腫瘍であることが多い。症候性の場合，耐糖能異常，胆石症，脂肪便，下痢などの症状がある。

8　多発性内分泌腫瘍症

　多発性内分泌腫瘍症 multiple endocrine neoplasia（**MEN**）は，複数の内分泌臓器に腫瘍が発生する常染色体優性遺伝の症候群であり，**多発性内分泌腫瘍症1型（MEN1）**と**多発性内分泌腫瘍症2型（MEN2）**の2種類からなる。

● **症状とその病態生理**　MEN1，MEN2 のいずれも約3万人に1人程度の頻度とされており，国内の患者はそれぞれ約 4,000 人と推測される。

　MEN1 で発生する病変は，原発性副甲状腺機能亢進症（発生率95％），膵消化管内分泌腫瘍（同60％），下垂体腫瘍（同50％）であり，そのほか副腎皮質腫瘍，胸腺・気管支神経内分泌腫瘍，皮膚腫瘍がある。MEN1 では腫瘍抑制遺伝子である *MEN1* 遺伝子の生殖細胞系列変異をみとめる。

　MEN2 は MEN2A，MEN2B，家族性甲状腺髄様がん familial medullary thyroid cancer（FMTC）に分類され，MEN2A が最も多い。MEN2A で発生する病変は，甲状腺髄様がん（発生率100％），褐色細胞腫（同60％），原発性副甲状腺機能亢進症（同10％）である。MEN2B で発生する病変は，甲状腺髄様がん（発生率100％），褐色細胞腫（同70％），粘膜神経腫（同100％）であり，80％の患者にマルファン症候群❶をみとめる。FMTC で発生する病変は，甲状腺髄様がん（発生率100％）である。MEN2 では，がん原遺伝子である *RET* 遺伝子の生殖細胞系列変異をみとめる。

　MEN の症状には，それぞれの機能性内分泌腫瘍に伴うホルモン過剰症状と，腫瘍による局所症状がある。

● **診断**　MEN を構成する内分泌疾患があり，とくに家族内発症の場合や患

□NOTE

❶マルファン症候群
　マルファン症候群とは，大動脈，骨格，眼，肺，皮膚，硬膜などの全身の結合組織が脆弱になる遺伝性疾患である。骨格病変として，高身長，細く長い指，側彎，漏斗胸などがあり，大動脈病変として，大動脈瘤や大動脈解離がある。そのほかの病変として水晶体亜脱臼，自然気胸がある。MEN2B でもマルファン症候群と同様の身体所見がみられる。

者が若年者の場合には MEN を疑う。

　MEN を疑った場合，疾患を構成するほかの内分泌疾患を診断することに加え，遺伝カウンセリングを行ったうえで遺伝子検査を行う。遺伝子変異をみとめた場合，家族内の保因者診断を行うことを考慮する。遺伝子検査により保因者を診断することで MEN を構成する内分泌腫瘍の早期診断・早期治療が可能になる。

● **治療**　それぞれの内分泌腫瘍について治療を行い，ほかの内分泌腫瘍の発生について慎重に経過観察を行う。悪性腫瘍である甲状腺髄様がんを発症する可能性が高い MEN2 の保因者では，甲状腺の予防的切除が行われることもある。

⑨ 内分泌疾患の救急治療

　内分泌疾患では，ときに激しい症状を呈して生命が危険にさらされ，救急治療が必要になることがある。このような状態は，未治療またはコントロール不良の内分泌疾患をもつ患者に強いストレスが加わった場合におこることが多いが，慢性期の内分泌疾患であっても治療の中断を契機としておこることもあり，治療を中断させないように患者に十分説明する必要がある。このような場合，ホルモンの測定結果が返ってくるのを待たずに治療を開始しなければならないこともあり，病歴や身体所見，さらに一般検査の所見から的確な診断を行い，迅速な治療を行うことが求められる。

1 甲状腺クリーゼ

● **病態**　甲状腺機能亢進症が極端に増悪し，ホメオスタシスが破綻して生命の危機に直面した状態のことである。原因疾患の大部分は**バセドウ病**であり，未治療の場合や治療を中断した場合に，さまざまな誘因が加わって発症する。発症の誘因としては感染症が多く，かつてはバセドウ病の外科的療法時が多かったが，現在は前処置によって甲状腺機能を正常化してから手術しているので減少した。最近では，放射線療法が誘因となる事例が増加しつつある。

　代表的な症状は**発熱，頻脈**（脈拍 130/分以上），**発汗過多**である。さらに不安，落ち着きのなさ，動揺，混迷から重症になると昏睡にいたる中枢神経症状，心房細動，うっ血性心不全などの循環器症状，嘔吐，下痢，腹痛，原因不明の黄疸などの消化器症状がある。本症に特有の検査所見はなく，血清 fT_3・fT_4 高値と TSH の抑制，上記症状の出現から総合的に診断する。

● **治療**　一般的治療として，点滴ルートを確保し，尿道カテーテルや胃管を挿入し，酸素吸入，呼吸状態がわるければ気管挿管を行う。発熱に対し，扇風機や氷囊などでクーリングを行う。解熱薬としては，アセトアミノフェン（アンヒバ®，カロナール® など）がすすめられる。グルコースと電解質を含んだ十分な輸液を行い，感染症に対する抗菌薬の投与や，高血糖に対するインスリンの投与などを行う。

　甲状腺機能亢進症の治療としては，抗甲状腺薬の大量投与，無機ヨウ素の投与，ステロイド薬の投与を行う。抗甲状腺薬はプロピルチオウラシル(チウラジール®，プロパジール®)150 mg，またはチアマゾール(メルカゾール®)15 mg を 6 時間ごとに投与する。抗甲状腺薬投与の 1 時間以上あとに，ヨウ化カリウム 50 mg を 6 時間ごとに投与する。これらに加えヒドロコルチゾンコハク酸エステルナトリウム(ソル・コーテフ®)またはヒドロコルチゾンリン酸エステルナトリウム(水溶性ハイドロコートン)100 mg を 8 時間ごとに投与する。

　頻脈に対しては β 遮断薬の，うっ血性心不全に対しては利尿薬やジギタリス製剤の投与を行う。これらの治療でも効果がない場合，血漿交換や血液透析，腹膜透析を行うことがある。

　本症は現在の救急医療技術をもってしても，10% 以上の致死率がある。

2　高カルシウム血症クリーゼ

●**病態**　著明な高カルシウム血症(血清カルシウム 14〜15 mg/dL 以上)により，意識障害や呼吸器症状，消化器症状などの全身状態の悪化をきたした状態である。原因疾患として**原発性副甲状腺機能亢進症，悪性腫瘍に伴う高カルシウム血症**，ほかに**活性型ビタミン D 製剤の過剰投与**などがある。

　高カルシウム血症により食欲低下および飲水量の低下により脱水をおこし，尿中カルシウム排泄が低下し，さらに血清カルシウム濃度が上昇するという悪循環が生じている。診断には，血清カルシウム濃度を測定することが重要である。

●**治療**　点滴ルート確保と尿道カテーテル挿入を行い，呼吸状態がわるい場合は酸素吸入または気管挿管などの全身管理を行う。

　また，患者の服薬内容や悪性腫瘍の既往歴を確認する。カルシウム製剤や活性型ビタミン D 製剤を服用している場合は中止させ，輸液はカルシウムを含まないものを使用し，ビタミン D を含む可能性のある総合ビタミン薬などは投与しない。

　カルシウムの排泄を促進するために，生理食塩液を点滴し，利尿薬を投与することによって 1 日尿量 2,000 mL 以上を目ざす。乏尿，無尿の場合，低カルシウムの透析液を用いた血液透析を行うことがある。血清カルシウムを低下させるために，強力な骨吸収阻害作用をもつビスホスホネート製剤であるゾレドロン酸水和物(ゾメタ®)を点滴静脈内注射する。その効果が発現するまでの数日間は，カルシトニン製剤であるエルカトニン(エルシトニン®など)を 1 日 2 回筋肉内注射する。

　原因検索として，PTH や PTHrP を測定し，画像診断で副甲状腺腫瘍や全身の悪性腫瘍の有無を検討する。原発性副甲状腺機能亢進症と診断された場合は，高カルシウム血症や脱水を是正しながら早めに手術を行う。悪性腫瘍に伴う高カルシウム血症の場合，根治がむずかしい状態であることが多いが，高カルシウム血症をコントロールし，意識状態などを改善させることができれば，患者の生活の質の向上に寄与することができる。

3 副腎クリーゼ

● **病態**　未治療またはステロイド薬を服用中の副腎皮質機能低下症の患者に，感染・外傷・手術などのストレスが加わるとステロイド薬の必要量が増え，ステロイド薬の著しい欠乏状態となり，循環不全や意識障害をきたす。このような，迅速に治療が行われないと死にいたる可能性のある状態を副腎クリーゼ（急性副腎皮質機能低下症）とよぶ。原因として**原発性副腎皮質機能低下症（アジソン病）**と**続発性副腎皮質機能低下症（下垂体前葉機能低下症）**があり，初発症状としておこす場合と，慢性副腎皮質機能低下症の治療中におこす場合があり，誘因として感染症や外傷や手術，侵襲的な検査がある。副腎出血や副腎梗塞によって，急激に本症を引きおこすことがある。

● **治療**　血圧低下や意識障害などで搬送されてきた患者で，一般検査において，低血糖，低ナトリウム血症，高カリウム血症，好酸球増加などをみとめ，皮膚・口唇・歯肉・口腔粘膜の色素沈着，腋毛・恥毛の脱落がある場合に本症を疑う。病歴聴取では，副腎皮質機能低下症でステロイド薬を服用している，さまざまな疾患によりステロイド薬で治療中に服用を中断したなどのエピソードが重要である。

　血清コルチゾルの低値，血漿 ACTH 高値（アジソン病）または低値（下垂体前葉機能低下症）や各種機能検査，画像診断によって診断が確定するが，本症が疑われた場合，ホルモンの検査結果が出るのを待たずに治療を開始する。

　十分量のステロイド薬の投与が必要であり，ヒドロコルチゾンコハク酸エステルナトリウムまたはヒドロコルチゾンリン酸エステルナトリウム 100〜200 mg を 4〜6 時間ごとに静脈内注射する。生理食塩液，ブドウ糖液の点滴によって，低血糖，低ナトリウム血症を補正する。感染症などの併発症があれば，抗菌薬などで治療する。全身状態が改善すればステロイド薬を減量し，内服に変更して維持量とする。

4 粘液水腫性昏睡

● **病態**　甲状腺機能の高度の低下により，低体温，意識障害，循環障害，呼吸障害を引きおこし，多臓器不全に陥った状態である。原因には**慢性甲状腺炎（橋本病）**が多い。下垂体機能低下による二次性甲状腺機能低下症や原発性副腎皮質機能低下症（アジソン病）を合併した場合，副腎クリーゼ（急性副腎皮質機能低下症）を合併している場合もある。感染症，外傷，寒冷曝露，心筋梗塞，脳梗塞，手術などのストレスが誘因となる。頻度は低いが死亡率は高い。

　症状として，35℃以下の低体温や興奮，昏迷から昏睡の意識障害，呼吸数の低下，低酸素血症，腸管の運動低下，イレウスをきたす。身体所見では，はれぼったい顔つき，皮膚の乾燥，押しても圧痕を残さない下腿浮腫（粘液水腫），腱反射遅延などが特徴的である。

　本症の診断は，上記症状に加えて甲状腺ホルモン（fT$_3$，fT$_4$）の低値と，

TSH の高値(中枢性甲状腺機能低下症の場合は TSH 低値～正常)によってなされる。副腎皮質機能低下症の有無を評価するために，血漿 ACTH，血清コルチゾルも同時に検査しておく必要がある。

● **治療**　点滴ルート確保と，尿道カテーテルの挿入を行い，呼吸状態がわるければ，酸素吸入，または気管挿管，人工呼吸器による管理が必要となる。輸液は過剰にならないようにグルコースを含む維持液 1,000 mL/日を目安とする。低体温に対しては，毛布などで保温する。急激な加熱処置は，末梢血管を拡張させ血圧低下をまねく可能性がある。

　甲状腺ホルモン補充は，最初の 24 時間はレボチロキシンナトリウム水和物(チラーヂン®S)50～100 µg を 6～8 時間ごとに経口または胃管から投与する。その後は，50～100 µg を 1 日 1 回投与する。甲状腺ホルモン薬の注射製剤も使用可能であり，レボチロキシンナトリウム水和物注射液 50～400 µg を 1 日 1 回，経静脈的に投与する。意識障害が回復するか，診断が確定したら，通常の甲状腺機能低下症の治療と同じように，レボチロキシンナトリウム水和物を 25～50 µg からゆっくり増加する治療に移行する。

　副腎皮質機能低下症の合併を考え，ヒドロコルチゾンコハク酸エステルナトリウムまたはヒドロコルチゾンリン酸エステルナトリウム 200～300 mg の静脈内注射を行い，下垂体副腎皮質機能に異常がないと判明するまではヒドロコルチゾン(コートリル®)20～50 mg 程度の投与を続ける。

C　代謝疾患

1　糖尿病 diabetes mellitus

1　疾患の概要

● **糖尿病とは**　糖尿病はインスリンの作用が十分に発揮できないために慢性の高血糖状態をきたす代謝疾患群である。**1 型糖尿病，2 型糖尿病**に大別される。1 型糖尿病ではインスリンを合成・分泌する膵 β 細胞の破壊・消失によりインスリンが欠乏する。2 型糖尿病はインスリンの分泌低下やインスリン抵抗性をきたす素因を含む複数の遺伝因子に，過食(とくに高脂肪食)，運動不足，肥満，ストレスなどの環境因子および加齢が加わって発症する。

● **インスリンの作用**　インスリンは膵ランゲルハンス島の β (B)細胞から分泌されるホルモンで，消化・吸収された栄養素を生体内で効率よく利用するために，グルコース(ブドウ糖)をグリコーゲンとして肝臓や筋肉に貯蔵する。脂質の合成およびタンパク質の合成にも重要な役割を担っている。

　インスリンの作用不足は，①膵 β 細胞からのインスリン分泌の低下，②肝臓・筋肉・脂肪組織におけるインスリン抵抗性(● plus「インスリン抵抗性」)の増強のいずれか，または双方によって引きおこされる。

　インスリンの作用が不十分な場合には，肝臓や筋肉組織に取り込まれない余剰なグルコースが血液中に貯留するために血糖値が高くなる。この状態が**高血糖**である。

●**糖尿病の病態**　血液中に存在するグルコース（血糖）は通常 100 mg/dL 前後にすぎず，食後でも 140～160 mg/dL をこえることはない。しかし，インスリンの作用不足によって糖代謝が乱れ（糖代謝異常），血糖値が 160～180 mg/dL をこえると尿中にグルコースが放出され，尿糖が陽性となる。高血糖が持続する場合には尿糖も増加し，尿の浸透圧が上昇するためにグルコースとともに大量の水分が尿として排出され，脱水となる。しかも，グルコース 1 g は 4 kcal のエネルギー量に相当するため，1 日に 50 g，100 g もの尿糖が排出される際には 200 kcal，400 kcal のエネルギーが消失することとなる。そのため，高血糖が持続する場合には，尿量の増加，脱水に伴う口渇，多飲，体重減少などの糖尿病に特徴的な症状が引きおこされる。

　血糖値が著しく上昇すると，糖尿病性ケトアシドーシスや高浸透圧高血糖状態などの急性の合併症を引きおこす。また，わずかな血糖値の上昇であっても，10 年，20 年と高血糖の状態が続くと，糖尿病に特有な合併症とされる糖尿病網膜症，糖尿病性腎症，糖尿病性神経障害などの細小血管障害がもたらされ，動脈硬化も促進する（◐図 5-21）。糖尿病の発症早期からの厳格な代謝管理（血糖値のみならず，血圧・脂質・体重の管理）が，糖尿病の合併症の発症・進展を抑止するうえできわめて重要であると考えられている。

2 糖尿病の分類

●**1 型糖尿病**　1 型糖尿病とは，膵 β 細胞がなんらかの原因で破壊され，インスリン分泌が枯渇してしまうために生ずる糖尿病である。この膵 β 細胞破壊の機序により，自己免疫機序によるものと特発性のものに分類される。

　自己免疫機序による 1 型糖尿病では，膵 β 細胞に対して免疫反応が作用し，膵 β 細胞が非自己❶とみなされて，破壊される。そのため，経時的に β 細胞が消失し，最終的にはインスリンが枯渇した状態となる。自己免疫反応の証拠としては，膵臓のランゲルハンス島に対する抗体（膵ランゲルハンス島抗体〔ICA〕）や GAD 抗体などの自己抗体が血中に出現する（◐ 72 ページ）。1 型糖尿病であっても自己免疫機序が臨床的にとらえられない場合があり，その

---

plus	**インスリン抵抗性**

　食後など血糖値が上昇する際にはインスリンが分泌される。しかしインスリンのはたらきを阻害するような要因がある場合，十分なインスリンの作用が発揮されない。これを，インスリン抵抗性という。

　肥満の場合はインスリンの作用を阻害する要因として，脂肪細胞から分泌される腫瘍壊死因子 α（TNF-α）などのアディポサイトカインが重要であると考えられている（◐ 176 ページ）。インスリン抵抗性がみとめられる場合，血液中のインスリン濃度は高くなり，高インスリン血症をもたらす。

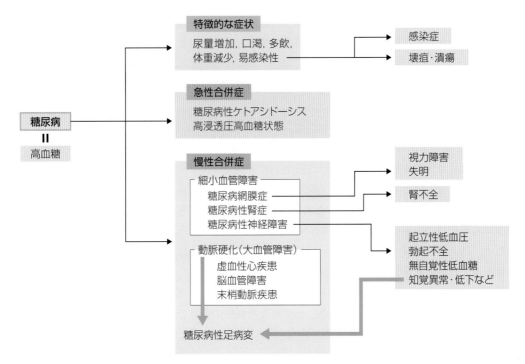

◉図5-21　糖尿病の症状と合併症

際は特発性と分類される。

　急激な経過で1～2週間と短期間のうちに1型糖尿病を発症することがあり，これを劇症1型糖尿病とよぶ。1型糖尿病の15～20％を占め，ほとんどが20歳以上で小児の発症は少ない。急激に発症するため高血糖を示すが，HbA1cの上昇は軽度にとどまる。

●**2型糖尿病**　2型糖尿病は，膵β細胞からのインスリン分泌不全とインスリン抵抗性（◉133ページ，plus「インスリン抵抗性」）の双方によってもたらされた病態である。◉表5-12に1型糖尿病と2型糖尿病の比較をまとめる。

●**特定の機序・疾患による糖尿病**　そのほかに，ミトコンドリアの異常による糖尿病などの遺伝子異常による糖尿病も存在するが，遺伝子レベルではっきりと原因が究明されている糖尿病は全体の1～2％にすぎない。また，慢性膵炎や甲状腺機能亢進症などによっても糖尿病は引きおこされ，その場合は「他の疾患によるもの」と分類されている。

●**妊娠糖尿病**　妊娠中の糖代謝異常については，糖尿病が妊娠前から存在している**糖尿病合併妊娠**と，妊娠の経過中に発見された糖尿病にいたっていない糖代謝異常である**妊娠糖尿病**，妊娠中に発症した「糖尿病」を区別して考える必要がある。妊娠糖尿病は糖尿病にいたっていない状態ではあるが，児の過剰発育がおこりやすく，母体も将来糖尿病を発症するリスクが高い。

●**糖尿病の病期**　日本糖尿病学会の分類では，糖尿病の病期についても考慮がなされている。自己免疫による1型糖尿病の場合でも，自己抗体が陽性ではあるが耐糖能（◉ plus「耐糖能」）が正常な時期から，糖負荷試験で異常がみとめられる時期（境界域），空腹時血糖値が上昇する時期を経て，最終的に

○表 5-12　1 型糖尿病と 2 型糖尿病

糖尿病の分類	1 型糖尿病	2 型糖尿病
発症機構	おもに自己免疫を基礎とした膵 β 細胞の破壊。HLA などの遺伝因子になんらかの誘因・環境因子が加わっておこる。他の自己免疫疾患(甲状腺疾患など)の合併が少なくない。	インスリン分泌の低下やインスリン抵抗性をきたす複数の遺伝因子に過食(とくに高脂肪食),運動不足などの環境因子が加わってインスリンの作用不足を生じて発症する。
家族歴	家系内の糖尿病は 2 型の場合より少ない。	家系内血縁者にしばしば糖尿病がある。
発症年齢	小児〜思春期に多い。中高年でもみとめられる。	40 歳以上に多い。若年発症も増加している。
肥満度	肥満とは関係がない。	肥満または肥満の既往が多い。
自己抗体	GAD 抗体, IAA, ICA, IA-2 抗体, ZnT8 抗体などの陽性率が高い。	陰性

(日本糖尿病学会編・著：糖尿病治療ガイド 2022-2023. p.19, 文光堂, 2022 による)

○表 5-13　インスリン依存状態とインスリン非依存状態

糖尿病の病態	インスリン依存状態	インスリン非依存状態
特徴	インスリンが絶対的に欠乏し,生命維持のためインスリン治療が不可欠	インスリンの絶対的欠乏はないが,相対的に不足している状態。生命維持のためにインスリン治療が必要ではないが,血糖コントロールを目的としてインスリン治療が選択される場合がある
臨床指標	血糖値：高い,不安定 ケトン体：著増することが多い	血糖値：さまざまであるが,比較的安定しているケトン体：増加するがわずかである
治療	1.　強化インスリン療法 2.　食事療法 3.　運動療法(代謝が安定している場合)	1.　食事療法 2.　運動療法 3.　経口薬,GLP-1 受容体作動薬またはインスリン療法
インスリン分泌能	空腹時血中 C ペプチド 0.6 ng/mL 未満が目安となる	空腹時血中 C ペプチド 1.0 ng/mL 以上

(日本糖尿病学会編・著：糖尿病治療ガイド 2022-2023. p20, 文光堂, 2022 による)

はインスリン依存状態(インスリン注射が生命の維持に必要な時期)まで,いくつもの病期がある。

　同様に 2 型糖尿病でも,ほかのタイプの糖尿病でも,血糖が正常な時期から正常と糖尿病の境界域,経口糖尿病治療薬やインスリンによる代謝管理が必要な時期までさまざまな病期が存在している。しかし,2 型糖尿病では,インスリン非依存状態(治療のためにインスリンを用いることがあっても,生命維持のためにインスリン治療が必要とはいえない状態)にとどまることが多い(○表 5-13)。

3　糖尿病の診断

● 診断手順　糖尿病は,高血糖が慢性に持続していることを証明することで診断される。高血糖の判定に用いられる検査は**血糖値**と **HbA1c 値**(○ 70 ページ)であり,血糖値と HbA1c 値がともに糖尿病型(空腹時血糖値 126

mg/dL以上，75gOGTTの2時間値が200 mg/dL以上，随時血糖値200 mg/dL以上，HbA1c値6.5％以上）であった場合は，初回の検査のみで糖尿病と判定される（●図5-22）。血糖値のみが糖尿病型であった場合でも，口渇・多飲・多尿・体重減少などの糖尿病の典型的な症状がある場合や，確実な糖尿病網膜症をみとめる場合には一度の検査のみで糖尿病と診断される。しかし，HbA1cのみが糖尿病型である場合には再検査を行い，血糖値が糖尿病型であることを確認しなければ糖尿病とは診断できない。

● **血糖値の基準**　空腹時血糖値の基準値は110 mg/dL未満であり，110〜126 mg/dLは境界域と区分されている。しかし，空腹時血糖値が100 mg/dLをこえると糖尿病へ移行する確率が高いため，日本糖尿病学会では空腹時血糖値100〜109 mg/dLを「**正常高値**」と判定し，糖負荷試験による精査を推奨している。

4　糖尿病の治療

　糖尿病の治療の目標は，糖尿病があっても糖尿病ではない人たちと同様の高い質を維持した生活を過ごすことであり，細小血管障害や大血管障害などの合併症の発症・進展を阻止することが重要となる。そのためには，血糖・血圧・脂質などのきめ細かな代謝管理が重要であり，患者に糖尿病という病気を正しく理解してもらい，医師・看護師・管理栄養士・薬剤師・理学療法士などが医療チームとして総力をあげて診療にあたる必要がある。

　また，糖尿病があるというだけで社会的にいわれのない差別を受け，不利益をこうむる場合がある（**スティグマ** stigma）。このような障壁を取り除く社会的な活動（**アドボカシー** advocacy **活動**）も重要である。

　治療の中心は生活習慣への適切なアプローチと必要に応じた薬物療法である。糖尿病の治療には，①食事療法，②運動療法，③薬物療法の3つの柱がある。しかし，食事や運動など生活習慣の背景には生活環境や職業，収入，医療体制へのアクセスなど複雑な社会的要素 social determinants of health（SDH）が関与しており，1人ひとりの患者に応じた適切な情報の提供と治療を行うことが望ましい。

---

plus	耐糖能

　血糖は食事やストレスにより上昇するが，健康な人ではインスリンをはじめとするホルモンが適切に分泌され，血糖値の上昇を抑えている。このように体内のグルコース（ブドウ糖）を適切に代謝して血糖を一定の範囲に調整し維持するはたらきを，耐糖能という。

　糖尿病では耐糖能が低下して，食後に急激に血糖値が上昇したり，血糖値が上昇したのちに正常に戻るまで時間がかかる。

　WHOの診断基準では，空腹時血糖値が126 mg/dL未満かつ75gOGTT 2時間値が140 mg/dL以上，200 mg/dL未満の場合，耐糖能異常 impaired glucose tolerance（IGT）とされている。

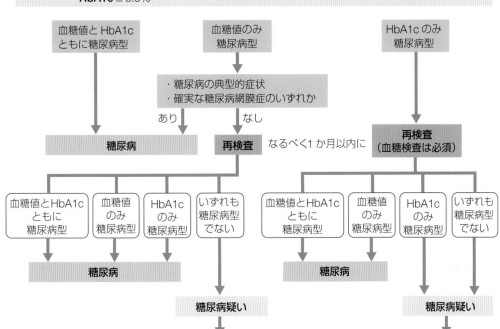

糖尿病型：血糖値 (空腹時≧126mg/dL，OGTT2 時間≧200mg/dL，随時≧200mg/dLのいずれか)
HbA1c≧6.5%

血糖値と HbA1c
ともに糖尿病型

血糖値のみ
糖尿病型

HbA1c のみ
糖尿病型

・糖尿病の典型的症状
・確実な糖尿病網膜症のいずれか

あり　　なし

糖尿病　　　再検査　なるべく1か月以内に　　　再検査
(血糖検査は必須)

血糖値とHbA1c
ともに
糖尿病型

血糖値
のみ
糖尿病型

HbA1c
のみ
糖尿病型

いずれも
糖尿病型
でない

血糖値とHbA1c
ともに
糖尿病型

血糖値
のみ
糖尿病型

HbA1c
のみ
糖尿病型

いずれも
糖尿病型
でない

糖尿病　　　糖尿病

糖尿病疑い　　　糖尿病疑い

3～6か月以内に血糖値・HbA1c を再検査

◉図 5-22　糖尿病の臨床診断のフローチャート

(日本糖尿病学会：糖尿病の分類と診断基準に関する委員会報告(国際標準化対応版). 糖尿病 55(7)：494, 2012 による)

◆ 糖尿病の管理指標

▮ 血糖管理の指標

　血糖管理の指標としては，過去 1～2 か月の平均血糖値を反映する指標である **HbA1c** が用いられる。さらに，血糖値そのものも重要な代謝指標であり，空腹時血糖値は糖尿病の診断基準の 1 つとなっている。平均血糖値を反映する指標として**グリコアルブミン(GA)** や **1,5-アンヒドログルシトール(1,5-AG)** などもあり，鉄欠乏性貧血や輸血などで赤血球の寿命が変動し，HbA1c の値が血糖値の変化を反映しない場合などに使用される。

　細小血管障害の発症・進展を阻止するためには，HbA1c を **7%未満**に管理することが重要だとされる(◉図 5-23)。しかし，すでに虚血性心疾患などの既往がある患者に対して多くの薬剤を併用して厳格な血糖管理を目ざすことは，低血糖を引きおこし不整脈や死亡につながる危険がある。また，高齢者でも低血糖は転倒・骨折・認知症などのリスクとも関連しており，患者 1 人ひとりの状況に合わせて柔軟な管理目標を設定する必要がある。

▮ 体重・血圧・血清脂質の管理指標

　体格指標である **BMI**(◉ 139 ページ)が 22 前後であると長命であるという疫学調査などから，BMI 22 前後となる体重が望ましいと考えられる。しかし，肥満の場合は，現在の体重を 5%程度減量することで十分な代謝の改善

	コントロール目標値[4]		
目標	血糖正常化を目ざす際の目標[1]	合併症予防のための目標[2]	治療強化が困難な際の目標[3]
HbA1c（%）	6.0 未満	7.0 未満	8.0 未満

治療目標は年齢，罹病期間，臓器障害，低血糖の危険性，サポート体制などを考慮して個別に設定する。

[注] 1) 適切な食事療法や運動療法だけで達成可能な場合，または薬物療法中でも低血糖などの副作用なく達成可能な場合の目標とする。
　　 2) 合併症予防の観点からHbA1cの目標値を7%未満とする。対応する血糖値としては，空腹時血糖値130 mg/dL 未満，食後2時間血糖値 180 mg/dL 未満をおおよその目安とする。
　　 3) 低血糖などの副作用，その他の理由で治療の強化が難しい場合の目標とする。
　　 4) いずれも成人に対しての目標値であり，また妊娠例は除くものとする。

◗**図 5-23　血糖コントロール目標**
（日本糖尿病学会編・著：糖尿病治療ガイド 2022-2023．p.34，文光堂，2022 による）
（65 歳以上の高齢者については，◗ 164 ページ，「高齢者糖尿病の血糖コントロール目標」を参照）

がみとめられることもある。目標体重は，20 歳時の体重や個々人の体重の経過，身体活動量などを勘案して総合的に判断する。

　血圧はさまざまな状況で変動するが，安静時の血圧で収縮時血圧 130 mmHg 未満，拡張期血圧 80 mmHg 未満であることが望ましい。

　血清脂質に関しては，LDL コレステロール 120 mg/dL 未満（冠動脈疾患がある場合は 100 mg/dL 未満），HDL コレステロール 40 mg/dL 以上，中性脂肪 150 mg/dL 未満（早朝空腹時）を目標とする。

◆ 食事療法

　糖尿病の治療の基本は食事療法であるとされ，目標体重を設定し，身体活動係数を考慮して摂取エネルギー量を算出したうえでそれをもとにエネルギー制限食を行うことが推奨されてきた。しかし，エネルギー制限食の有効性については意見の一致をみていない。

---

column　**糖尿病に対するスティグマとアドボカシー**

　糖尿病があることを理由に就学や就労などの際に差別を受ける，保険に加入できない，住宅ローンを組むことができないなど糖尿病をもつ人たちがいわれのない不利益をこうむることがある。このような疾患に対する誤ったイメージを「負の烙印（スティグマ stigma）」という。古代ギリシャ時代に奴隷や罪人，裏切りものなどの身体に刻みつけられたり，焼きつけられた烙印に由来する言葉である。

　このような社会的スティグマは許容されるものではない。医療従事者として適切な医療を提供するのみならず，社会や行政に対して必要な主張や提言を行うこと（アドボカシー advocacy）により患者をサポートすることも重要である。

　食習慣は生活の習慣や個々人の嗜好のみならず，文化的・社会経済的な背景に影響されるものである。とくに高齢者においては，エネルギー制限食によって除脂肪体重が減少しフレイル，サルコペニアが進行するリスクが懸念されるため，むしろ，十分なエネルギー摂取量を維持することが重要な場合も多い。

▌食習慣をふり返る

　食事に関する情報を提供する前に，現在の食習慣において改善できる点があるかどうかを確認する。

　①**食習慣の見直し**　食事内容を記録することだけでも食習慣の見直しにつながる。食事の基本は，多くの食品を摂取し，動物性脂肪（飽和脂肪酸）を控え，野菜，海藻，キノコなどの食物繊維をより多く摂取し，単純糖質の含有量が多い食品の間食は控え，ゆっくりとよくかんで食べることである。食事の記録によって，嗜好の偏り，過剰摂取となりやすい食品，食習慣をうかがうことができる。

　②**食事の変化が代謝の変化につながることを実感してもらう**　糖質を過剰に摂取している場合にはそれを改善するだけでも1〜2週間で体重が減少しはじめる。食品を摂取する順についても，食物繊維が多い野菜を先に食べ，タンパク質が多い肉，魚，大豆製品，そのあとで炭水化物を摂取することは食後の血糖値の上昇を抑えることに有用である。ゆっくりとよくかんで食べることはペプチドYY（PYY），GLP-1などの消化管ホルモンの増加につながり食欲が抑えられる。

　③**好ましい食習慣を維持する**　食習慣を理想的なものに近づけてそれを維持することはきわめてむずかしい。食べすぎてしまったときにも，翌日から気持ちを切りかえて長期的な視野にたって毎日の生活を見直していくことが必要である。

▌食事療法の基本

　①**エネルギー摂取量の設定**　エネルギー摂取量は年齢，肥満度，身体活動量，病態などを考慮して目安の量を設定する。しかし，現在の体重と計算される目標体重に大きな乖離がある場合には柔軟な対応が必要となる。目標体重（kg）の目安はBMI❶（body mass index）に基づいて考えるが，総死亡が最も低いBMIは年齢によって異なり，しかも一定の幅がある。したがって，

▭**NOTE**
❶BMIは体重（kg）を身長（m）の2乗で割って求める指数である。

---

plus	**コントロールとマネジメント**

　代謝指標のひとつである血糖値を基準の範囲内に保つことに対して，「血糖コントロール」という用語が広く使用されていた。しかし，コントロールという言葉は「統制，管理，調節」と和訳されるように，望むような状態にする「能力」を示すものである。欧米ではコントロール controlではなくマネジメント managementという用語を用いることが推奨されている。マネジメントとは考え，実行し，その結果を検討することで次の計画につなげる plan-do-see というプロセスであり，欧米では「**血糖マネジメント**」という用語が推奨されている。

65歳未満：［身長(m)］²×22，高齢者(65歳以上)：［身長(m)］²×22〜25 と設定する。しかし，後期高齢者(75歳以上)ではその時点における体重をもとに，フレイル，サルコペニア，日常生活の活動度，摂食の状況などを考慮し，25以上の係数を乗じて目標体重とすることも考慮される。

　エネルギー係数の目安は軽い労作(大部分が座位の静的活動)では25〜30 kcal/kg 目標体重，ふつうの労作(座位作業が中心だが通勤，家事，軽い運動を含む)では30〜35 kcal/kg 目標体重，重い労作(力仕事，運動習慣がある場合)では35以上 kcal/kg 目標体重とすることが従来推奨されてきた。

　しかし，目標体重を設定しエネルギー摂取量を計算して食事量を減らすことが長期的な代謝改善にとって有用であるかどうかは不明であり，糖尿病の食事療法のあるべき姿については今後のさらなる議論がまたれる。

　②**栄養素の配分：三大栄養素のバランス**　わが国においては，指示エネルギー量の40〜60％を炭水化物から摂取し，食物繊維が豊富な食材を選択し，タンパク質は20％まで，残りを脂質とするが，25％をこえる場合は飽和脂肪酸を減らし，脂肪酸の組成に配慮することが望ましいとされてきた。しかし，欧米では炭水化物，脂質，タンパク質の割合で理想的なものは存在しないと考えられている。わが国においても毎食時の糖質❶量を20〜40 g とし，肉や魚などの副食，野菜などを制限しないゆるやかな低糖質食が体重の管理に有用であるという意見もある。

　高齢者においては，加齢に伴う筋力の低下を抑止するために，十分な量のタンパク質を摂取することが推奨されている。最近の研究からは，一日のなかでも，朝に十分なタンパク質を摂取することが筋肉の維持に重要であると考えられている。

　③**カーボカウント**　食後1〜2時間の血糖値に影響するおもな栄養素は糖質であり，食事中に含まれる糖質の量を把握することを**カーボカウント**という。主食に含まれる糖質量は，ごはん，パン，麺でそれぞれ重量あたり約40％，50％，20％であり，食パン6枚切1枚(60 g)では糖質量は30 g と概算される。

　多くの1型糖尿病患者では，各食事における糖質の量を推計して，食事の際のインスリン量を調節することが行われている。

▊ 食品交換表

　食品交換表とは食品を含まれているおもな栄養素によって4群6表に分類し，食品に含まれるエネルギー量を80 kcal，1単位と設定し，同一の表内の食品を1単位として交換摂取できるように作られたものである(◗ 251ページ，表6-8)。

　食品は炭水化物を多く含むⅠ群(表1：穀類，イモ，炭水化物の多い野菜，大豆を除く豆，表2：果物)，タンパク質を多く含むⅡ群(表3：魚介，大豆製品，卵，チーズ，肉，表4：牛乳，乳製品)，脂質を多く含むⅢ群(表5：油脂，脂質の多い種実，多脂性食品)ビタミンやミネラルが多いⅣ群(表6：炭水化物の多い一部のものを除いた野菜，海藻，キノコ，こんにゃく)，調味料(味噌，みりん，砂糖など)に分類されている。

NOTE
❶炭水化物と糖質：ブドウ糖や果糖などの糖類から構成されるものが炭水化物である。炭水化物は体内に吸収されてエネルギー源になる糖質と，消化吸収されない食物繊維によって構成されている。

食品交換表を用いる場合には，目標とする摂取エネルギー量を1単位（80 kcal）で割って1日の摂取単位を設定する。食事に占める炭水化物の量を60％，55％，50％とした3通りのエネルギー配分（単位配分表）をもとに食事の内容を考えて献立を構成するようにする。食品交換表は異なった表の食品との交換を避けることで栄養素のバランスがとれるしくみとなっている。

◆ 運動療法

▌ 身体活動を高める

運動とはスポーツ，フィットネスなどの意図的な活動のことである。日常生活のなかの家事や通勤といった生活活動と運動をあわせた身体活動を高めることが，健康を維持するためにきわめて重要である。

1日のエネルギー消費量は，基礎代謝，食後熱産生，体動による熱産生に大別される。体動による熱産生は運動によるものと日常生活の労作 non-exercise activity thermogenesis（NEAT：家事などで立ったり歩いたりして身体を動かすこと）にわけられる。非肥満者と肥満者とでは，肥満者のほうが歩行なども含めた立位による活動時間が1日に2時間以上も少ないことが報告されており，家事などの日常生活活動を積極的に行うことが肥満予防のうえでも重要である。

▌ 運動の科学的側面

運動は筋力の低下を防ぎ，ストレスを解消し，心肺機能を高めるために有用である。しかし，現代社会では交通機関が発達し，日常生活のなかの身体活動は大幅に減少している。運動不足は骨格筋や脂肪細胞のインスリン感受性を低下させ，インスリン抵抗性を増大させる。糖尿病において，運動はインスリン抵抗性を改善し身体機能 physical fitness を維持するために重要である。

---

plus	**時間栄養学** chrono-nutrition

時間生物学 chronology と栄養学 nutrition との相互関係を検討する分野である時間栄養学 chrono-nutrition が注目されている。体内のほぼすべての細胞には生体時計が存在し，多くの身体機能は食事の摂取時間を目安として活動・休息のリズムを刻んでいる。

とくに朝食の摂取時刻は活動を開始するタイミングとして重要であり，朝食を抜くと学習や運動能力が低下することが知られている。また，朝食による末梢時計のリセットにはタンパク質（分枝アミノ酸）と炭水化物の両者が必要である。

タンパク質に関しては，マウスの場合，朝に多く摂取することで筋組織の時計遺伝子の活性化に伴い筋力が増強することが確認されており，ヒトにおいても夕食よりも朝食のタンパク摂取量を増やすことが筋量の増加，握力の増強につながることが確認されている[1]。

---

[1] Aoyama, S. et al.：Distribution of dietary protein intake in daily meals influences skeletal muscle hypertrophy via the muscle clock. *Cell Reports*, 36(1)：109336, 2021.

　運動療法は筋肉におけるグルコース摂取量を増加させて食後の血糖値を下げるためだけのものではない。ストレスの解消，心肺機能の増進，筋力低下の予防としての楽しい運動を継続することは，高齢化社会におけるフレイル・サルコペニアの予防としても有用である。

　安静時の筋肉では脂肪細胞からの遊離脂肪酸をエネルギーとして利用している。中等度（最大酸素消費量 50% 以下）の運動を行うと筋肉内のグリコーゲン，血中グルコース，肝臓で新生されたグルコースが順に利用され，脂肪組織からの遊離脂肪酸もエネルギーとして利用される。

　また，運動を継続することでトレーニング効果によりインスリン抵抗性が改善する。インスリン抵抗性が改善する理由としては，骨格筋重量の増大，インスリンとインスリン受容体の結合性の改善などがあげられる。また，骨格筋細胞においては糖輸送担体（Glut-4）のタンパク量が増加し，細胞膜表面への移動 translocation が促進されるため，血液から骨格筋へのグルコースの取り込みが促進される。

▌運動療法の実際

　摂取エネルギーを減らすと筋肉や骨量などの除脂肪体重 lean body mass も減少するため，安静時の基礎代謝率が低下し，脂肪の減少は極端に低下する。適切なエネルギー制限と運動を組み合わせることによってはじめて，体脂肪の効率的な減少が得られる。運動によって脂肪を効率よくエネルギーとして用い，体脂肪を減少させるには十分に酸素を供給しつつ行う好気的運動（エアロビックな運動）と静的な筋力トレーニングを併用する。

　速足での歩行，ジョギング，水泳，自転車などの有酸素運動は中強度（最大酸素摂取量 50% 前後：目安として運動時の1分間の心拍数が 50 歳未満では 100〜120 拍，50 歳以上では 100 拍未満）で週に3回以上（総時間 150 分かそれ以上），運動をしない日が2日間以上つづかないようにすることが推奨されている。レジスタンス運動である筋力トレーニング（ダンベル，スクワット，腹筋，腕立て伏せなど）も週に2〜3回行うことがすすめられている。

　1型糖尿病患者における運動を行う際には，低血糖への注意が必要である。運動前のインスリン量の減量，運動前後の補食が重要であり，1人ひとりの患者にきめ細やかな情報を提供することが望ましい。運動により皮下注射したインスリンの吸収が促進され，思いがけない時間に低血糖をおこすことがある。運動の 10 数時間後に肝臓での糖新生の増加に伴い運動後遅発性低血糖 post exercise late onset hypoglycemia（PEL）がおきる場合もある。

　慢性合併症をもつ場合，とくに新生血管が多発している増殖網膜症患者，起立性低血圧を合併した患者などの場合には運動療法を避けるほうがよい場合もある。末梢性神経障害のある患者では，靴ずれやすり傷が原因で壊疽をきたすこともあり，フットケアに対しての細心の注意をはらう必要がある。

◆ 薬物療法

▌経口糖尿病治療薬

　日本糖尿病学会では**2型糖尿病の薬物療法のアルゴリズム**を公表し，糖

尿病の病態に応じた治療薬の選択を推奨している（◯図5-24）。

　薬物治療を開始する際には，まず，インスリン治療の適応か否かを検討し，インスリン治療を行う必要がない場合に，治療の目標となる HbA1c 値を設定したうえで，インスリンの分泌能，インスリン抵抗性を肥満の有無から推定し，安全性を考慮したうえで薬剤を選択する。高齢者では低血糖を引きおこしやすい薬剤を避け，腎機能や心機能を考慮し，慢性腎臓病や心不全，心疾患を合併している際にはそれらの病態に適合した薬剤を検討し，服薬の継続率や医療費を総合的に勘案して治療をすすめることを推奨している。

　① **α-グルコシダーゼ阻害薬**　小腸に存在する二糖類分解酵素である α-グルコシダーゼの作用を阻害し，食直前に服用することで食事による血糖値の上昇を抑制する薬剤である。インスリン分泌を促進する作用はなく，単独で用いても低血糖はおこらないが，SU 薬などと併用する際には注意が必要である。副作用として，下痢，腸閉塞，肝障害などがある。

　② **SGLT2 阻害薬**　腎臓の近位尿細管におけるグルコースの再吸収を抑制し，血糖値の低下をはかる薬剤である。血糖値の低下のみならず，体重の減少，血圧の低下などの効果が確認されている。尿糖の排泄の増加とともに，尿量も増加するため，脱水・尿路感染・性器感染（外陰部，腟カンジダ症）などの副作用に注意する必要がある。

　極端な糖質制限を行っている場合などには，血糖値が正常に近くてもケトアシドーシス（正常血糖ケトアシドーシス euglycemic ketoacidosis）を引きおこすことがあり，全身倦怠感，吐きけ，嘔吐などがある場合には緊急の対応が必要となる。一部の薬剤においては，欧米で慢性腎臓病患者における腎機能の低下の抑止，心血管疾患に対する有用性を示す臨床成績がある。

　③ **チアゾリジン薬**　脂肪組織に作用し，脂肪細胞を大型の細胞から小型の細胞に分化させ，インスリン抵抗性の原因の1つと考えられている TNF-α（◯ 176 ページ）の分泌を低下させる。また，筋肉や肝臓に複雑に作用し，インスリン抵抗性を改善する。心不全患者には使用しない。副作用として浮腫や体重増加，骨折などがある。

　④ **ビグアナイド薬**　インスリン分泌作用はないが，肝臓における糖新生の抑制，筋肉・脂肪組織におけるグルコースの取り込みの増加，小腸からのグルコースの吸収抑制などの多くの作用がある。単独で用いることも，SU薬などほかの系統の薬剤との併用で用いることもある。まれな副作用として，乳酸アシドーシスがある。とくに高齢者への投与の際は注意する。腎機能に応じた用量調整が必要であり，eGFR が 30 mL/分/1.73 m² 未満の場合には用いない。

　⑤ **イメグリミン塩酸塩**　ミトコンドリアへの作用を介してインスリンの分泌促進，インスリン抵抗性を改善する可能性が示唆される薬剤である。欧米では使用されておらず，日本でのみ販売されている薬剤であり，有用性，安全性に対して今後のさらなる検討が必要である。

　⑥ **DPP-4 阻害薬**　膵 β 細胞に作用して食後の血糖値に応じたインスリン分泌促進作用をもつ消化管ホルモン（インクレチン）である，GLP-1，GIP（◯

インスリンの絶対的・相対的適応

いいえ　　　はい　　　　　　　→ **インスリン治療**

目標 HbA1c 値の決定
「熊本宣言 2013[1]」・「高齢者糖尿病の血糖コントロール目標（HbA1c 値）（◎ 164 ページ）」を参照

Step 1　病態に応じた薬剤選択

非肥満	肥満
[インスリン分泌不全を想定]	[インスリン抵抗性を想定]

非肥満：

DPP-4 阻害薬，ビグアナイド薬，
α- グルコシダーゼ阻害薬*，
速効型インスリン分泌促進薬（グリニド薬）*，
スルホニル尿素（SU）薬，SGLT2 阻害薬[†]，
GLP-1 受容体作動薬[†]，イメグリミン

＊：食後高血糖改善
†：やせの患者では体重減少に注意
インスリン分泌不全，抵抗性は，糖尿病治療
ガイドにある各指標を参考に評価し得る

肥満：

ビグアナイド薬，SGLT2 阻害薬，
GLP-1 受容体作動薬，DPP-4 阻害薬，
チアゾリジン薬，α- グルコシダーゼ阻害薬*，
イメグリミン，チルゼパチド
インスリン抵抗性は BMI，腹囲での肥満・内臓
脂肪蓄積から類推するが，HOMA-IR 等の指標
の評価が望ましい
■日本における肥満の定義：BMI 25kg/m² 以上
■日本における内臓脂肪蓄積を示す腹囲の基準：
　男性：85cm 以上，女性：90cm 以上

Step 2　安全性への配慮
別表[2] の考慮すべき項目で赤に該当するものは避ける

例 1）低血糖リスクの高い高齢者には SU 薬，グリニド薬を避ける
例 2）腎機能障害合併者にはビグアナイド薬，SU 薬，チアゾリジン薬，腎排泄型のグリニド薬
　　　を避ける（高度障害では SU 薬，ビグアナイド薬，チアゾリジン薬は禁忌）
例 3）心不全合併者にはチアゾリジン薬，ビグアナイド薬を避ける（禁忌）

Step 3　**Additional benefits** を考慮するべき併存疾患

慢性腎臓病*	心不全	心血管疾患
SGLT2 阻害薬[†]，GLP-1 受容体作動薬	SGLT2 阻害薬[†]	SGLT2 阻害薬，GLP-1 受容体作動薬

＊：特に顕性腎症　†：一部の薬剤には適応症あり

Step 4　考慮すべき患者背景
別表[2] の服薬継続率およびコストを参照に薬剤を選択

薬物療法開始後は，およそ 3 か月ごとに治療法の再評価と修正を検討する

目標 HbA1c を達成できなかった場合は，病態や合併症に沿った食事療法，運動療法，生活習慣改善を促す
と同時に，冒頭に立ち返り，インスリン適応の再評価も含めて薬剤の追加等を検討する

◎ **図 5-24　2 型糖尿病の薬物療法のアルゴリズム**

（日本糖尿病学会コンセンサスステートメント策定に関する委員会：2 型糖尿病の薬物療法のアルゴリズム（第 2 版）．糖
尿病 66(10)：719，2023 による，一部改変）
1）日本糖尿病学会が第 56 回日本糖尿病学会年次学術集会にて発表した宣言。糖尿病の予防・治療のために，
　血糖管理目標値を HbA1c 7％未満としている。
2）別表については巻末資料（◎ 317 ページ）を参照。

39ページ)の作用を高める薬剤である。GLP-1，GIP はともに血中においては DPP-4(dipeptidyl peptidase-4)という酵素で分解され，その作用がすみやかに消失する。DPP-4 阻害薬は DPP-4 の活性を阻害して，インスリンの分泌を促進し，血糖を上昇させる作用をもったグルカゴンを抑制することで血糖値の降下をはかる。SU 薬と併用する場合はインスリンの分泌が過剰に促され，副作用として低血糖をひきおこすことがあるので注意が必要である。

⑦GLP-1 受容体作動薬　GLP-1 受容体に直接作用し，血糖値に応じて膵 β 細胞からのインスリン分泌を促進し，グルカゴン分泌を抑制する作用を示す薬である（◐ 39 ページ）。胃から腸への食物の移動を遅延させ，食欲を抑制し体重を減少させる効果もある。副作用として，下痢・便秘・吐きけなどの胃腸症状が投与初期にみとめられるため，少量から漸増する必要がある。まれに急性膵炎を引きおこすことがあり，急性膵炎の初期症状（嘔吐を伴う持続的な激しい腹痛など）について患者に情報を提供し，症状が出現した場合はすみやかに投与を中止する。

おもに肥満を伴う 2 型糖尿病患者に広く使用されており，1 日 1～2 回の注射製剤としてリラグルチド（ビクトーザ®），エキセナチド（バイエッタ®），リキシセナチド（リキスミア®），週に 1 回の注射製剤としてデュラグルチド（トルリシティ® 皮下注アテオス®），セマグルチド（オゼンピック®）がある。新たな薬剤として，GLP-1 と GIP（グルコース依存性インスリン分泌刺激ポリペプチド，◐ 39 ページ）の双方の受容体に作用する持続性 GIP/GLP-1 受容体作動薬（チルゼパチド〔マンジャロ® 皮下注アテオス®〕）も 2023 年から使用されている。

⑧スルホニル尿素(SU)薬　膵 β 細胞の SU 受容体に結合し，インスリン分泌を促進する薬剤である。食事や運動によっても十分な血糖管理目標に到達しない場合に用いられる。高齢者や腎機能の低下している患者では，食事の開始時間が遅れたり，摂取量を控えた場合などに低血糖を引きおこすことがある。少量から開始し，漸増する。

⑨速効型インスリン分泌促進薬(グリニド薬)　速効性，短時間作用性インスリン分泌薬である。服薬後すみやかにインスリン分泌が促進され，しかも作用が短く，低血糖がおこりにくいとされている。食直前に服用する。

▊インスリン

著しい高血糖や膵 β 細胞からのインスリン分泌能が枯渇した 1 型糖尿病のみならず，糖尿病合併妊婦や，経口薬では十分な血糖マネジメントが得られない 2 型糖尿病でも広くインスリン治療が行われている。インスリン治療は 2 型糖尿病の治療において最終的な手段ではなく，経口糖尿病治療薬と併用することで膵 β 細胞機能を温存しつつ，良好な血糖管理状況を得るための 1 つの方法としてとらえられている。インスリンは作用時間の違いから，超速効型，速効型，配合溶解，混合型，中間型，持効型溶解などに分類されており，GLP1-受容体作動薬との配合薬もある（◐ 309 ページ，巻末資料「糖尿病治療薬」）。

◐図 5-25 に示すように，私たちの体内のインスリン分泌は食事に応じた

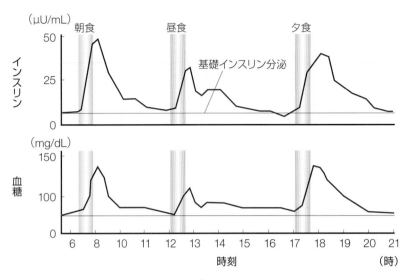

●図5-25　生理的なインスリン分泌パターン
インスリンの分泌は24時間にわたって分泌されている基礎分泌と，食事の組成や量に応じて分泌される追加分泌に分類される。

追加分泌と，24時間にわたる基礎分泌からなっている。糖尿病におけるインスリン治療はインスリンの補充療法であり，できうる範囲でこの生理的なパターンに近づけるように治療法が選択される。

●**1型糖尿病におけるインスリン治療**　1型糖尿病では超速効型インスリンと持効型インスリンによる頻回注射ないしはインスリンポンプを用いた**持続皮下インスリン療法** continuous subcutaneous insulin infusion（**CSII**）を行う（◗258ページ，図6-12）。血糖自己測定を併用し，患者自身でインスリン投与量を微調節しつつ良好な血糖マネジメントを目ざす。

　血糖自己測定に関しては，手指を穿刺して末梢血の血糖値をモニターする従来の方法に加えて，皮下にセンサーを留置して間質液中のグルコース濃度を測定し，血糖値の変動を推定する方法（**持続グルコースモニタリング** continuous glucose monitoring：〔**CGM**〕）も使用される。上腕に装着したセンサーに専用の機器をかざすだけで皮下のグルコース濃度を知ることができる間欠スキャン式のCGM intermittently scanned continuous glucose monitoring（**isCGM**）も広く用いられている（◗263ページ，図6-17）。また，インスリンポンプにCGMのデータを送り，高血糖や低血糖の際のアラーム機能をもつ機器もある（リアルタイムCGM機能つきインスリンポンプ sensor augmented pump〔SAP〕）。

　インスリンの頻回注射の場合は，基礎インスリン分泌を持効型溶解インスリンで補充し，追加インスリンを超速効型インスリンで補うことが多い。従来の超速効型製剤よりもさらに効果の発現が速いインスリンリスプロ（ルムジェブ®），インスリンアスパルト（フィアスプ®）なども使用される。

●**2型糖尿病におけるインスリン治療**　膵β細胞からの内因性インスリン分泌能が維持されている2型糖尿病であっても，良好な血糖管理状況を目ざしてインスリン治療を行うことが少なくない。その場合には，経口糖尿病治

療薬を併用しつつ基礎インスリンの補充を行うことが多い。基礎インスリンとしては持効型のインスリン製剤を少量から開始して漸増する。外来でのインスリン導入に際しては，医師の指示のもとに糖尿病療養指導士（● 249 ページ，plus「糖尿病看護に関する資格」）などのチームが患者の情報を共有し，インスリン注射の手技，製剤の説明，血糖マネジメントの実際についてきめ細かな情報提供を行うことで，家族や患者は不安を感じることなく，インスリン治療に移行することができる。

5 糖尿病の慢性合併症

◆ 糖尿病網膜症

　わが国における 18 歳以上を対象とした後天性視覚障害の最大の原因は 1990 年代までは糖尿病網膜症であったが，直近の調査では第 1 位は緑内障（40.7％）であり，網膜色素変性症（13.0％），糖尿病網膜症（10.2％）と続いている[1]。糖尿病網膜症は，糖尿病の罹病期間，血糖や血圧の管理状況と関連する。糖尿病に対する病識の高まり，代謝管理の質の向上，眼科治療の進歩などによって後天性の失明にいたる患者数が減っていると思われる。

▌ 症状と病態

● **糖尿病網膜症の進行機序**　糖尿病網膜症は，網膜毛細血管の拡張，血管透過性の亢進，血管閉塞，新生血管の増生，網膜の牽引性変化と進展する（●図 5-26）。

　糖尿病網膜症では，まず網膜組織の循環障害による低酸素状態への反応として血管拡張がおこり，その結果，毛細血管の透過性が亢進し，血漿成分が血管外へ漏出して浮腫が生じる。黄斑部の浮腫は**糖尿病黄斑症**とよばれ，視力低下の原因となる。硬性白斑は，血漿の脂質や白血球が漏出し，遺残したものである。さらに，低酸素状態への反応として毛細血管瘤が形成され，血

---

plus	配合薬

　加齢に伴い併発する疾患が増え，服用する治療薬も増加することが多い。さらに糖尿病などでは，作用機序の異なる薬剤を併用することも少なくない。高血圧症や糖尿病の治療薬では 2 種類の異なる成分を一つの錠剤にした配合錠や，異なる作用のインスリン製剤を混合した混合（配合）製剤が開発されている。配合薬を用いることは服薬する薬剤の錠数や回数を減らし，注射回数を減らすことにつながる。糖尿病の経口配合薬については，右記のような組み合わせの配合錠がある。

・DPP-4 阻害薬とビグアナイド薬
・DPP-4 阻害薬と SGLT2 阻害薬
・DPP-4 阻害薬とチアゾリジン薬
・チアゾリジン薬とビグアナイド薬
・チアゾリジン薬と SU 薬
・α-グルコシダーゼ阻害薬とグリニド薬

　また，注射薬ではインスリンの混合製剤，インスリンと GLP-1 受容体作動薬，GLP-1 作動薬と GIP 作動薬の混合製剤がある。

1）坂本泰二：厚生労働科学研究費補助金（難治性疾患政策研究事業）網膜脈絡膜・視神経委縮症に関する調査研究，2021 年

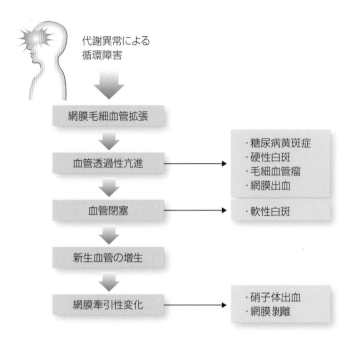

○図5-26　糖尿病網膜症の進行機序

球成分の漏出があるときは網膜出血がみとめられる。

　網膜の血管が閉塞すると虚血によって変性した網膜神経組織が腫大し，集塊を形成し，軟性白斑をもたらす。広範囲（眼底領域の20〜25％）の網膜血管閉鎖が持続する場合には，低酸素状態が助長され，低酸素に対する生体反応として血管新生がおこる。

　新生血管はもろく出血しやすいので，出血を修復する過程で硝子体剝離が引きおこされ，牽引性出血・牽引性網膜剝離をもたらす。

● **糖尿病網膜症の分類**　糖尿病網膜症は大きく3つの時期，すなわち単純網膜症，増殖前網膜症，増殖網膜症に分けられている（○表5-14，図5-27）。臨床的には病変が網膜内に限局しているものが単純網膜症であり，増殖前網膜症では網膜表層の病変が加わり，硝子体連続性をもつ病変となる。増殖網膜症では，網膜表層から硝子体へ増殖組織が侵入する。

　単純網膜症では，毛細血管瘤や点状・斑状の網膜内出血，硬性白斑，浮腫がみとめられる。この時期には視力障害はほとんどみとめられず，内科的管理がよければ出血や白斑の消退がみとめられる。**増殖前網膜症**の段階になると，網膜細小血管が閉塞し，新生血管の発生をもたらす。新生血管はもろいために出血しやすく，硝子体に広がった出血は硝子体を混濁させ，視力障害をもたらす。硝子体出血により形成された増殖組織は，網膜剝離をもたらし**増殖網膜症**となる。硝子体出血は自然に吸収されることもあるが，繰り返す場合は網膜剝離を引きおこし，視力障害をもたらす。

▌治療

　1 光凝固　アルゴンレーザーで網膜外層を破壊し，脈絡膜側からの酸素供給を増加させて，新生血管の増生を抑止する方法である。

▶表 5-14　糖尿病網膜症の病期と所見

単純網膜症	軽度　：毛細血管瘤・網膜内出血 中等度：網膜浮腫・硬性白斑
増殖前網膜症	軽度　：軟性白斑 中等度：静脈の数珠状拡張 高度　：新生血管
増殖網膜症	新生血管・硝子体出血・網膜剝離

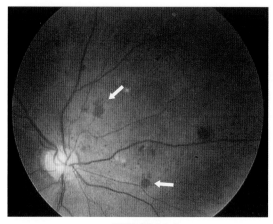

a. 単純網膜症(1)
単純網膜症。網膜に点状, 斑状出血がみられる。

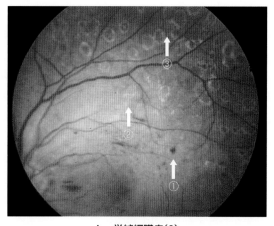

b. 単純網膜症(2)
中等度の単純網膜症。出血斑(①), 硬性白斑(②)と光凝固斑(③)がみられる。

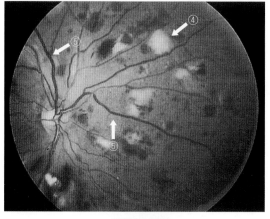

c. 増殖前網膜症
軟性白斑(④)や静脈の拡張(⑤)がみられる。

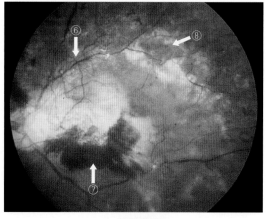

d. 増殖網膜症
新生血管が生じ(⑥), そこから出血して硝子体出血となる(⑦)。さらに, 牽引性の網膜剝離を引きおこしている(⑧)。

▶図 5-27　糖尿病網膜症の眼底写真

　光凝固は, 局所光凝固と汎網膜光凝固に大別される。局所光凝固は, 黄斑浮腫に対する治療として行われる。網膜血管や毛細血管瘤を焼灼し, 透過性が亢進した血管からの漏出を抑える。汎網膜光凝固は, 新生血管の発生・進展を阻止するために行われる。後極部を残し, 眼底全体にわたって,

1,500〜2,000 個の凝固斑で焼灼する。

② **硝子体手術**　硝子体手術は，顕微鏡下に眼内に挿入したカッターで硝子体や増殖膜を除去し，眼内に空気を挿入して剝離した網膜を復位させる手術である。3 か月以上の長期にわたる硝子体出血や再発性の出血，網膜剝離が存在する場合に手術の対象となる。網膜剝離を伴わない硝子体出血では，術後の視力回復は良好である。

③ **抗 VEGF 薬とステロイド薬の眼内注射**

①**抗 VEGF 薬**　糖尿病網膜症の発症・進展に関与する化学物質として血管内皮細胞増殖因子(VEGF)がある。高血糖や虚血によって網膜血管内皮細胞や神経細胞などで VEGF が増加することが，網膜症の進展，新生血管の増生に深く関与している。

VEGF の作用を阻害するために，抗 VEGF 抗体を硝子体に注入することで，網膜症の進展が抑えられる。ラニビズマブ(ルセンティス®)，アフリベルセプト(アイリーア®)，ブロルシズマブ(ベオビュ®)などの眼内注射薬がある。抗 VEGF 薬の硝子体内での生物活性は 4〜8 週間と短く，数か月ごとに投与を繰り返す必要がある。2022 年には新生血管の透過性や不安定化をもたらすアンジオポエチン-2 と VEGF の双方を阻害する抗体製剤であるファリシマブ(バビースモ®)が使用可能となった。ファリシマブは 16 週間効果が持続するとされている。

②**ステロイド薬の眼内注射**　網膜における炎症反応を抑える目的で，徐放性ステロイド薬であるトリアムシノロンアセトニド(マキュエイド®)の眼内注射を行うことがある。黄斑浮腫の治療に有用である。

◆ 糖尿病性腎症

わが国において慢性透析を受けている患者は 2021 年末でおよそ 35 万人である。透析にいたった原疾患で最も多いのが糖尿病性腎症で全体の約 40%を占めている。

▌症状と病態生理

● **糖尿病性腎症の成因と臨床所見**　糖尿病性腎症は，左右の腎臓にそれぞれ約 100 万個存在する糸球体の細小血管に生じた障害であり，組織学的には，糸球体のメサンギウム領域の拡大と基底膜の肥厚が特徴的所見である。

長期間にわたる持続的な高血糖にさらされた糸球体では，さまざまな代謝異常をきたし，組織学的変化を引きおこす。糸球体の輸入細動脈が拡張して，輸出細動脈が相対的に収縮しているために糸球体の内圧が上昇し，糸球体での濾過量の増加(糸球体過剰濾過)をもたらして，糸球体の血管を構成している細胞の基質(マトリックス)の構成成分であるタンパク質の産生を増加させ，メサンギウム領域の拡大に結びつく。

● **糖尿病性腎症の進行機序**　糖尿病性腎症では，時間の経過とともに，タンパク尿，高血圧症，浮腫(ネフローゼ症候群)，腎不全を引きおこす。病初期には，糸球体の過剰濾過(腎血流量の上昇，クレアチニンクリアランスの増加)とそれに伴う腎肥大が特徴的な臨床徴候といえる。

　タンパク尿は，初期にはアルブミン尿として検出される。しかし，糸球体病変の進行とともに糸球体血管壁の構造が傷害され，アルブミンのみならずグロブリンなどの高分子のタンパク質も尿中へ排出される。

　腎症の進行とともに，血圧の上昇，尿タンパクの増加がもたらされ，最終的には腎不全をきたす。

▍慢性腎臓病，糖尿病関連腎臓病

　腎障害は糸球体濾過量 glomerular filtration rate（GFR）と尿中へのタンパク排泄量によって評価されるが，GFR は加齢に伴い経年的に低下する。推定糸球体濾過量（eGFR）は，以下の式にて推算する。

eGFRcreat（mL/分/1.73 m²）＝194×Cr－1.094×年齢（歳）－0.287
（女性はこの値×0.939）

　腎障害を包括する病態として**慢性腎臓病** chronic kidney desease（**CKD**）という概念がある。一般検尿による尿所見の異常，血液検査，画像診断，病理所見などにより腎障害の存在が確認され，GFR が 60 mL/分/1.73 m²未満であることのいずれか，または双方が 3 か月以上続く病態が CKD であり，CKD は末期腎不全および心血管疾患のハイリスク状態と考えられている。また，糖尿病に関連した腎機能障害を米国では糖尿病関連腎臓病 diabetic kidney disease（DKD）と呼称している。しかし，DKD の病態や診断基準などは示されておらず，尿中アルブミン排泄量が増加し，持続タンパク尿となり腎機能が経時的に低下する典型的な糖尿病性腎症と，尿中アルブミン排泄量が増加せずに腎機能が低下する非典型的な糖尿病に関連した腎障害を包括する概念と考えられる。

▍診断と治療

　糖尿病性腎症の治療のポイントは，微量アルブミン尿期（第 2 期）を的確に診断し，血圧や代謝の管理に力を注ぐことである。

　糖尿病性腎症合同委員会による診断基準（●表 5-15）や病期分類（●表 5-16）でも，早期腎症をとらえ，時機を失せず治療を開始することの重要性が示されている。

　糖尿病性腎症は，微量アルブミン尿を示す腎症第 2 期の管理が非常に重要である。この時期における適切な治療が，腎臓の予後を決定するといっても過言ではない。

　1 食事のタンパク質制限　タンパク尿が持続し，腎機能が低下している場合には食事への介入として低タンパク質食を考慮することがある。しかし，低タンパク質食は継続が難しい食事療法であり，高齢者，とくに 75 歳以上の後期高齢者においては低タンパク質食を行うことが低栄養，サルコペニア，フレイル，認知機能障害のリスクを高める可能性があるため，きわめて慎重な対応が望まれる。

　2 血圧の管理　糖尿病性腎症の進行を抑止するためには血圧の管理が重要である。とくに腎症の発症・進展に影響を及ぼす糸球体過剰濾過を解消するためには，輸出細動脈を拡張する必要がある。生体内に存在する最も強力

○**表 5-15　糖尿病性腎症早期診断基準（糖尿病性腎症合同委員会 2005）**

1	**測定対象**：尿蛋白陰性か陽性（＋1 程度）の糖尿病患者
2	**必須事項**
	尿中アルブミン値：30〜299 mg/g・Cr 3 回測定中 2 回以上
3	**参考事項**
	尿中アルブミン排泄率：30〜299 mg/24 hr または，20〜199 μg/min
	尿中Ⅳ型コラーゲン値：7〜8 μg/g・Cr 以上
	腎サイズ：腎肥大

（日本糖尿病学会：糖尿病性腎症合同委員会報告「糖尿病性腎症の新しい早期診断基準」，糖尿病 48(10)：757-759，2005 より一部文章を抜粋）

注意事項
1）高血圧（良性腎硬化症），高度肥満，メタボリックシンドローム，尿路系異常・尿路感染症，うっ血性心不全などでも微量アルブミン尿をみとめることがある。
2）高度の希釈尿，妊娠中・月経中の女性，過度の運動・過労・感冒などの条件下では検査を控える。
3）定性法で微量アルブミン尿を判定するのはスクリーニングの場合に限り，後日必ず上記定量法で確認する。
4）血糖や血圧管理が不良な場合，微量アルブミン尿の判定は避ける。

な血管収縮物質であるアンギオテンシンⅡは糸球体血管を収縮させるが，輸出細動脈を輸入細動脈よりもより強く収縮させることが知られている。そのため，糖代謝・脂質代謝に影響の少ない降圧薬としてカルシウム拮抗薬も用いられるが，アンギオテンシンⅡの作用を阻害することで，糸球体内における高血圧を是正するアンギオテンシン変換酵素（ACE）阻害薬やアンギオテンシンⅡ受容体拮抗薬（ARB）が用いられることが多い。

　③**血糖の管理**　血糖を厳格に管理することが重要とされるが，血糖の管理によって顕性腎症の進行を抑制し，末期腎不全への進展を阻止しうるか否かについての結論は得られていない。

◆ 糖尿病性神経障害

▌症状と病態生理

●**糖尿病性神経障害の分類**　糖尿病性神経障害は，**多発神経障害**と**単神経障害**の 2 つに大きく分類される。多発神経障害は，糖尿病に基づく代謝異常によってもたらされ，下肢のしびれなどを訴える感覚性多発神経障害や自律神経障害をもたらす。また，単神経障害の多くは血管閉塞が原因であり，障害された神経の支配する部位に症状が出る。

●**糖尿病性神経障害による症状**　多発神経障害では，両下肢末端，足底のしびれ感や知覚異常，ジンジン・ピリピリといった自発痛をきたす。上肢にしびれや知覚異常をきたすことはまれであり，その場合は頸椎症や手根管症候群などの整形外科疾患によることが多い。

　糖尿病による自律神経障害の場合には，めまいや失神の原因となる起立性低血圧，消化管の運動障害による下痢や便秘，膀胱の機能障害による残尿の増加や尿路感染症などのさまざまな症状をもたらす。また，男性の場合は勃起不全 erectile dysfunction（ED）をきたすこともある。さらに，自律神経障害によって，低血糖による動悸・発汗・手指振戦などの交感神経症状が出現せ

○ 表 5-16　糖尿病性腎症病期分類 2023[注1]

病期	尿中アルブミン・クレアチニン比(UACR, mg/g)あるいは尿中蛋白・クレアチニン比(UPCR, g/g)	推算糸球体濾過量(eGFR, mL/分/1.73 m²)[注3]
正常アルブミン尿期(第 1 期)[注2]	UACR30 未満	30 以上
微量アルブミン尿期(第 2 期)[注4]	UACR30〜299	30 以上
顕性アルブミン尿期(第 3 期)[注5]	UACR300 以上 あるいは UPCR0.5 以上	30 以上
GFR 高度低下・末期腎不全期(第 4 期)[注6]	問わない[注7]	30 未満
腎代替療法期(第 5 期)[注8]	透析療法中あるいは腎移植後	

注 1　糖尿病性腎症は必ずしも第 1 期から順次第 5 期まで進行するものではない。また評価の際には，腎症病期とともに，付表を参考として慢性腎臓病(CKD)重症度分類も併記することが望ましい。

注 2　正常アルブミン尿期は糖尿病性腎症の存在を否定するものではなく，この病期でも糖尿病性腎症に特有の組織変化を呈している場合がある。

注 3　eGFR60 mL/分/1.73 m² 未満の症例は CKD に該当し，糖尿病性腎症以外の CKD が存在しうるため，他の CKD との鑑別診断が必要である。なお血清クレアチニンに基づく eGFR の低下を認めた場合，血清シスタチン C に基づく eGFR を算出することで，より正確な腎機能を評価できる場合がある。

注 4　微量アルブミン尿を認めた患者では，糖尿病性腎症早期診断基準(糖尿病 48：757-759，2005)にしたがって鑑別診断を行ったうえで，微量アルブミン尿期と診断する。微量アルブミン尿は糖尿病性腎症の早期診断に必須のバイオマーカーであるのみならず，顕性アルブミン尿への移行および大血管障害のリスクである。GFR60 mL/分/1.73 m² 以上であっても微量アルブミン尿の早期発見が重要である。

注 5　顕性アルブミン尿の患者では，eGFR60 mL/分/1.73 m² 未満から GFR の低下に伴い腎イベント(eGFR の半減，透析導入)が増加するため注意が必要である。

注 6　CKD 重症度分類(日本腎臓学会，2012 年)との表現を一致させるために，旧分類の「腎不全期」を「GFR 高度低下・末期腎不全期」とした。

注 7　GFR30 mL/分/1.73 m² 未満の症例は，UACR あるいは UPCR にかかわらず，「GFR 高度低下・末期腎不全期」に分類される。しかし，特に正常アルブミン尿，微量アルブミン尿の場合は，糖尿病性腎症以外の CKD との鑑別診断が必要である。

注 8　CKD 重症度分類(日本腎臓学会，2012 年)との表現を一致させるために，旧分類の「透析療法期」を腎移植後の患者を含めて「腎代替療法期」とした。

(糖尿病性腎症合同委員会・糖尿病性腎症病期分類改訂ワーキンググループ：糖尿病性腎症病期分類 2023 の策定．日本腎臓学会誌 65(7)：852，2023 による)

表 5-16 付表　糖尿病性腎症病期分類 2023 と CKD 重症度分類との関係

アルブミン尿区分			A1	A2	A3
			正常アルブミン尿	微量アルブミン尿	顕性アルブミン尿
尿中アルブミン・クレアチニン比(mg/g)			30 未満	30〜299	300 以上
尿蛋白・クレアチニン比(g/g)					(0.50 以上)
GFR 区分(mL/分/1.73 m²)	G1	≧90	正常アルブミン尿期(第 1 期)	微量アルブミン尿期(第 2 期)	顕性アルブミン尿期(第 3 期)
	G2	60〜89			
	G3a	45〜59			
	G3b	30〜44			
	G4	15〜29	GFR 高度低下・末期腎不全期(第 4 期)		
	G5	<15			
	透析療法中あるいは腎移植後		腎代替療法期(第 5 期)		

(糖尿病性腎症合同委員会・糖尿病性腎症病期分類改訂ワーキンググループ：糖尿病性腎症病期分類 2023 の策定．日本腎臓学会誌 65(7)：852，2023 による)

ずに意識消失をきたす無自覚性低血糖を生じることもある。

単神経障害では，脳神経における血流障害による外眼筋麻痺をきたすことが多い。単神経障害はほとんどの場合，3か月以内に自然緩解する。また，四肢の神経の圧迫により，手根管症候群による手のしびれ，腓骨神経麻痺による垂れ足（足首の背屈が十分にできなくなり階段を上るときにつまずく）をきたすこともある。

● **糖尿病性神経障害の発生機序** 多発神経障害の成因としては，高血糖によるポリオール代謝異常，糖化タンパク質，細小血管の血流障害などの関与が考えられている。

高血糖が続くと，神経細胞内のグルコースが増加し，アルドース還元酵素の活性が高まってソルビトールが増加する。ソルビトールなどのグルコースの還元物質は，ポリオールと総称される。ソルビトールが蓄積すると，ミオイノシトールが減少し，フルクトース（果糖）の産生が亢進する。高血糖のために，ポリオールが増加し細胞機能が低下する（ポリオール代謝異常説）。

生体内のタンパク質がグルコースと反応（糖化）して産生される終末糖化産物 advanced glycation endproducts（AGE）も，神経細胞の機能異常と密接に関連している。

また，糖尿病患者の末梢神経に存在する毛細血管では壁の肥厚がみとめられ，血流の低下は組織の虚血，酸素不足をまねく。虚血状態は乳酸の増加，ピルビン酸の低下，活性酸素の過剰生成をもたらす。血流障害と代謝異常は並行して進行し，不可逆的な神経障害につながる。

一方，単神経障害の場合は，動眼神経・外転神経・滑車神経などの脳神経を栄養する血管の閉塞によって神経麻痺がもたらされ，複視を引きおこす。また，腓骨神経などの圧迫に弱い神経では，かたい椅子に長時間座るなどの動作で神経自体が圧迫され，絞扼性神経障害をきたす。

診断と治療

● **糖尿病性神経障害の診断** 糖尿病性神経障害の診断は，いわゆる除外診断であり，中枢神経系の障害や関節・結合織疾患（整形外科疾患），脊髄根障害による神経障害を除外したうえで診断される。

現在，糖尿病性多発神経障害の診断には，「糖尿病性神経障害を考える会」の簡易診断基準が広く用いられており，自覚症状とアキレス腱反射，振動覚の低下を参考にして診断が下される（●表5-17）。

● **糖尿病性神経障害の治療** 高血糖は糖尿病における代謝異常の中心指標であり，高血糖の是正は神経障害を治療する基本となる。厳格な血糖管理は神経障害の発症を抑制することが知られている。

また，細胞内のソルビトールの蓄積を抑制し，ポリオール代謝経路の活性化を阻害するために，アルドース還元酵素阻害薬（ARI）が用いられる。

足先や足裏の刺されるような痛みや灼熱感などを訴える有痛性神経障害に対してはプレガバリン（リリカ®カプセル），デュロキセチン塩酸塩（サインバルタ®カプセル）が使用され，一定の効果をあげている。副作用として，眠け・めまいなどがあり，腎機能に応じて用量を調節する必要がある。

○ 表 5-17　糖尿病性多発神経障害の簡易診断基準

必須項目
以下の 2 項目を満たす。 　1. 糖尿病が存在する。 　2. 糖尿病性多発神経障害以外の末梢神経障害を否定しうる。

条件項目
以下の 3 項目のうち 2 項目以上を満たす場合を"神経障害あり"とする。 　1. 糖尿病性多発神経障害に基づくと思われる自覚症状 　2. 両側アキレス腱反射の低下あるいは消失 　3. 両側内踝の振動覚低下

注意事項
1. 糖尿病性多発神経障害に基づくと思われる自覚症状とは, 　　　1）両側性 　　　2）足趾先および足底の"しびれ""疼痛""異常感覚"のうちいずれかの症状を訴える。 　　　上記の 2 項目を満たす。 　　　上肢の症状のみの場合および"冷感"のみの場合は含まれない。 　2. アキレス腱反射の検査は膝立位で確認する。 　3. 振動覚低下とは C128 音叉にて 10 秒以下を目安とする。 　4. 高齢者については老化による影響を十分考慮する。

参考項目
以下の参考項目のいずれかを満たす場合は, 条件項目を満たさなくても"神経障害あり"とする。 　1. 神経伝導検査で 2 つ以上の神経でそれぞれ 1 項目以上の検査項目(伝導速度, 振幅, 潜時)の明らかな異常をみとめる。 　2. 臨床症候上, 明らかな糖尿病性自律神経障害がある。しかし, 自律神経機能検査で異常を確認することが望ましい。

(糖尿病性神経障害を考える会：2019 年 8 月 31 日改訂, Peripheral Nerve 末梢神経 33：161-163, 2022 による)

　デュロキセチン塩酸塩は, セロトニン・ノルアドレナリン再取り込み阻害薬(SNRI)であり, 視床下部・脊髄上行路での痛みの抑制作用が期待される。副作用としての胃腸症状やふらつきなどの発現頻度は少なくなく, 就寝前に最少用量から投与する。

◆ 糖尿病性足病変

▌症状と病態生理

　糖尿病患者では, 神経障害による足の知覚低下と動脈硬化による血流の障害が相まって, 糖尿病性足病変 diabetic foot をきたすことがある。糖尿病性足病変としては足の感染症・潰瘍・壊疽などがあげられ, 下肢切断の原因となり, 患者の QOL に大きな影響を与える。足の潰瘍や壊疽は難治性で再発も多い。

▌治療

　内科的治療としては, 血糖管理, 足への荷重を少なくすること(免荷 off loading), 抗菌薬・血管拡張薬・血小板凝集阻害薬の投与が主体となるが, 感染巣や壊死組織の切除(デブリドメント)や血行再建術などの外科的治療を適切に行うことが重要である。

● フットケア　糖尿病性足病変の予防に最も重要なのは, 日常の足のケア

（フットケア）である。

　フットケアにあたっては，毎日入浴の際に足を観察する，足に合った靴をはく，素足でサンダルや靴をはかない，暖房器具による低温熱傷に注意する，胼胝（たこ）や鶏眼（うおのめ）などの足の角化病変を自己流に処置しない，水疱や潰瘍などの異常があればすぐに受診するなどの情報を患者に伝え，医療スタッフも患者の足を適宜観察することが望ましい（フットケアの具体的な援助方法については，◐ 268ページ）。

◆ 大血管障害

　糖尿病患者では動脈硬化が促進し，狭心症や心筋梗塞などの虚血性心疾患，脳血管障害，下肢の末梢動脈疾患などの動脈硬化病変を伴うことが多い。

▊ 虚血性心疾患

　狭心症・心筋梗塞などの虚血性心疾患の発症頻度は，糖尿病患者では非糖尿病者の2〜3倍と考えられており，発症率は糖尿病患者1,000人あたり1年で約10人程度と想定されている。虚血性心疾患の発症には，脂質異常症や高血圧の有無，年齢，性別（男性に多い），喫煙などの関与も大きく，糖尿病患者ではきめ細かな代謝管理と禁煙の重要性が指摘されている。

　糖尿病患者では，心電図などに心筋の虚血を示す所見があるにもかかわらず，胸痛を伴わない**無症候性心筋虚血**が少なくない。その原因として，糖尿病性神経障害のために痛みに関連した生理活性物質の刺激が脊髄に伝達されにくいことが関与していると考えられている。また，糖尿病患者の冠動脈病変は，多枝病変の頻度が高く，末梢までびまん性に狭窄病変がみとめられ石灰化を伴うことが多い。

▊ 脳血管障害

　脳血管障害は大きく分けて脳出血・脳梗塞・クモ膜下出血に分類されるが，糖尿病との関連が示唆されているのは脳梗塞である。糖尿病は脳梗塞の危険因子の1つであるが，高血圧，脂質異常症，喫煙も重要な危険因子である。

　糖尿病患者では，小血管の血栓による**ラクナ梗塞**や，総頸動脈・内頸動脈などの大血管の動脈硬化病変（粥腫〔アテローム〕）が増大し，徐々に血管が閉塞する**アテローム血栓性脳梗塞**が多い。

▊ 末梢動脈疾患（PAD）

　腹部大動脈から分岐した下肢の血管の閉塞により，足の冷感，歩行時の下肢の痛み，重症の場合には壊疽を引きおこす病態が末梢動脈疾患（PAD）である。

　PADは，糖尿病患者では非糖尿病者に比較して男性で2〜5倍，女性では5〜8倍も多いと考えられているが，脂質異常症，高血圧，肥満，喫煙などの影響も大きい。閉塞病変が軽度であれば，下肢の冷感，しびれ感，色調の変化などの症状にとどまるが，進行すると下肢（ふくらはぎ）の痛みのために歩行が困難になる。50〜100m程度の歩行で痛みが生じるが，歩行を休止し数分間安静を保つと再び歩くことができる**間欠性跛行**という症状が特徴的である。

6 糖尿病の急性合併症

　糖尿病合併症には，長期間の高血糖の曝露によって引きおこされる慢性合併症のほかに，おもに意識障害の原因となる急性合併症がある。ここでは，糖尿病の急性合併症として，**糖尿病性ケトアシドーシス** diabetic ketoacidosis，**高浸透圧高血糖状態** hyperosmolar hyperglycemic state，**低血糖**について述べる。

　意識障害をきたす疾患として，脳卒中などの頭蓋内疾患がまず頭に浮かぶが，糖尿病の急性合併症も少なからず存在する。糖尿病性ケトアシドーシスおよび高浸透圧高血糖状態では高血糖を呈することが多く，低血糖とあわせ血糖測定器による指先からの少量の血液で判断がつく場合がある。そのため，つねに意識障害の鑑別診断の1つにこのような疾患を入れておくことが，迅速な治療につながることもある。

◆ 糖尿病性ケトアシドーシス

● **病態**　糖尿病性ケトアシドーシスは，極度のインスリン欠乏とインスリン拮抗ホルモン（グルカゴンやカテコールアミン，コルチゾルなど）の増加により，高血糖，高ケトン血症，アシドーシスをきたした状態である。まず，病態としてあるのはインスリンの欠乏である（○図5-28）。インスリンが欠乏することで，インスリン拮抗ホルモンが増加し，これらの作用により，ブドウ糖が細胞内で利用できず，肝臓ではブドウ糖をつくり出し（糖新生）血液中に放出することで，高血糖となる。著しい高血糖により浸透圧利尿が進行し脱水となる。一方，脂肪組織では脂肪分解が進み，多くの遊離脂肪酸が産生される。この大量の遊離脂肪酸を材料として肝臓でケトン体が産生され，高

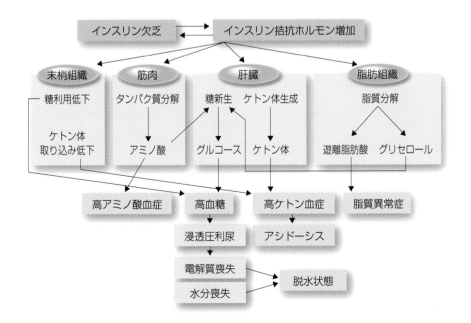

○図5-28　インスリン欠乏時の病態

ケトン血症，アシドーシスをきたす。

　1型糖尿病の発症時や1型糖尿病症例で摂食不良などによりインスリンを自己中断した場合などに糖尿病性ケトアシドーシスはおこりやすい。しかし，1型糖尿病のみならず2型糖尿病においても発症する場合がある。そのうちの1つは，若年男性に多くみられる，清涼飲料水の多飲が原因でケトン体産生が増加するソフトドリンクケトーシスである。また，2型糖尿病の治療薬として処方される，尿中にブドウ糖を排出することで血糖を下げるSGLT2阻害薬の内服により，血糖が正常にもかかわらずケトアシドーシスが生じることもあり，注意が必要である。

●**症状**　先に述べたように，高血糖，脱水，高ケトン血症，アシドーシスをきたす病態であることから，症候としては，著しい高血糖による口渇，多飲，多尿，体重減少のほか，脱水による口腔粘膜の乾燥，頻脈，高ケトン血症およびアシドーシスに起因する呼気のアセトン臭，大きく深い呼吸などがあげられる。意識障害の程度はさまざまで重度の場合は昏睡に陥る。腹痛や吐きけ・嘔吐などの腹部症状を伴うことが多く，消化器疾患と鑑別がむずかしい場合がある。

●**治療・予防**　治療方針も病態にあわせて考えると理解しやすい。すなわち，脱水と高血糖の是正である。ただし，アシドーシス補正は原則として行わない。まず，脱水と高血糖の是正のため，初期治療として生理食塩水とインスリンによる治療を開始する。生理食塩水の点滴静脈内注射は，全身状態や尿量などにより適宜調整が必要である。インスリンはシリンジポンプを用いた速効型インスリンの少量持続静脈内注射が原則であり，大量静脈内注射は行わない。血糖の急激な低下による脳浮腫の発症を防ぐことが重要であり，血糖が高値だからといって，すぐに正常化しようと急激に血糖を下げることは控える。また，インスリンは血液中のブドウ糖とともにカリウムも細胞内に入れることから，インスリン治療による血糖の低下やアシドーシスの改善により血清カリウムが低下することにも気をつけなければならない。そのため，血糖と電解質のていねいなモニタリングが必要である。意識状態が改善し，食事摂取が可能になれば，各食前の超速効型インスリンと1日1回の持効型インスリンの皮下注射に変更とする。

　なによりも重要なのは，糖尿病性ケトアシドーシスの発症を予防することである。そのために，感染症併発時やインスリン治療の中断などにより発症しやすいことを情報提供し，後に述べるシックデイ対策などを理解してもらうなど，患者とのコミュニケーションを日ごろから意識するように心がける。

◆ 高浸透圧高血糖状態

●**病態**　糖尿病性ケトアシドーシス同様，意識障害をきたしうる疾患であるが，相違点もあり，対比して考えると理解しやすい（●表5-18）。糖尿病性ケトアシドーシスはインスリン欠乏が病態の中心であるが，高浸透圧高血糖状態はインスリン欠乏の程度が糖尿病性ケトアシドーシスほど著しくない。そのため，血中ケトン体は正常か軽度上昇にとどまる。むしろ病態の中心は

脱水と高血糖，それに伴う高浸透圧血症であり，脱水と高血糖は糖尿病性ケトアシドーシスと比較して重度である。

　糖尿病性ケトアシドーシスは1型糖尿病の症例に多く発症するのに対し，高浸透圧高血糖状態は高齢の2型糖尿病症例で，感染症を併発した際や，高カロリー輸液やステロイド治療により高血糖をきたした場合に発症しやすい。症状も糖尿病性ケトアシドーシスのような口渇，多飲，多尿，腹部症状などを呈することは少なく，特異的な症状は乏しいとされている。

● **治療**　高浸透圧高血糖状態の基本治療は，脱水の補正，インスリンの投与，そして電解質の補正である。糖尿病性ケトアシドーシスと同じ治療方針であるが，感染症併発や高カロリー輸液治療などといった原因の除去や脱水の補正のみで血糖および浸透圧の低下が見込まれる。そのため，急な血糖および浸透圧低下には注意が必要で，やはり血糖と電解質のていねいなモニタリングが必要である。

◆ 低血糖

● **病態と症状**　糖尿病の治療中で最も多い急性合併症が低血糖である。▷表5-19に示すような低血糖の症状がある，または血糖値が70 mg/dL未満である場合，低血糖と診断する。低血糖の症状は，交感神経症状と中枢神経症状に分けられる。まず，血糖値の低下により血糖を上昇させるホルモンの1つであるアドレナリンの分泌が上昇し，動悸，発汗などの交感神経症状が出現する。これは中枢神経症状が出現する前の警告症状とされている。血糖値が50 mg/dL程度まで低下すると，頭痛や集中力の低下など中枢神経症状が出現する。さらに血糖値が低下すると，大脳機能が低下し，意識障害，

▷表5-18　糖尿病性ケトアシドーシスと高浸透圧高血糖状態の特徴の違い

	糖尿病性ケトアシドーシス	高浸透圧高血糖状態
発症年齢	若年者が多い	高齢者に多い
病型	1型糖尿病に多い	2型糖尿病に多い
誘因	インスリン注射の中止・減量・清涼飲料水の多飲・SGLT2阻害薬の内服など	感染症併発，高カロリー輸液，ステロイド治療など
症状	口渇，多飲，多尿，消化器症状(腹痛，嘔吐など)，意識障害など	意識障害，そのほか特異的なものに乏しい
ケトン体	上昇	正常〜軽度上昇

▷表5-19　低血糖のおもな症状

交感神経症状	中枢神経症状
・動悸	・頭痛
・発汗	・集中力の低下
・不安感	・意識障害
・手指振戦	・異常行動
・顔面蒼白	・痙攣

異常行動，痙攣といった重篤な症状が出現する。日常でも低血糖が頻回にお
きている状態では，交感神経症状が出現せず，いきなり中枢神経症状を呈す
る場合がある。自覚症状のないまま意識消失などの重篤な低血糖症状にいた
るものを無自覚低血糖といい，高齢者や糖尿病性神経障害の1つである自律
神経障害がある場合に多い。

　低血糖の原因としては，糖尿病薬物治療を行っているなかでの食事量の不
足，食事時間の遅れ，過度な運動，アルコールの多量摂取などがあげられる。
血糖降下薬で低血糖を引きおこすものとしては，インスリン製剤とSU薬，
速効型インスリン分泌促進薬が大半を占める。

● **対処法・治療**　低血糖が疑われた場合は，まず血糖測定器により，血糖
値を確認することが重要である。低血糖が確認されたとき，経口摂取が可能
であれば，すぐにブドウ糖やジュースなどの糖質をとる。意識レベルの低下
があり経口摂取できない場合は，家族や医療機関での対処が必要である。家
族にグルカゴンの点鼻または筋肉内注射を行ってもらい，医療機関に搬送し
てもらう。医療機関においては，ブドウ糖の静脈内注射を行う。注意すべき
点は，低血糖の遷延がおこることである。いったん意識レベルが回復しても，
再度低下する場合があるため，血糖測定によるモニタリングを含めた慎重な
経過観察が必要である。

　低血糖に対しても再発を含めた予防が重要であり，低血糖の原因をよく話
し合い，情報共有を行うことが重要である。近年，血糖測定器に加え，持続
血糖モニタリングが普及し，とくに就寝時間帯（深夜や早朝）の低血糖の把握
に有用である。

◆ シックデイ

　糖尿病の治療中に感染症などによる発熱，嘔吐，食欲不振などで食事がで
きないときを**シックデイ** sick day という。感染症で炎症が生じたり，ストレ
スなどによりコルチゾルなどのインスリン拮抗ホルモンが増加したりするこ
とでインスリン作用が低下し，高血糖となることが多い。一方でインスリン
製剤による治療中に食事がとれなくなることで低血糖になりやすく，血糖の
変動が大きくなる。このような状態では，糖尿病性ケトアシドーシスや低血
糖といった急性合併症がおこりやすくなるため，シックデイへの対応を医療
者と患者で共有することが重要である。

　食欲不振の際は，ふだんから食べ慣れていて消化のよい食べ物をとること，
ジュースやスープ，おかゆなど炭水化物と水分を中心にとるようすすめる。
とくに水分はできるだけとるようにして，脱水を防ぐことが重要である。イ
ンスリン治療を行っている場合は，食欲がないからといって中断してしまう
と，さらなる高血糖をきたす場合がある。そのため，決して自己中断しない
こと，血糖値を細かく測定すること，持効型インスリンの注射は継続するこ
と，超速効型インスリンなど食後血糖を抑える注射量については，食事量，
血糖値などに応じて調整することを，担当医，医療スタッフと情報共有して
おく。発熱，消化器症状が強いとき，食事摂取ができないときは，医療機関

を受診するように伝える。

7 糖尿病と妊娠

　糖尿病は 1 型糖尿病，2 型糖尿病，そのほかの特定の機序・疾患によるもの，**妊娠糖尿病**に成因分類されるが，そのうち妊娠糖尿病は，妊娠中の糖尿病すべてをさすものではないことに留意する。妊娠中の糖代謝異常には，妊娠前から糖尿病が存在している場合と妊娠中に発見される場合がある。前者は**糖尿病合併妊娠**といい，後者はさらに妊娠中の明らかな糖尿病と妊娠糖尿病の 2 つに分けられる。妊娠糖尿病は，非妊娠時の糖尿病の診断基準にあてはまらないものの，**表 5-20** に示すような基準にあてはまる場合に診断される。非妊娠時の診断基準に比べ，妊娠糖尿病の診断基準は血糖値がより低い段階で診断される。その意義としては，糖尿病にいたらない軽い糖代謝異常でも，周産期のリスクが高くなること，母体の糖代謝異常が出産後いったん改善してもその後に糖尿病の発症リスクが高くなることである。

● **発生の機序**　妊娠中は週齢が進むにつれ，血糖値が上昇傾向となる。妊娠中期以降は胎盤からインスリン作用に拮抗するホルモンが増加し，いわゆるインスリン抵抗性が強くなる。本来，このインスリン抵抗性に対し，母体の膵 β 細胞からより多くのインスリンを分泌させることで血糖値を調節するが，この代償的なインスリン分泌が不十分であると血糖値が上昇し，妊娠糖尿病が発症する。また，糖尿病合併妊娠や妊娠中の明らかな糖尿病においても同様の病態となる。

● **表 5-20　妊娠中の糖代謝異常と診断基準**

1）妊娠糖尿病 gestational diabetes mellitus（GDM）

75 gOGTT において次の基準の 1 点以上を満たした場合に診断する。
①空腹時血糖値≧92 mg/dL（5.1 mmol/L）
②1 時間値≧180 mg/dL（10.0 mmol/L）
③2 時間値≧153 mg/dL（8.5 mmol/L）

2）妊娠中の明らかな糖尿病 overt diabetes in pregnancy[1]

以下のいずれかを満たした場合に診断する。
①空腹時血糖値≧126 mg/dL
②HbA1c 値≧6.5%
＊随時血糖値≧200 mg/dL あるいは 75 gOGTT で 2 時間値≧200 mg/dL の場合は，妊娠中の明らかな糖尿病の存在を念頭に置き，①または②の基準を満たすかどうか確認する[2]。

3）糖尿病合併妊娠 pregestational diabetes mellitus

①妊娠前にすでに診断されている糖尿病
②確実な糖尿病網膜症があるもの

1）妊娠中の明らかな糖尿病には，妊娠前に見逃されていた糖尿病と，妊娠中の糖代謝の変化の影響を受けた糖代謝異常，および妊娠中に発症した 1 型糖尿病が含まれる。いずれも分娩後は診断の再確認が必要である。
2）妊娠中，とくに妊娠後期は妊娠による生理的なインスリン抵抗性の増大を反映して糖負荷後血糖値は非妊時よりも高値を示す。そのため，随時血糖値や 75 gOGTT 負荷後血糖値は非妊時の糖尿病診断基準をそのまま当てはめることはできない。
注：これらは妊娠中の基準であり，出産後は改めて非妊娠時の「糖尿病の診断基準」に基づき再評価することが必要である。

（日本糖尿病・妊娠学会と日本糖尿病学会との合同委員会：妊娠中の糖代謝異常と診断基準の統一化について．糖尿病 58（10）：802，2015 による）

◎表5-21　血糖管理不十分の母児にみられる併発症

母体	胎児
低血糖 糖尿病性ケトアシドーシス 糖尿病網膜症・腎症の増悪 妊娠高血圧症候群 羊水過多症 早産	先天奇形 巨大児 新生児呼吸障害 （新生児呼吸窮迫症候群） 低血糖 低カルシウム血症 高ビリルビン血症 多血症

● **血糖管理**　妊娠前，妊娠中の血糖管理が不十分であると，母児ともに併発症のリスクが上昇する（◎表5-21）。一方で，その期間に血糖値を可能な限り糖尿病のない母体と同程度に近づけることでこれらのリスクは減少する。具体的には空腹時血糖値 95 mg/dL 未満，食後2時間血糖値 120 mg/dL 未満，HbA1c 6.0〜6.5%未満を目標とする。そのためにも，妊娠中は血糖測定器や持続血糖モニターなどによる血糖値の詳細な確認が重要である。また，妊娠8週ごろまでの胎児の器官形成期に血糖高値であると児の先天異常の発生頻度が高くなる。この時期は妊娠に気づきづらい時期であるため，糖尿病を有する女性が妊娠を希望する場合は，妊娠前からあらかじめ HbA1c を 6.5%以下にしておくよう血糖管理を行う。

● **治療**　妊娠中の高血糖に対する治療として，非妊娠時と同様に食事・運動・薬物療法があげられるが，妊娠時特有の注意点がある。食事に関しては，やみくもに摂取エネルギーを制限するのではなく，健全な胎児の発育と母体の厳格な血糖管理，適正な体重増加を目ざすべきである。適正な摂取エネルギー，栄養素の配分によっても食後血糖値が高い場合は，1回あたりの食事量を減らし，回数を増やす分割食を用いる場合もある。運動についても母体の血糖管理，過度な体重増加を抑える効果など，健康増進に有用な可能性がある。薬物療法については，妊娠前・妊娠中・授乳期ではインスリン製剤を用いる。先に述べたように，妊娠中はインスリン抵抗性が増大することなどにより必要インスリン量が大きく変化するため，自己血糖測定と超速効型インスリンを中心とした頻回インスリン注射による治療により，きめ細やかな血糖管理が必要である。

8　高齢者における糖尿病診療

● **高齢化社会と糖尿病**　わが国の総人口は1億2452万人，65歳以上の高齢者人口は3617万人，高齢化率は29.0%と報告されている（2023年6月）。人口の高齢化に伴い，2型糖尿病の有病率も増加しており，70歳以上ではおよそ4人に1人が糖尿病と診断される。外来における2型糖尿病の平均年齢は65歳をこえ，80歳以上の患者も約15%ほどである。患者の高齢化とともに，併発症としての認知症，がん，骨折，うつ病，歯周病などが糖尿病患者の QOL を低下させる大きな要因となる。

● **高齢糖尿病患者の特徴**　高齢の糖尿病患者では**サルコペニア，フレイル**への対応が重要となる。サルコペニアはギリシャ語の sarx（筋肉）と penia（喪失）を組み合わせた造語であり，高齢者における骨格筋量の減少と筋力や身体機能（歩行速度など）の低下により定義づけられている。高齢の糖尿病患者では，サルコペニアをきたしやすく，転倒や骨折のリスクが高くなる。フレイルとは加齢に伴う予備能力の低下のためにストレスに対する回復力が低下し，要介護状態や死亡などに陥り易い状態であり，要介護にいたる前段階として位置づけられている。フレイルは多面的な問題を包括しており，サルコペニアにより動作の俊敏性が失われて転倒しやすくなるような身体的側面のみならず，認知機能障害やうつ状態などの精神・心理的な問題，独居や経済的困窮などの社会的側面を含んだものである。

　高齢の糖尿病患者では身体機能を維持することが重要であり，食事については十分なエネルギー摂取と適切な栄養バランスへの配慮が重要である。また，レジスタンス運動も重要であり，筋力や移動能力，バランス能力を保持するために有用である。

● **高齢糖尿病患者の血糖管理**　加齢に伴い，経年的に腎機能は低下する。そのため，低血糖のリスクを増強するインスリン分泌促進薬やインスリン製剤を使用する際には，治療に伴う低血糖のリスクを考慮したうえで，用量を調節し，血糖管理目標も認知機能や日常生活の活動性を勘案したものとすることが重要である。日本糖尿病学会と日本老年医学会では高齢糖尿病患者における血糖管理目標を設定している（●図 5-29）。認知機能や日常生活動作 activities of daily living（ADL），使用する薬剤に応じて目標とする HbA1c を設定し，下限値を設けて，潜在性の低血糖へ配慮することが強調されている。

　高齢者の認知・生活機能をアセスメントする質問表として **DASC-8** dementia assessment sheet for community-based integrated care system-8 items がある（●図 5-30）。DASC-8 の得点が 10 点以下であれば，認知機能は正常，ADL自立（カテゴリーⅠ），11～16 点では軽度認知機能低下，手段的 ADL 低下（カテゴリーⅡ），17 点以上であれば中等度以上の認知症，基本的 ADL 低下（カテゴリーⅢ）と分類される。

　DASC-8 は看護師をはじめとする医療スタッフ，介護職，医師などが，評価対象となる患者をよく知る家族や介護者に対象者の日常生活の様子を聞きながら，認知機能障害や生活機能障害に関連する行動の変化を評価するために有用な質問表である。

2 脂質異常症 dyslipidemia

● **疾患の概念**　わが国における脂質異常症の患者数は 220 万人以上と推定されており，高血圧症や糖尿病などとならんで日常の診療で遭遇する頻度の高い疾患である。脂質異常症のみで特有の臨床症状を示すことはまれで，健康診断などの機会に指摘されなければ見逃されてしまうことが少なくない。脂質異常症の病態の背景には，遺伝因子に加えて，食生活や運動，喫煙など

患者の特徴・健康状態[1]		カテゴリーⅠ	カテゴリーⅡ	カテゴリーⅢ
		①認知機能正常かつ②ADL 自立	①軽度認知障害～軽度認知症または②手段的 ADL 低下，基本的 ADL 自立	①中等度以上の認知症または②基本的 ADL 低下または③多くの併存疾患や機能障害
重症低血糖が危惧される薬剤(インスリン製剤，SU 薬，グリニド薬など)の使用	なし[2]	7.0%未満	7.0%未満	8.0%未満
	あり[3]	65歳以上75歳未満 7.5%未満（下限6.5%） / 75歳以上 8.0%未満（下限7.0%）	8.0%未満（下限7.0%）	8.5%未満（下限7.5%）

治療目標は，年齢，罹病期間，低血糖の危険性，サポート体制などに加え，高齢者では認知機能や基本的 ADL，手段的 ADL，併存疾患なども考慮して個別に設定する。ただし，加齢に伴って重症低血糖の危険性が高くなることに十分注意する。

[注] 1) 認知機能や基本的 ADL（着衣，移動，入浴，トイレの使用など），手段的 ADL（IADL：買い物，食事の準備，服薬管理，金銭管理など）の評価に関しては，日本老年医学会のホームページ（www.jpn-geriat-soc.or.jp/）を参照する。エンドオブライフの状態では，著しい高血糖を防止し，それに伴う脱水や急性合併症を予防する治療を優先する。

2) 高齢者糖尿病においても，合併症予防のための目標は7.0%未満である。ただし，適切な食事療法や運動療法だけで達成可能な場合，または薬物療法の副作用なく達成可能な場合の目標を6.0%未満，治療の強化がむずかしい場合の目標を8.0%未満とする。下限を設けない。カテゴリーⅢに該当する状態で，多剤併用による有害作用が懸念される場合や，重篤な併存疾患を有し，社会的サポートが乏しい場合などには，8.5%未満を目標とすることも許容される。

3) 糖尿病罹病期間も考慮し，合併症発症・進展阻止が優先される場合には，重症低血糖を予防する対策を講じつつ，個々の高齢者ごとに個別の目標や下限を設定してもよい。65歳未満からこれらの薬剤を用いて治療中であり，かつ血糖コントロール状態が図の目標や下限を下まわる場合には，基本的に現状を維持するが，重症低血糖に十分注意する。グリニド薬は，種類・使用量・血糖値等を勘案し，重症低血糖が危惧されない薬剤に分類される場合もある。

【重要な注意事項】 糖尿病治療薬の使用にあたっては，日本老年医学会編「高齢者の安全な薬物療法ガイドライン」を参照すること。薬剤使用時には多剤併用を避け，副作用の出現に十分に注意する。

◎図 5-29　高齢者糖尿病の血糖コントロール目標(HbA1c 値)
(日本老年医学会・日本糖尿病学会編・著：高齢者糖尿病診療ガイドライン 2023．p.94，南江堂，2023 による)

の環境因子が関連している。

　脂質異常症は動脈硬化の発症・進展と関連しており，脳・心血管疾患のリスクファクターのひとつとして重要な位置を占めている。多くの疫学調査からは，血清コレステロール値が 200 mg/dL と 300 mg/dL とのグループでは，後者の虚血性心疾患の発症率が約 4 倍に上昇することが知られている。また，トリグリセリド(中性脂肪)は血管壁のコレステロール蓄積を促進し，血栓形成を助長して動脈硬化の進展に関与する。

（© 日本老年医学会 2018）　　　　　　　　　　　　　　　記入日　　　　年　　　月　　　日

		1 点	2 点	3 点	4 点	評価項目		備考欄
ご本人の氏名：				生年月日：　　年　　月　　日（　　歳）男・女 独居・同居				
本人以外の情報提供者氏名：　　　（本人との続柄：　　）記入者氏名：　　　　　　　（職種：　　）								
A	もの忘れが多いと感じますか	1. 感じない	2. 少し感じる	3. 感じる	4. とても感じる	導入の質問 （評価せず）		
B	1 年前と比べて，もの忘れが増えたと感じますか	1. 感じない	2. 少し感じる	3. 感じる	4. とても感じる			
1	財布や鍵など，物を置いた場所がわからなくなることがありますか	1. まったくない	2. ときどきある	3. 頻繁にある	4. いつもそうだ	記 憶	近時記憶	
2	今日が何月何日かわからないときがありますか	1. まったくない	2. ときどきある	3. 頻繁にある	4. いつもそうだ	見当識	時 間	
3	一人で買い物はできますか	1. 問題なくできる	2. だいたいできる	3. あまりできない	4. まったくできない	手段的 ADL	買い物	
4	バスや電車，自家用車などを使って一人で外出できますか	1. 問題なくできる	2. だいたいできる	3. あまりできない	4. まったくできない		交通機関	
5	貯金の出し入れや，家賃や公共料金の支払いは一人でできますか	1. 問題なくできる	2. だいたいできる	3. あまりできない	4. まったくできない		金銭管理	
6	トイレは一人でできますか	1. 問題なくできる	2. 見守りや声がけを要する	3. 一部介助を要する	4. 全介助を要する	基本的 ADL	排 泄	
7	食事は一人でできますか	1. 問題なくできる	2. 見守りや声がけを要する	3. 一部介助を要する	4. 全介助を要する		食 事	
8	家のなかでの移動は一人でできますか	1. 問題なくできる	2. 見守りや声がけを要する	3. 一部介助を要する	4. 全介助を要する		移 動	

DASC-8：（1 〜 8 項目まで）の合計点

　　　　　　　　　点／32 点

参考：高齢者糖尿病の血糖コントロール目標（HbAlc）におけるカテゴリー分類と DASC-8 の合計点の関係
　　　カテゴリーⅠ（認知機能正常かつ ADL 自立）：　　　　　　　　　　　　　　　　10 点以下
　　　カテゴリーⅡ（軽度認知障害 〜 軽度認知症または手段的 ADL 低下，基本的 ADL 自立）：　11-16 点
　　　カテゴリーⅢ（中等度以上の認知症または基本的 ADL 低下または多くの併存疾患や機能障害）：17 点以上
　　　本ツールはスクリーニングツールのため，実際のカテゴリー分類には個別に評価が必要

［注］　必ずマニュアルを読んでから使用すること。
　　　（日本老年医学会：DASC-8 使用マニュアル＜https://www.jpn-geriat-soc.or.jp/tool/pdf/dasc8_02.pdf＞）

◎**図 5-30　認知・生活機能質問票（DASC-8）**
（日本老年学会：DASC-8（認知・生活機能質問票）を用いた高齢者の血糖コントロール目標設定のためのカテゴリー分類のしかた，
＜https://www.jpn-geriat-soc.or.jp/tool/pdf/dasc8_01.pdf＞＜参照 2023-07-07＞による）

　　血中脂質の是正は動脈硬化性疾患の発症や進展のリスクを軽減するために重要である。日本における「動脈硬化性疾患予防ガイドライン 2022 年版」では，脳血管障害の発症リスクを評価する指標として久山町研究のスコア（◎ 174 ページ，図 5-36）が採用されており，疫学研究のデータを基にして脂質の管理目標が設定されている。

1　脂質異常症の分類

●**原発性脂質異常症**　遺伝因子が関与している脂質異常症は**原発性脂質異常症**として分類される。原発性脂質異常症の代表的なものとして**家族性高コレステロール血症** familial hypercholesterolemia（FH）がある。FH は常染色体顕性遺伝（優性遺伝）疾患であり，遺伝因子が母方と父方の双方から伝達されて 2 つの遺伝子をもつホモ接合体と 1 つの遺伝子をもつヘテロ接合体がある。

　　ホモ接合体は 100 万人に 1 人の頻度でみられ，血清コレステロールは 500〜1,000 mg/dL と異常高値を示し，10 歳代から虚血性心疾患を発症する。一方，ヘテロ接合体は 200〜300 人に 1 人と高頻度であり，一般人に比較し

て冠動脈疾患の発症リスクは10〜20倍にもなる。血清コレステロールが260 mg/dL以上の場合は，家族性高コレステロール血症を念頭において，家族歴の有無と眼瞼黄色腫・角膜輪・アキレス腱肥厚などの身体所見を確認する必要がある（◉170ページ）。

　病因は，遺伝子異常によるLDL受容体の欠損であり，受容体が完全に欠損する場合と，不完全ながら機能を残している場合とがある。

● **二次性脂質異常症**　ある種の疾患や治療薬により引きおこされる脂質異常症を，二次性脂質異常症とよぶ。二次性脂質異常症は，脂質異常症全体の約半数を占めるもので，脂質異常症をきたす原因となっている疾患を治療する，または薬剤を中止しなくては改善がみられない。

　二次性脂質異常症をきたすことが多い疾患としては，糖尿病・肥満症・甲状腺機能低下症・ネフローゼ症候群・クッシング症候群などがある。

　脂質に影響を与える薬剤としては，サイアザイド系利尿薬，β遮断薬，ステロイド薬などがあげられる。

　ほかに，どのリポタンパク質が増えているかなどの表現型による分類もある（◉170ページ，表5-22）。

2 脂質異常症の病態生理

● **リポタンパク質とその代謝**　脂質は，細胞膜の構築や情報伝達に深くかかわっており，ステロイドホルモンの前駆物質としても重要な役割を担っている。生体内において，コレステロールやトリグリセリドなどの脂質は，**リポタンパク質** lipoprotein とよばれるタンパク質と結合したかたちで血中に存在している。生体内における脂質は，小腸で吸収された食物由来の外因性脂質と，肝臓で合成される内因性脂質に分類されるが，それぞれ異なったリポタンパク質と結合し，体内のさまざまな組織に運搬される。

● **リポタンパク質の構造**　リポタンパク質の基本構造は◉図5-31のようになっている。水にとけにくいコレステロールエステルやトリグリセリドなどの脂質が芯 core を形成し，その周囲をリン脂質と遊離コレステロールがおおい，さらに**アポリポタンパク質** apolipoprotein とよばれるタンパク質が外層を取り巻いている。アポリポタンパク質は，リポタンパク質の構造を安定したものとするうえで重要な役割をもっている。そのほかにも，リポタンパク質の分解に関与する酵素を活性化させ，リポタンパク質とその受容体を結合させる際にも大きな役割を果たしている。

● **リポタンパク質の種類**　血漿中のリポタンパク質は，比重の違いによって6種類に分けられる（◉図5-32）。

① **カイロミクロン chylomicron**　カイロミクロンは，小腸の上皮細胞で生成される巨大なリポタンパク質である。サイズは大きいがリポタンパク質のなかでは最も比重が軽く，血清を冷蔵庫に保存した場合，クリーム層として血清表面に浮上する。カイロミクロンは食事由来のトリグリセリドを小腸から肝臓へ運搬する役割を担っている。小腸から門脈へ移行したカイロミクロンは，血管内皮細胞の**リポタンパクリパーゼ**（LPL）によって分解され，サ

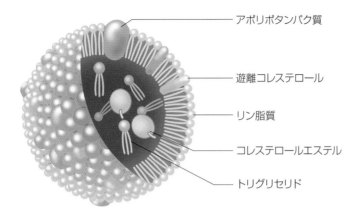

◉**図5-31 リポタンパク質の基本構造**
コレステロールエステルやトリグリセリドなどの脂質が芯を形成し，その周囲をリン脂質
と遊離コレステロール，アポリポタンパク質が取り巻いて構造を安定させている。

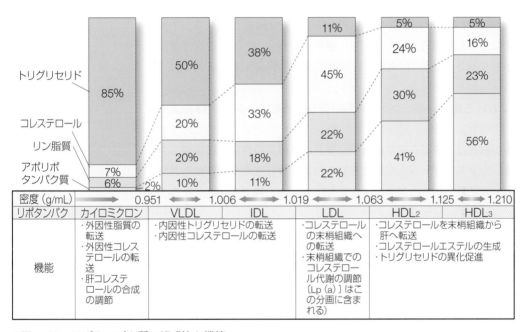

◉**図5-32 リポタンパク質の組成比と機能**

イズが小さくなってリンパ管を経て血中に入り，肝臓に取り込まれる。カイ
ロミクロンの血中濃度は食事摂取後3～5時間で最高値となり，以後しだい
に低下する。通常，健常者においては絶食状態を12時間続けると，血漿中
のカイロミクロンは消失する。

②超低比重リポタンパク質（VLDL❶） VLDLはカイロミクロンにつぐ大
きさのリポタンパク質で，肝臓で合成されるコレステロールとトリグリセリ
ドを全身の組織に運搬する役割を担っている。VLDLもカイロミクロンと
同様にLPLによって分解される。VLDLは分解を受けて中間比重リポタン
パク質（IDL），低比重リポタンパク質（LDL）となり，脂肪組織や筋肉組織に
遊離脂肪酸を供給する。

NOTE
❶very low-density li-
poprotein の略。

③ **中間比重リポタンパク質(IDL❶)**　IDL は VLDL から LDL へ分解される過程における中間代謝産物である。

④ **低比重リポタンパク質(LDL❷)**　VLDL の最終代謝産物であり，血漿中のコレステロールの約70%と結合して，体内のさまざまな組織にコレステロールを運搬する役割を担っている。LDL は肝臓や副腎皮質，卵巣，脂肪組織に存在する LDL 受容体と結合し，組織に取り込まれる。

⑤ **高比重リポタンパク質(HDL❸)**　HDL は脂肪組織や筋肉組織などの末梢組織の細胞表面から，コレステロールを輸送して肝臓に戻す役割を担っている(コレステロール逆転送)。HDL は肝臓と小腸で合成・分泌され，コレステロール逆転送によって組織へのコレステロール蓄積を防御する役割を果たしている。HDL は比重(密度)の違いにより HDL_2 と HDL_3 に分けることもある。血清 HDL コレステロールが低い場合(40 mg/dL 未満)は，虚血性心疾患の発症が多くなる。

⑥ **リポタンパク質(a)〔Lp(a)〕**　Lp(a)は，LDL にアポリポタンパク質(a)が結合したリポタンパク質であり，血栓の溶解に重要なプラスミノーゲンに非常によく似た構造をもっている。血中に存在する Lp(a)濃度は遺伝的に規定されており，Lp(a)が高い場合は動脈硬化を促進すると考えられている。

● **血中における脂質動態**　血中での脂質動態の概略は，◐図 5-33 のようになる。

食事中の脂質は肝臓で合成された胆汁酸と消化酵素の作用で脂肪酸，グリセロール，コレステロールとなって吸収される。吸収された脂肪酸やグリセロールは小腸粘膜でトリグリセリドを主体としたカイロミクロンとなり，リンパ管を経て血中に供給される。

一部は，血管内皮に存在する LPL によって遊離脂肪酸(FFA)に分解され，脂肪組織でトリグリセリドとして再合成されたり，筋肉でエネルギーとして利用されたりする。

一方，肝臓で合成されたトリグリセリドが豊富に含まれた VLDL は，LPL の作用で IDL となり，さらに LDL となって肝臓をはじめとして多くの組織に存在する LDL 受容体を介して細胞に取り込まれる。一部の LDL は LDL 受容体と関係なく貪食細胞であるマクロファージに取り込まれる。

HDL は肝臓と腸管で生成されるが，生成の時点ではコレステロール含量は多くなく，レシチン-コレステロールアシルトランスフェラーゼ(LCAT)の作用でコレステロールの転送を行うようになる。

③ 脂質異常症の診断

● **検査値の読み方**　血清脂質のうち LDL コレステロールとトリグリセリドのいずれか，あるいは両方が正常範囲をこえて上昇した状態，また，HDL コレステロールが正常範囲より低下した状態を脂質異常症とよぶ。血清脂質，とくにトリグリセリドは食後に上昇するため，測定には 10～12 時間以上絶食したあとの早朝空腹時の血液試料を用いる。LDL コレステロールやトリ

▭ NOTE
❶intermediate-density lipoprotein の略。
❷low-density lipoprotein の略。

▭ NOTE
❸high-density lipoprotein の略。

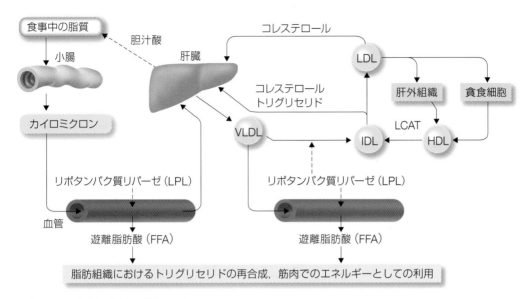

食事中の脂質

小腸

カイロミクロン

リポタンパク質リパーゼ（LPL）

血管

遊離脂肪酸（FFA）

胆汁酸

肝臓

コレステロール
トリグリセリド

VLDL

リポタンパク質リパーゼ（LPL）

遊離脂肪酸（FFA）

コレステロール

LDL

肝外組織　貪食細胞

LCAT

IDL　←　HDL

脂肪組織におけるトリグリセリドの再合成，筋肉でのエネルギーとしての利用

◖図 5-33　血中における脂質動態

グリセリドの値が高いほど，また HDL コレステロールの値が低いほど，心筋梗塞や狭心症などの冠動脈疾患の発生頻度が高くなる。しかし，基準値をこえているすべての患者が，治療の対象となるわけではない。患者の性別，年齢，危険因子の有無を考慮し，どのような治療が適切なのかを考慮する必要がある。

　1 **LDL コレステロール（LDL-C）**　高 LDL コレステロール血症のスクリーニングのための基準値は 140 mg/dL 以上であり，120〜139 mg/dL は境界域とされる。トリグリセリド値 400 mg/dL 以上や食後採血の場合は，LDL コレステロールではなく non HDL コレステロールを用いる。

　2 **HDL コレステロール（HDL-C）**　HDL コレステロールの基準値は 40〜90 mg/dL である。HDL コレステロール値と冠動脈疾患のリスクは逆相関し，HDL コレステロール値が 40 mg/dL 未満では冠動脈疾患のリスクが上昇する。40 mg/dL 未満の場合は低 HDL-C 血症と判定される。

　3 **トリグリセリド（TG）**　トリグリセリドの基準値は 40〜149 mg/dL であるが，アルコールや食事の影響を受けやすい。疫学調査では空腹時トリグリセリド値が 150 mg/dL 以上で冠動脈疾患の発症が増加し，非空腹時 165 mg/dL 以上で心筋梗塞，労作性狭心症，突然死，虚血性心血管心疾患のリスクが増加することが示されている。

　4 **non-HDL コレステロール（non-HDL-C）**　non-HDL コレステロールは LDL-コレステロールと同様に心筋梗塞の発症と関連し，男性では心筋梗塞の発症・死亡のリスクは 170〜180 mg/dL 以上で明らかな増加がみとめられる。しかし女性では一定の傾向をみとめていない。

● **脂質異常症の WHO 分類**　脂質異常症は，増加している血清脂質・リポタンパク質の種類と組み合わせによって I 型から V 型に分類される（◖表 5-22）。

◉ 表 5-22　脂質異常症の表現型分類

表現型	I	IIa	IIb	III	IV	V
増加する リポタンパク分画	カイロミクロン	LDL	LDL VLDL	IDL カイロミクロン レムナント	VLDL	カイロミクロン VLDL
コレステロール	→	↑〜↑↑↑	↑〜↑↑↑	↑↑	→〜↑	↑
トリグリセリド	↑↑↑	→	↑〜↑↑	↑↑	↑〜↑↑	↑↑↑

（日本動脈硬化学会：動脈硬化性疾患予防のための脂質異常症診療ガイド 2023 年版．p.37，日本動脈硬化学会，2023 による，一部改変）

◉ 表 5-23　脂質異常症の診断基準

LDL コレステロール	140 mg/dL 以上	高 LDL コレステロール血症
	120〜139 mg/dL	境界域高 LDL コレステロール血症[*2]
HDL コレステロール	40 mg/dL 未満	低 HDL コレステロール血症
トリグリセリド	150 mg/dL 以上（空腹時採血[*1]） 175 mg/dL 以上（随時採血[*1]）	高トリグリセリド血症
Non-HDL コレステロール	170 mg/dL 以上	高 non-HDL コレステロール血症
	150〜169 mg/dL	境界域高 non-HDL コレステロール血症[*2]

*1　基本的に 10 時間以上の絶食を「空腹時」とする。ただし水やお茶などカロリーのない水分の摂取は可とする。空腹時であることが確認できない場合を「随時」とする。

*2　スクリーニングで境界域高 LDL-C 血症，境界域高 non-HDL-C 血症を示した場合は，高リスク病態がないか検討し，治療の必要性を考慮する。

注 1）LDL-C は Friedewald 式（TC−HDL-C−TG/5）で計算する（ただし空腹時採血の場合のみ）。または直接法で求める。

注 2）TG が 400 mg/dL 以上や随時採血の場合は non-HDL-C（＝TC−HDL-C）か LDL-C 直接法を使用する。ただしスクリーニングで non-HDL-C を用いるときは，高 TG 血症を伴わない場合は LDL-C との差が＋30 mg/dL より小さくなる可能性を念頭においてリスクを評価する。

注 3）TG の基準値は空腹時採血と随時採血により異なる。

注 4）HDL-C は単独では薬物介入の対象とならない。

（日本動脈硬化学会編：動脈硬化性疾患予防ガイドライン 2022 年版．p.22，日本動脈硬化学会，2022 による，一部改変）

● **診断基準**　日本動脈硬化学会では 2022 年にガイドラインを改訂し，脂質異常症の診断基準を設定した（◉表 5-23）。また，リスク区分別に脂質管理目標値を設定している（◉表 5-24）。

4　脂質異常症の身体所見

　脂質異常症では，身体所見は次のような異常がみられる。しかし，脂質異常症の患者すべてにみられるわけではなく，身体所見に異常がない患者も多数いることを忘れてはならない。

　① **黄色腫**　黄色あるいはオレンジ色の丘疹として眼瞼・手掌・腱・関節などにみとめられる（◉図 5-34-a）。結節や扁平の隆起を形成する黄色腫は，コレステロールが上昇する IIa，IIb，III 型にみとめられる。

　遺伝疾患である原発性脂質異常症，とくに家族性高コレステロール血症では眼瞼黄色腫や腱黄色腫がみとめられる。手指関節・肘関節・膝関節の屈側に黄色腫がみとめられ，アキレス腱もかたく凹凸をもって肥厚する。アキレ

○表 5-24　リスク区分別脂質管理目標値

治療方針の原則	管理区分	脂質管理目標値(mg/dL)			
		LDL-C	Non-HDL-C	TG	HDL-C
一次予防 まず生活習慣の改善を行ったのち，薬物療法の適用を考慮する	低リスク	<160	<190	<150 (空腹時)*3 <175 (随時)	≧40
	中リスク	<140	<170		
	高リスク	<120 <100*1	<150 <130*1		
二次予防 生活習慣の是正とともに薬物治療を考慮する	冠動脈疾患またはアテローム血栓性脳梗塞(明らかなアテローム*4を伴うその他の脳梗塞を含む)の既往	<100 <70*2	<130 <100*2		

*1　糖尿病において，PAD，細小血管症(網膜症，腎症，神経障害)合併時，または喫煙ありの場合に考慮する(出典の第3章5.2参照)。
*2　「急性冠症候群」，「家族性高コレステロール血症」，「糖尿病」，「冠動脈疾患とアテローム血栓性脳梗塞(明らかなアテロームを伴うその他の脳梗塞を含む)」の4病態のいずれかを合併する場合に考慮する。
*3　10時間以上の絶食を「空腹時」とする。ただし水やお茶などカロリーのない水分の摂取は可とする。それ以外の条件を「随時」とする。
*4　頭蓋内外動脈の50%以上の狭窄，または弓部大動脈粥腫(最大肥厚4mm以上)
注1)一次予防における管理目標達成の手段は非薬物療法が基本であるが，いずれの管理区分においてもLDL-Cが180mg/dL以上の場合は薬物治療を考慮する。家族性高コレステロール血症の可能性も念頭に置いておく(出典の第4章を参照)。
注2)まずLDL-Cの管理目標値を達成し，次にnon-HDL-Cの達成を目指す。LDL-Cの管理目標を達成してもnon-HDL-Cが高い場合は高TG血症を伴うことが多く，その管理が重要となる。低HDL-Cについては基本的には生活習慣の改善で対処すべきである。
注3)これらの値はあくまでも到達努力目標であり，一次予防(低・中リスク)においてはLDL-C低下率20〜30%も目標値としてなり得る。
注4)高齢者については出典の第7章を参照。
(日本動脈硬化学会編：動脈硬化性疾患予防ガイドライン2022年版．p.71，日本動脈硬化学会，2022による，一部改変)

ス腱をX線写真で見ると，肥厚が明瞭にわかる(○図5-34-b)。アキレス腱の厚さが9mm以上の場合は病的と診断される。

　②角膜輪　角膜周囲に出現する白色の混濁で，コレステロールやその代謝産物が沈着したものである(○図5-34-c)。老化現象の1つとしてもみとめられる。

　③網膜脂血症　Ⅰ型やⅤ型脂質異常症などのカイロミクロンが増加する脂質異常症患者では，網膜の血管が乳白色に見える。

5　脂質異常症の治療

● 生活習慣の改善　脂質異常症では，食事や運動を含めたライフスタイルが血中の脂質値に大きな影響を与える。そのため，動脈硬化性疾患の既往の有無にかかわらず，食事や運動，喫煙などの習慣を見直し，肥満がある場合には減量をはかる必要がある。動脈硬化の発症，進展を抑えるうえで禁煙はとくに重要であり，受動喫煙を含めてすべての年齢層に禁煙をすすめることが望ましい。必要に応じて，禁煙補助薬の使用もすすめられる。動脈硬化性疾患の既往がある場合には生活習慣の見直しと並行して薬物療法を行う。

● 治療目標の設定　『動脈硬化性疾患予防ガイドライン2022年版』によれば，冠動脈疾患やアテローム血栓性脳梗塞がない場合であっても，糖尿病，

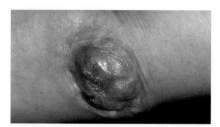
a. 黄色腫（肘関節）

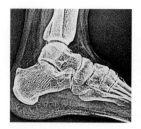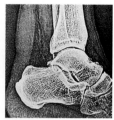
b. アキレス腱肥厚

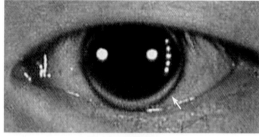
c. 角膜輪

a. Ⅱa，Ⅱb，Ⅲ型にみとめられる黄色腫。
b. アキレス腱のX線写真。左が正常，右が病的な肥厚を示す。
c. 角膜の下部周囲に白い混濁がみられる。
（写真a提供：天使病院　辻昌宏医師）

◦**図5-34　脂質異常症の特徴的所見**

慢性腎臓病，末梢動脈疾患がある場合には，高リスク群として積極的な治療の対象となる。脂質管理目標値を設定するための動脈硬化性疾患の絶対リスク評価手法として，冠動脈疾患に加えてアテローム血栓性脳梗塞の発症をエンドポイントとした久山町スコアが用いられている。動脈硬化性疾患予防からみた脂質管理目標設定のためのフローチャート（◦図5-35），久山町スコアによる動脈硬化性疾患発症予測モデル（◦図5-36）を示す。

　脂質管理目標については，一次予防の高リスク群におけるLDLコレステロールの管理目標値については糖尿病患者において末梢動脈病異変または細小血管障害を合併している，もしくは喫煙者の場合には100 mg/dL未満とし，二次予防として急性冠症候群，家族性高コレステロール血症，糖尿病，冠動脈疾患，アテローム血栓性脳梗塞を合併する場合には70 mg/dL未満を目標とすることを推奨している。

●**食事療法**　食事の内容を見直して，適切な体重を維持することによって血中の脂質値は改善し，動脈硬化性疾患の発症予防につながる可能性がある。

　□1□**摂取エネルギー量と脂質比率の調整**　摂取エネルギー量を調整して適切な体重を維持することは血中の脂質値の改善をもたらす。糖質を多く含む菓子類，糖含有飲料の摂取量を減らし，アルコール摂取量を減らすことにより高トリグリセリド血症は改善する。また，肉やバター，ラードに多く含まれる飽和脂肪酸を減らすことで血清LDLコレステロールが低下するため，冠動脈疾患の発症予防に有用であると考えられている。多価不飽和脂肪酸であるα-リノレン酸，イコサ（エイコサ）ペンタエン酸（EPA），ドコサヘキサエン酸（DHA）などのうちEPA，DHAなどの魚油摂取量を増やすことはトリグリセリドの合成抑制，血中トリグリセリド値の低下に有用である。

　□2□**野菜や海藻，果物などの摂取**　野菜とくに緑黄色野菜を十分に摂取す

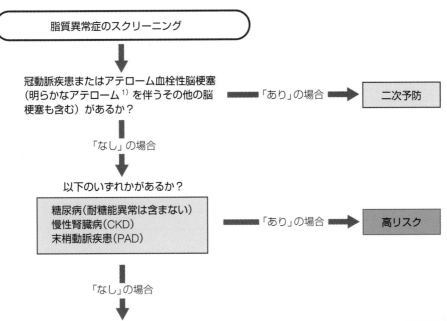

脂質異常症のスクリーニング

冠動脈疾患またはアテローム血栓性脳梗塞
（明らかなアテローム[1]を伴うその他の脳
梗塞も含む）があるか？ ——「あり」の場合—→ 二次予防

「なし」の場合

以下のいずれかがあるか？

糖尿病（耐糖能異常は含まない）
慢性腎臓病（CKD）　　　　　——「あり」の場合—→ 高リスク
末梢動脈疾患（PAD）

「なし」の場合

久山町研究によるスコア				予測される 10 年間の 動脈硬化性疾患 発症リスク	分類
40～49 歳	50～59 歳	60～69 歳	70～79 歳		
0～12	0～7	0～1	—	2 ％未満	低リスク
13 以上	8～18	2～12	0～7	2 ％～10 ％未満	中リスク
—	19 以上	13 以上	8 以上	10 ％以上	高リスク

久山町研究のスコアに基づいて計算する。

1）頭蓋内外動脈に 50 ％以上の狭窄，または弓部大動脈粥腫（最大肥厚 4 mm 以上）

［注］家族性高コレステロール血症および家族性Ⅲ型高脂血症と診断された場合はこのチャートを用いずに出典
　　　の第 4 章「家族性高コレステロール血症」，第 5 章「原発性脂質異常症」の章をそれぞれ参照すること。

◉ 図 5-35　**動脈硬化性疾患予防から見た脂質管理目標値設定のためのフローチャート**
（日本動脈硬化学会編：動脈硬化性疾患予防ガイドライン 2022 年版．p.69，日本動脈硬化学会，2022 による）

ることで脳卒中のリスクが低減する可能性がある。また，海藻類の摂取を増
やすことも動脈硬化性疾患の予防につながる。しかし海藻にはヨウ素が高濃
度に含まれており，過剰摂取は甲状腺疾患の発症にも関連するために注意が
必要である。

　果物の摂取は脳卒中のリスクを低減させる可能性があるが，果糖を多く含
む加工食品である砂糖や清涼飲料水，乳飲料，氷菓などの大量摂取は動脈硬
化のリスクを高める。糖質含有量の少ない果物（グレープフルーツ，ス
ウィーティー，キウイなど）の摂取が好ましい。

　食物繊維の摂取（とくに玄米などの全粒穀物，野菜，果物）を増やすことは
心血管疾患や脳卒中の発症リスクを減少させることがコホート研究などで示
されている。

　肉の脂身や動物脂（牛脂，ラード，バター）を控えて，大豆，魚，野菜，海
藻，きのこ，果物，未精製穀類をとり合わせて食べる日本食パターンの食事

① 性別	ポイント
女性	0
男性	7

④ 血清 LDL-C	ポイント
＜120 mg/dL	0
120〜139 mg/dL	1
140〜159 mg/dL	2
160 mg/dL〜	3

② 収縮期血圧	ポイント
＜120 mmHg	0
120〜129 mmHg	1
130〜139 mmHg	2
140〜159 mmHg	3
160 mmHg〜	4

⑤ 血清 HDL-C	ポイント
60 mg/dL〜	0
40〜59 mg/dL	1
＜40 mg/dL	2

③ 糖代謝異常（糖尿病は含まない）	ポイント
なし	0
あり	1

⑥ 喫煙	ポイント
なし	0
あり	2

［注］過去喫煙者は⑥ 喫煙はなしとする。

① 〜 ⑥ のポイント合計	点

下表のポイント合計より年齢階級別の絶対リスクを推計する。

ポイント合計	40〜49 歳	50〜59 歳	60〜69 歳	70〜79 歳
0	＜1.0 %	＜1.0 %	1.7 %	3.4 %
1	＜1.0 %	＜1.0 %	1.9 %	3.9 %
2	＜1.0 %	＜1.0 %	2.2 %	4.5 %
3	＜1.0 %	1.1 %	2.6 %	5.2 %
4	＜1.0 %	1.3 %	3.0 %	6.0 %
5	＜1.0 %	1.4 %	3.4 %	6.9 %
6	＜1.0 %	1.7 %	3.9 %	7.9 %
7	＜1.0 %	1.9 %	4.5 %	9.1 %
8	1.1 %	2.2 %	5.2 %	10.4 %
9	1.3 %	2.6 %	6.0 %	11.9 %
10	1.4 %	3.0 %	6.9 %	13.6 %
11	1.7 %	3.4 %	7.9 %	15.5 %
12	1.9 %	3.9 %	9.1 %	17.7 %
13	2.2 %	4.5 %	10.4 %	20.2 %
14	2.6 %	5.2 %	11.9 %	22.9 %
15	3.0 %	6.0 %	13.6 %	25.9 %
16	3.4 %	6.9 %	15.5 %	29.3 %
17	3.9 %	7.9 %	17.7 %	33.0 %
18	4.5 %	9.1 %	20.2 %	37.0 %
19	5.2 %	10.4 %	22.9 %	41.1 %

◉**図 5-36　久山町スコアによる動脈硬化性疾患発症予測モデル**
（日本動脈硬化学会編：動脈硬化性疾患予防ガイドライン 2022 年版. p.69, 日本動脈硬化学会, 2022 による）

（The Japan Diet）は動脈硬化性疾患の予防として推奨されている。
● **運動療法**　運動によって LDL コレステロールは低下しないが，HDL コレステロールの増加，トリグリセリドの減少，内臓脂肪の減少に伴うインスリン抵抗性の改善，耐糖能の改善が期待される。

50％最大酸素消費量の運動（心拍数〔拍/分〕：138－年齢/2，主観的運動強度〔ボルグ・スケール〕として楽である～ややきつい）を1日30分，週3回以上を目安に行うことが推奨されている。レジスタンス運動を併用することも重要であり，筋力の維持のために有用である。

● **薬物療法**　FHおよび動脈硬化性疾患の高リスク群を除いた脂質異常症患者に対しては，食事療法や運動療法を中心とした生活習慣の修正を3～6か月行っても効果が不十分な場合に薬物療法を考量する。

[1] **高LDLコレステロール血症の治療**　肝臓におけるコレステロールの合成量は1日に1,000～1,500 mgであり，食事から摂取されるコレステロールの3～5倍である。肝臓においてコレステロールの合成を調節している酵素である，HMG-CoA❶還元酵素の作用を阻害し，血清コレステロールを低下させる薬剤が用いられる。

HMG-CoA還元酵素阻害薬はスタチン薬として総称されている。アトルバスタチンカルシウム水和物（リピトール®），ロスバスタチンカルシウム（クレストール®），ピタバスタチンカルシウム（リバロ®）などが広く用いられている。スタチン薬のなかでもアトルバスタチンカルシウム水和物はほかのスタチン薬に比較してLDLコレステロールの低下作用が大きく，ピタバスタチンカルシウムは小児の家族性高コレステロール血症に対する保険適応がある。

スタチン薬の副作用として筋肉痛や筋力低下などが比較的高頻度（5～20％）に発症し，1年間で10～30％もの患者が薬剤の継続が困難な状態となり**スタチン不耐**と呼称される。まれではあるが，重篤な副作用として横紋筋融解症がある。筋肉痛などの筋症状に加えてミオグロビン血症，腎機能障害をもたらす。

スタチン不耐やスタチン薬の効果が不十分であれば，エゼチミブ（ゼチーア®），レジン（陰イオン交換樹脂）が考慮される。エゼチミブは小腸の粘膜でコレステロールの輸送に関連するNPC1L1（Niemann Pick C1 like 1 protein）を阻害することで，小腸からのコレステロールの吸収を阻害する薬剤である。エゼチミブとアトルバスタチンカルシウム，ピタバスタチンカルシウムの配合剤も市販されている。

FHヘテロ接合体，ホモ接合体など重症な高LDLコレステロール血症患者に対しては注射薬として血中LDLコレステロールの肝臓への取り込みを促進するPCSK9❷阻害薬であるエボロクマブ（レパーサ®）が用いられる。また，LDL-アフェレーシス❸も考慮される。

[2] **高トリグリセリド血症の治療**　高トリグリセリド血症における薬物療法の第一選択はフィブラート系薬剤である。ペマフィブラート（パルモディア®），ベザフィブラート（ベザトール® SR），フェノフィブラート（リピディル®）などが用いられる。脂肪細胞の分解を抑制し，肝臓における脂肪酸の合成も抑制する。*n*-3系多価不飽和脂肪酸であるイコサペント酸エチル（エパデール®），オメガ-3脂肪酸エチル（ロトリガ®）なども用いられる。

□ NOTE
❶ヒドロキシメチルグルタリル補酵素Aの略。

□ NOTE
❷**PCSK9**：proprotein convertase subtilisin/kexin type9（プロタンパク質転換酵素サブチリシン/ケキシン9型）
❸**LDL-アフェレーシス**
血液透析と同様な方法により，血液を体内から体外へ出し，血球成分と血漿成分を分離したのち，血漿成分に含まれるLDLコレステロールをビーズに吸着させることで取り除いた後，再び体内に戻す治療法。

3 肥満症とメタボリックシンドローム

●**疾患の概念** **肥満**とは，脂肪組織に脂肪が過剰にたまった状態で，体格指数（body mass index〔BMI〕＝体重〔kg〕/身長〔m〕^{2}）が 25 以上と定義される。つまり，身長と体重のみで肥満かどうか決定される。一方，**肥満症**とは，肥満（BMI 25 以上）があり，肥満に起因ないし関連する健康障害を合併するか，その合併が予測され，医学的に減量を必要とする疾患と定義される。すなわち，肥満症は疾患単位として取り扱われ，身長と体重のみで決まる肥満と医学的に減量を必要とする肥満症とは区別して考える。

メタボリックシンドロームは内臓脂肪蓄積が病態の中心であり，高血糖，脂質代謝異常，血圧高値などの心血管疾患の危険因子が重なった病態である。心筋梗塞などの心血管疾患発症リスクに着目した疾患概念であり，病態の上流に内臓脂肪蓄積が存在するという考え方であることから，診断基準としても内臓脂肪蓄積を簡単に評価できるウエスト周囲長を必須項目としている。

1 肥満症の病態生理

●**脂肪細胞** 脂肪組織は脂肪細胞で構成されている。脂肪細胞はエネルギーの貯蔵庫として考えられていたが，脂肪細胞から多くの生理活性物質が分泌されていることが 1990 年代からの研究で明らかとなってきた。このことから，脂肪組織が体内最大の内分泌器官であると考えられている。脂肪組織，脂肪細胞はそれぞれ英語で adipose tissue，adipocyte といわれており，そこから分泌される生理活性物質はアディポサイトカイン adipocytokine[❶]と総称される。

■**NOTE**
❶別名：アディポカイン adipokine

体内がエネルギー過剰状態になると，小型脂肪細胞が大型脂肪細胞に変化する。小型脂肪細胞からはアディポネクチンなどといった代謝を是正する「善玉」アディポサイトカインが多く分泌される。一方，大型脂肪細胞からは善玉アディポサイトカインの分泌が少なくなり，腫瘍壊死因子 α tumor necrosis factor-α（TNF-α）などといった動脈硬化を促進する「悪玉」アディポサイトカインが多く分泌される（◐図 5-37）。すなわち，肥満症の病態では，とくに内臓脂肪組織の脂肪細胞が大型化することにより，善玉アディポサイトカインが減少し，悪玉アディポサイトカインが増加することで，耐糖能障害，脂質異常症，高血圧といった疾患のリスクを上昇させ，動脈硬化が進行すると考えられる。

●**肥満とインスリン抵抗性** 善玉および悪玉アディポサイトカインのバランスは，インスリン抵抗性と大きく関連している。善玉アディポサイトカインはインスリン抵抗性を改善させ，悪玉アディポサイトカインはインスリン抵抗性を増強させる。このインスリン抵抗性が，肥満症により耐糖能障害，脂質異常症，高血圧などの疾患リスクを上昇させる重要な機序とされている。肥満症の病態において，おもに内臓脂肪が蓄積されることでアディポサイトカインのバランス異常が生じ，インスリン抵抗性が増強する。インスリン抵

インスリン感受性ホルモン
（アディポネクチン）

善玉アディポサイトカイン分泌

肥大化

小型脂肪細胞

大型脂肪細胞

悪玉アディポサイトカイン分泌

腫瘍壊死因子α
（TNF-α）

▶**図5-37　内分泌器官としての脂肪細胞**
脂肪細胞はアディポサイトカインを分泌する重要な内分泌器官であり，血中の善玉・悪玉アディポサイトカイン産生のバランスが，耐糖能障害，脂質異常症，高血圧などと密接に関係している。

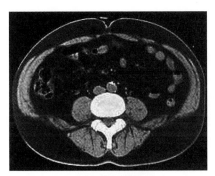
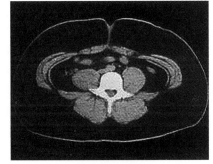

a.　内臓脂肪型肥満　　　　　　　　b.　皮下脂肪型肥満

▶**図5-38　内臓脂肪型肥満と皮下脂肪型肥満**
（画像提供：NTT東日本札幌病院　吉岡成人医師）

抗性が増強することで，膵β細胞からより多くのインスリンが分泌され，血糖の上昇が抑制される。このような状態においては，膵β細胞に大きな負荷がかかり，長期的には膵β細胞の機能・量が低下する結果，インスリン分泌はむしろ低下し，血糖が上昇する。また，血液中のトリグリセリドの上昇，HDLコレステロールの低下を引きおこす。さらに，腎臓においてナトリウムの再吸収が亢進することで，血圧が上昇する。その結果，耐糖能障害，脂質異常症，高血圧の疾患リスクを上昇させると考えられる。

● **肥満の病態と分類**　脂肪の蓄積部位においても，病態が異なると考えられている。▶図5-38に示すような，**内臓脂肪型肥満**と**皮下脂肪型肥満**が存在することがCT検査などの画像診断によって明らかとなっている。肥満症や，後述するメタボリックシンドロームの病態と大きく関連するのは，内臓脂肪型肥満である。腸間膜や大網についている脂肪組織である内臓脂肪は，

皮下脂肪に比べ脂肪合成・分解活性が高く，アディポサイトカインの分泌と大きく関連している。そのため，内臓脂肪の蓄積が肥満症・メタボリックシンドロームの病態において中心的な役割を果たしており，両者の診断においても内臓脂肪蓄積を示すウエスト周囲長が重要視されている。

2　肥満症の診断

　BMI 25 以上である肥満と判定されたもののうち，①肥満に起因ないし関連し，減量を要する健康障害を有するもの，または，②健康障害を伴いやすい高リスク肥満のいずれかの条件を満たす場合に肥満症と診断する（●図5-39）。①については，●表5-25 に示す 11 疾患のうち，1 つ以上有していれば健康障害を有すると判断する。②の健康障害を伴いやすい高リスク肥満というのは，内臓脂肪型肥満のことをさす。内臓脂肪型肥満は前項で述べたとおり，将来健康障害を伴いやすい高リスク肥満であり，関連疾患の併存がみとめられない場合でも肥満症として扱う。内臓脂肪型肥満の診断はウエスト周囲長によるスクリーニング（男性≧85 cm，女性≧90 cm）で内臓脂肪蓄積を疑い，腹部 CT 検査（臍レベルの断層像から計測される内臓脂肪面積≧100 cm^2）によって確定する。

●**高度肥満・高度肥満症**　BMI 25 以上である肥満と判定されたもののうち，BMI 35 以上のものは**高度肥満**と判定される。わが国においては，高度肥満の割合は高くはないが，BMI 35 未満の高度肥満でない肥満と比べ，特有な病態を有し，予後も異なるため区別する必要がある。また肥満症の定義と同様に，BMI 35 以上の高度肥満と判定されたもののうち，肥満に関連する健康障害を有するか，内臓脂肪蓄積をみとめるものを**高度肥満症**と診断する（●図5-39）。高度肥満症の特有な病態の一つとして，代謝に関連する健康障害に加え，閉塞性睡眠時無呼吸症候群，肥満低換気症候群などに起因する呼吸障害，心不全，静脈血栓などの存在がある。これらの疾患は，生命予後に直結するためすみやかな減量が求められる。また，変形性膝関節症などの運動器障害の合併頻度も高い。さらに高度肥満症では，社会的・精神的問題を伴っていることが多いのも特徴である。社会的問題については，高度肥満者本人の家族とのかかわりや，社会性・経済状況などを配慮した診療が必要である。精神的問題については，うつ状態や統合失調症，不安症，摂食症などの精神疾患を併発している例が多く，メンタルヘルス領域の医療者との連携が重要である。

●**肥満の原因と分類**　肥満は，明らかな単一の原因が同定されない**原発性肥満**と肥満の原因が明らかな**二次性肥満**に分類される。二次性肥満は原因疾患への対応を必要とする場合が多いため，診断の際に，まずは原発性肥満と二次性肥満の判別が必要である（●図5-39）。二次性肥満には内分泌性肥満，遺伝性肥満，視床下部性肥満，薬物による肥満（薬剤性肥満）が含まれる。内分泌性肥満の代表的疾患としては，甲状腺機能低下症やクッシング症候群，性腺機能低下症などがあげられる。遺伝性肥満としては，肥満のほかに，発達遅延や低身長，性腺機能不全などを特徴とするプラダー–ウィリー Prader-

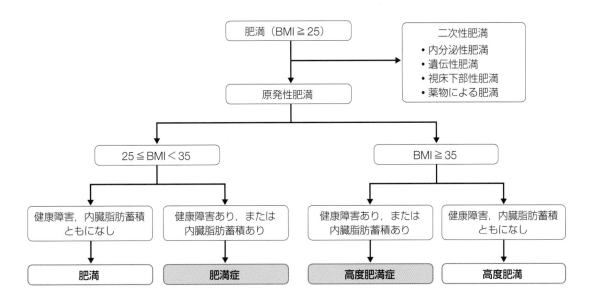

●図 5-39　肥満症の診断
（日本肥満学会：肥満症診療ガイドライン 2022. p.2, ライフサイエンス出版, 2022 による, 一部改変）

●表 5-25　肥満症の診断に必要な 11 の健康障害❶

| 1. 耐糖能障害（2 型糖尿病・耐糖能異常など） |
| 2. 脂質異常症 |
| 3. 高血圧 |
| 4. 高尿酸血症・痛風 |
| 5. 冠動脈疾患 |
| 6. 脳梗塞・一過性脳虚血発作 |
| 7. 非アルコール性脂肪性肝疾患 |
| 8. 月経異常，女性不妊 |
| 9. 閉塞性睡眠時無呼吸症候群・肥満低換気症候群 |
| 10. 運動器疾患（変形性関節症：膝関節・股関節・手指関節，変形性脊椎症） |
| 11. 肥満関連腎臓病 |

（日本肥満学会編：肥満症診療ガイドライン 2022. p.1, ライフサイエンス出版, 2022 による. 一部改変）

NOTE
❶肥満症に合併・併存する疾患としては，これらの 11 疾患が肥満症の診断に必要な健康障害である。そのほか，肥満症の診断には含めないが肥満に関連する健康障害として，悪性腫瘍，胆石症，静脈血栓症・肺血栓症，気管支喘息，皮膚疾患，男性不妊，胃食道逆流症，精神疾患があげられる。

Willi 症候群が代表的な疾患である。また，視床下部性肥満は，腫瘍や炎症などにより，視床下部に存在する食行動調節中枢が障害され，過食・肥満が生じる病態である。薬剤性肥満をきたしやすい薬剤としては，グルココルチコイド製剤が代表としてあげられる。そのほか，非定形精神病治療薬や三環系抗うつ薬などといった精神科領域で処方される薬剤に起因するものが多い。

3　肥満症の治療

● **治療の目的**　肥満症の治療の目的は，寿命や健康寿命に加え，生活の質が肥満症によって損なわれるのを防ぐことである。つまり，体重を大きく減量することが目的ではなく，減量によって健康障害を予防・改善することが目的である。肥満症は，肥満に関連する健康障害を複数併存することが多く，その病態の上流にあるのは内臓脂肪の過剰な蓄積である。それゆえ，過剰な内臓脂肪を減らすことが病態をふまえた治療法であるのと同時に，複数の肥

満関連健康障害の発症および進展の防止に効果的である。肥満症の減量目標は3〜6か月で現体重の3%減である。具体的な治療法としては，食事療法，運動療法，行動療法，薬物療法，外科療法があげられる。

● **肥満症とスティグマ**　肥満症を有する個人の生活の質の維持・向上は，個人に対する医学的介入のみでは十分達成できず，スティグマの解消などといった社会的観点からのアプローチも重要である。スティグマとは直訳すると「烙印」という意味で，個人のもつ特徴に対して，周囲から否定的な意味づけをされ，不当な扱いをうけることである。肥満症を有する個人は，社会の認識不足や誤解に起因するスティグマに苦しむことが多く，それが生活の質の低下につながる。肥満症は遺伝的要因，社会的要因などを含むさまざまな要因が発症に関連しているにもかかわらず，個人の生活習慣が原因であるととらえられ，自己管理能力が低いという偏見にさらされることが多い。また，自身の努力不足によって肥満が生じているという否定的な感情をもつこともあり，このようなことが，受診を拒んだり，治療中断を引きおこしたりする原因になりうる。そのため，肥満に対するスティグマを解消させることを医療者のみならず，社会全体として考えていく必要がある。

● **食事療法**　食事療法は肥満症の治療の基本であり，食事療法を行うことで内臓脂肪蓄積の改善が見込まれ，肥満に関連する健康障害の改善が期待できる。内臓脂肪を減少させる，すなわち減量のためには食事摂取エネルギーを減らすことが有効であり，目標体重に基づき摂取エネルギー量を定める。ここで，目標体重は65歳未満であればBMI 22，65歳以上であればBMI 22〜25とする。そして目標とする1日の摂取エネルギー量は25 kcal×目標体重（kg）以下，ただし高度肥満症の場合は20〜25 kcal×目標体重（kg）以下とする。1日の摂取エネルギーを1,000 kcal未満とする食事療法では，必要なタンパク質・ビタミン・ミネラルを含んだフォーミュラ食が食事療法の補助として有用であり，減量・代謝改善手術の術前など急速な減量を必要とする場合などに適応となる。

● **運動療法**　運動療法も食事療法とならんで肥満症治療の基本となる。運動療法は肥満症に関連する死亡や，心血管疾患の発症・進展のリスクを低下させる。また，体重減少にはあまり効果的ではない一方，肥満予防に有用であること，減量した体重の維持に有用であることが示されている。具体的な運動療法としては，ウォーキングや速歩などの有酸素運動を中心に，ややきついと感じる程度の運動を1日30分以上，毎日あるいは週150分以上行うことが望ましい。1日30分以上は短時間での積み重ねでもよいとされている。

● **行動療法**　行動療法は，日常生活をふり返り，体重増加につながりうる問題行動があれば，みずから気づき，行動修正する病態改善法である。従来の治療法を強化し，継続させることを目的としている。具体的には，食行動質問表（● 279ページ，NOTE❷）やグラフ化体重日記，咀嚼法などがある。食行動質問表は生活習慣の基盤にある食生活を把握することを目的とし，食習慣における感覚の「ずれ」や食行動のよくない「くせ」についての程度と強

さを認識させるという意義がある。グラフ化体重日記は1日4回体重測定をしてもらい，体重の日内変動および1週間の変動をグラフにして記載するもので，視覚化することにより生活リズムの乱れに伴う体重変化の把握および自己修正を促す意義がある。咀嚼法は，食事の際に一度口に運んだものを30回咀嚼してから飲み込むといった30回咀嚼法に代表されるように，しっかりとした咀嚼により早食いの是正，満腹感覚の改善による食事量の減少を期待するものである。

● **薬物療法**　薬物療法は，食事・運動・行動療法によって得られる体重減少効果が不十分な場合に限り検討する。現在，体重減少効果が期待できる薬物として，2型糖尿病を有する肥満症にのみ適応があるGLP-1受容体作動薬およびSGLT2阻害薬と，糖尿病の有無にかかわらず高度肥満症に適応があるマジンドール（サノレックス®）がある。GLP-1受容体作動薬はインスリン分泌促進などの血糖降下作用に加え，中枢神経における摂食抑制作用や腸管運動抑制作用を有し，体重減少効果が期待できる。現在，経口薬や週1回注射製剤なども使用可能である。吐きけ・嘔吐などが副作用として頻度が高い。最近，GLP-1同様に腸管から分泌されるGIPとGLP-1の両方の受容体作動薬も使用可能となり，より強い体重減少効果が期待されている。SGLT2阻害薬は尿中にブドウ糖を排出させることで血糖低下効果，体重減少効果をもたらす薬剤である。マジンドールは視床下部に作用することで体重減少効果を発揮する薬剤である。ただし，連続の使用は3か月以内とし，1回の処方は14日間までという制限があることに注意を要する。口渇や吐きけなどが副作用としてあげられる。

● **外科療法**　高度肥満症においては，食事・運動・行動・薬物療法に加え，外科療法が推奨されている。わが国で現在保険収載されている減量・代謝改善手術は，胃を小さくすることで食事摂取量を制限する腹腔鏡下スリーブ状胃切除術のみである。減量・代謝改善手術は内科的治療に比べ効果的な体重減少が長期にわたり継続し，肥満関連健康障害の改善効果も大きい。腹腔鏡下スリーブ状胃切除術の適応は，6か月以上の内科的治療によっても十分な効果が得られず，糖尿病，高血圧，脂質異常症，閉塞性睡眠時無呼吸症候群のうち1つ以上を合併した18〜65歳の高度肥満症である。最近は，BMI 32以上であれば，一定の条件を満たす一部の症例においても適応が拡大した。

4　メタボリックシンドローム

● **病態と診断基準**　疾患の概念（● 176ページ）で述べたとおり，**メタボリックシンドローム**は，高血糖，脂質代謝異常，血圧高値などの心血管疾患の危険因子が重なった病態であり，その病態の中心は内臓脂肪の蓄積である。そのため，メタボリックシンドロームの診断基準は，ウエスト周囲長の増大で評価される内臓脂肪蓄積を必須項目として，高血糖，脂質代謝異常，血圧高値の3項目のうち2項目以上を満たす場合とされている（● 図5-40）。一方，肥満の基準であるBMI 25以上を満たすかどうかは問わないため，肥満症と診断されるがメタボリックシンドロームと診断されない者，逆にメタボリッ

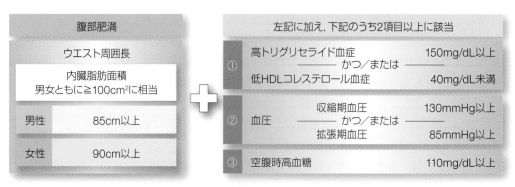

[注]・CTスキャンなどで内臓脂肪量測定を行うことが望ましい。
　　・ウエスト周囲長は立位，軽呼吸時，臍レベルで測定する。脂肪蓄積が著明で臍が下方に偏位している場合は
　　　肋骨下縁と上前腸骨棘の中点の高さで測定する。
　　・メタボリックシンドロームと診断された場合，糖負荷試験がすすめられるが診断には必須ではない。
　　・高TG血症，低HDL-C血症，高血圧，糖尿病に対する薬物治療を受けている場合は，おのおのの項目に含める。
　　・糖尿病，高コレステロール血症の存在はメタボリックシンドロームの診断から除外されない。

▶図 5-40　メタボリックシンドロームの診断基準
（メタボリックシンドローム診断基準検討委員会：メタボリックシンドロームの定義と診断基準．日本内科学会雑誌 94
（4）：797，2005 による，一部改変）

クシンドロームと診断されるが肥満症と診断されない者も存在する。とくに
日本人では，BMI が 25 未満の非肥満者であっても内臓脂肪蓄積をみとめる
例が存在し，そのような例では心血管疾患のリスクが高いため，肥満の有無
にかかわらず，内臓脂肪蓄積の評価は重要である。

●**疾患の特徴**　メタボリックシンドロームは女性よりも男性のほうが多く，
年代別にみると，女性は 50 歳代以降，男性は 40 歳代以降に多い。心血管疾
患発症リスクに着目した疾患概念であるため，非メタボリックシンドローム
と比較して，メタボリックシンドロームを有する者は心血管疾患の発症リス
クが約 2 倍に上昇する。

●**治療**　メタボリックシンドロームの治療は，糖尿病，脂質異常症，高血
圧それぞれの治療を行う場合が多いが，病態をふまえると，それぞれの治療
を優先させるのではなく，内臓脂肪蓄積を減らすことでメタボリックシンド
ロームの病態進行を防ぐことが重要である。減量により内臓脂肪は皮下脂肪
に比べ減少しやすいとされていることから，食事療法・運動療法を中心とし
た生活習慣の改善による減量を目ざすことが治療の基本となる。肥満症の治
療と同様に，3～6 か月で現体重の 3％減を目標とする。

4　尿酸代謝異常

●**疾患の概要**　私たちの身体の中で遺伝情報の保存と発現を担っている物
質を，核酸とよぶ。核酸は，DNA（デオキシリボ核酸）と RNA（リボ核酸）に
大別される。DNA は遺伝情報の保存に関与し，RNA は遺伝子の転写とタ
ンパク質合成のほとんどあらゆる段階に関与している。核酸は塩基・糖・リ
ン酸基により形成され，塩基の部分はピリミジンまたはプリンからなる化合

物である。プリン塩基をもつ物質を**プリン体**とよぶこともある。

　DNA のプリン塩基にはアデニン・グアニンが含まれている。アデニン・グアニンは ATP（アデノシン三リン酸）の構成物質でもある。DNA，RNA，ATP，GTP などの，私たちの身体の遺伝情報やエネルギーの源となる物質の最終代謝産物が，**尿酸**である。

　尿酸の産生と排泄は通常一定のバランスでなりたっているが，そのシステムに異常がおこり体内の尿酸が過剰になった状態が**高尿酸血症**である。

　血清中で尿酸は 7 mg/dL 前後の濃度で飽和状態に達し，それ以上の濃度では過剰な尿酸が結晶を形成し，体内に蓄積するようになる。尿酸の結晶が急性の関節炎を引きおこす状態を**痛風**とよび，急激におこる関節炎の発作を**痛風発作**という。

　高尿酸血症はそれ自体による自覚症はない。健康診断などで偶然に指摘されることが多く，その頻度は男性で全人口の 20%，女性で 5% と推計されている。高尿酸血症により引きおこされる痛風の大部分は原因がはっきりせず，遺伝因子と環境因子の双方が関与した疾患と考えられている。痛風は成人男性に多く，2019（平成 31）年に実施された国民生活基礎調査（厚生労働省）によれば，患者数は 125 万人で，30 歳以上の男性における有病率は約 1% と推定される。女性患者は男性の数%程度である。

　高尿酸血症患者のすべてが痛風を引きおこすわけではなく，発生率は約 10〜20% である。

1 尿酸代謝異常の病態生理

● **分類**　高尿酸血症の病型は，腎臓における尿酸排泄率が低下した尿酸排泄低下型，腎臓に対する尿酸の負荷が増大した腎負荷型，これらの混合型の 3 つに分類される。腎負荷型には尿酸の産生が過剰になった尿酸産生過剰型と，腸管からの尿酸排泄が低下して腎臓からの尿酸排泄量が増加する腎外排泄低下型の 2 つがある（●図 5-41）。

　生体内に存在する尿酸の 2/3 は腎臓から，残りの 1/3 が腸管から排泄される。尿酸の排泄や再吸収には尿酸トランスポーター（輸送単体）が関与している。尿酸の排泄に関与するトランスポーターである ABCG2[1] は腎臓や腸管からの尿酸排泄に関与し，ABCG2 の機能低下により尿酸の腸管への排泄が減少すると，腎臓に負荷される尿酸が増加し，尿中への尿酸排泄も増加する。そのため，臨床的には，尿中の尿酸排泄量が増加する尿酸産生過剰と同様の所見を呈する。ABCG2 の機能低下をもたらす遺伝子異常の頻度は日本人における高尿酸血症患者の約 8 割と推定されており，腎外排泄低下が関与した高尿酸血症は予想以上に多いと想定されている。また，腎臓の近位尿細管に存在するトランスポーターである URAT1（Urate transporter 1）は尿酸の排泄を阻害し，再吸収を促進する。URAT1 の作用を阻害する薬剤であるドチヌラドは尿酸の排泄を促進する。

● **病態**　高尿酸血症の病態には，遺伝因子と環境因子の双方が関与している。遺伝因子としては，尿酸産生亢進をきたす核酸代謝関連酵素の遺伝子変

□ NOTE
[1] ABCG2：ATP-binding cassette transporter, subfamily G, member 2 の略。

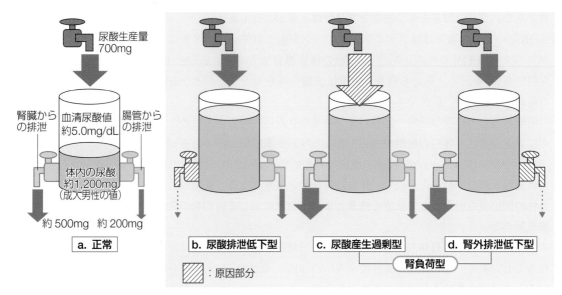

●図 5-41 高尿酸血症の病型分類

異●，尿酸トランスポーターの遺伝子変異などの関与が想定されている。また，環境因子としては，過激なダイエット，プリン体の過剰摂取，肥満，激しい運動や飲酒などの影響がある。

◻NOTE
●ヒポキサンチン-グアニンホスホリボシルトランスフェラーゼ欠損やホスホリボシルピロリン酸合成酵素過剰症など。

2 尿酸代謝異常の症状

● **高尿酸血症の症状**　高尿酸血症が持続すると関節や腎尿路系に尿酸-ナトリウム monosodium urate（MSU）が結晶として析出し，関節炎や尿路結石，腎機能障害を引きおこす。

　高尿酸血症に続発する腎機能障害は痛風腎と総称され，尿酸性腎症と尿酸塩性腎症がある。尿酸性腎症は，悪性腫瘍や白血病などの治療の際に大量の細胞破壊（腫瘍崩壊症候群 tumor lysis syndrome）に伴って血清中の尿酸が著増し，腎排泄が急増するために，尿細管腔内に尿酸が析出して閉塞性腎症を引きおこすことで発症する。処置としては大量の輸液，尿酸生成抑制薬，尿酸分解酵素の投与を行う。腎障害が回復しない場合には，血液透析も考慮される。

　尿酸塩性腎症は高尿酸血症が長期間持続することで，尿酸塩結晶が尿細管腔内や腎間質に沈着することで発症する。腎超音波検査にて腎髄質のエコー輝度が皮質より高くなる。確定診断には，腎生検にて尿酸塩の沈着や痛風結節を証明する必要がある。

● **急性痛風関節炎（痛風発作）の症状**　痛風による急性関節炎（痛風発作）は拇趾の付け根（第1中足趾節関節）に多くみられる。関節に析出した MSU をマクロファージが貪食し，インターロイキンなどの炎症関連物質が産生されることによる関節炎であり，疼痛・腫脹・発赤が強く歩行が困難となる。痛風の発作は1週間程度で自然に軽快するが，放置すると慢性関節炎に移行し痛風結節が生じる。痛風結節は MSU と肉芽組織によって形成され，拇趾，

アキレス腱，肘，膝蓋部，腱・靱帯付着部に好発する。

　国民健康基礎調査によれば 2016 年の時点で推定される痛風患者数は 100万人をこえている。痛風患者の 90% は男性で，年齢分布は 60 歳代が最も多く，50 歳代，70 歳代がそれにつぐ。初発年齢は 30 歳代が多い。

3 尿酸代謝異常の治療

● **高尿酸血症の治療**　血清尿酸値が 7.0 mg/dL をこえていて，痛風発作や痛風結節がある場合には薬物療法の適応となる。また，臨床症状がない無症候性高尿酸血症であっても血清尿酸値が 9.0 mg/dL をこえる場合には薬物療法を行うことが推奨される（◯図 5-42）。肥満を伴う場合には食事の摂取エネルギー量を 25〜30 kcal/kg 程度とし，プリン体や糖質（とくに果糖）の過剰摂取に注意し，プリン体として 1 日 400 mg をこえないことが望ましい。また，尿量として 1 日 2,000 mL 以上を目安とした十分な飲水が必要であり，アルコールの過剰摂取は控える。

　薬物治療としては，尿酸生成抑制薬，尿酸排泄促進薬，尿酸分解酵素薬が用いられる。尿酸生成抑制薬としては，キサンチンオキシダーゼを阻害するアロプリノール（ザイロリック®），フェブキソスタット（フェブリク®），トピロキソスタット（トピロリック®，ウリアデック®）が使用される。腎尿細管からの尿酸の再吸収を抑制して尿中への尿酸排泄を促進する薬剤としては

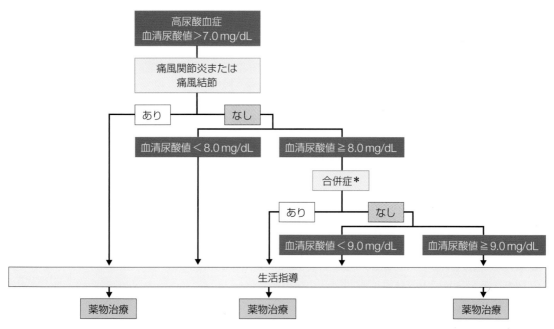

＊腎障害，尿路結石，高血圧，虚血性心疾患，糖尿病，メタボリックシンドロームなど
　（腎障害と尿路結石以外は尿酸値を低下させてイベント抑制を検討した大規模介入試験は未施行である。このエビデンスを得るための今後の検討が必要となる。）

◯**図 5-42　高尿酸血症の治療指針**
（日本痛風・尿酸核酸学会ガイドライン改訂委員会編：高尿酸血症・痛風の治療ガイドライン 第 3 版．p.116，診断と治療社，2018 による）

プロベネシド(ベネシッド®), ベンズブロマロン(ユリノーム®)があり, 2020年からはURAT1阻害薬であるドチヌラド(ユリス®)が使用可能となった。尿酸排泄促進薬を用いる際には, 尿アルカリ化薬(重曹, クエン酸カリウム・クエン酸ナトリウム水和物〔ウラリット®〕)により, 尿のpHを6.0〜7.0に維持して尿酸結石を予防する。尿酸分解酵素薬としてラスブリカーゼ(ラスリテック®)があり, 抗がん化学療法などに伴う急激な高尿酸血症の際に点滴静脈内注射にて使用される。

● **急性痛風関節炎(痛風発作)の治療** 急性痛風関節炎は痛みが強く, 早急な治療が必要となる。コルヒチンは発作早期(12時間以内)に低用量での有効性が示されている。非ステロイド系消炎鎮痛薬が広く用いられているが, 腎機能障害がある場合には, 副腎皮質ステロイド薬が使用されることもある。尿酸値の変動は症状を悪化し遷延させるために, 痛風発作が落ち着くまでは尿酸生成抑制薬や尿酸排泄促進薬尿を用いてはいけない。

✏ work 復習と課題

❶ クッシング病とクッシング症候群の違いについて述べなさい。また特徴的な症状を列挙しなさい。

❷ 甲状腺疾患のなかでも遭遇する頻度の高い, バセドウ病と慢性甲状腺炎について, その特徴をあげ, 違いについて述べなさい。

❸ 副甲状腺疾患を機能亢進症と機能低下症に大きく分け, それぞれの代表的な疾患についてまとめなさい。

❹ 副腎疾患にはどのようなものがあるか列挙しなさい。またそれぞれが発生するしくみについてまとめなさい。

❺ 糖尿病の定義を述べなさい。

❻ 「インスリンの作用不足」「インスリン抵抗性」を説明しなさい。

❼ 糖尿病はどのように診断されるかをまとめなさい。

❽ 糖尿病の治療法にはどのようなものがあるかあげなさい。またそれぞれがどのように適応されるか述べなさい。

❾ 糖尿病の慢性合併症にはどのようなものがあるか, またどのようなしくみで発症するか述べなさい。

❿ 糖尿病の急性合併症にはどのようなものがあるか, またそれらへの対応方法を述べなさい。

⓫ 脂質異常症の診断に必要な検査項目にはなにがあるか, それらの基準値とともに列挙しなさい。

⓬ 脂質異常症に特有な症状にはどのようなものがあるか述べなさい。

⓭ BMIを使って自分の標準体重と肥満度を求めなさい。

⓮ 痛風とはどのような状態をいうのかを, 発症のしくみとともに述べなさい。

第 6 章

患者の看護

A 疾患をもつ患者の経過と看護

　第6章では，内分泌・代謝疾患をもつ患者への看護実践について学んでいく。まずはじめに，患者のイメージをつかむために，代表的な代謝疾患である糖尿病の事例を取り上げ，慢性期だけでなく急性期も含めて患者のたどる経過をみながら，その健康レベルと身体変化にそった看護のポイントを述べる。

　一般に慢性の経過をたどる糖尿病も，急性増悪の時期もあれば，急性合併症の発症で生命に危機が及ぶこともある。急性期を脱して回復期に入ると，それに続く慢性期において，悪化予防の行動がとれるような教育が必要となる。糖尿病はどの病棟でも，外来でも，在宅でも遭遇する疾患なので，複雑な経過を理解しながら学んでほしい。

1 急性期の患者の看護

　糖尿病の急性合併症には，低血糖性昏睡，糖尿病性ケトアシドーシスおよび高浸透圧高血糖状態がある。いずれも，意識障害や昏睡を呈することがあり，とくに，低血糖による昏睡は緊急度が高い(◐ 159ページ)。

　高浸透圧高血糖状態や低血糖性昏睡は糖尿病をもつ高齢者におこりやすく，高頻度で遭遇する。これらは，糖尿病の経過において，病歴の長さとは関係なくいつでもおこりうる。意識障害の患者が搬送された際は，早期に病態を把握し，適切な治療が開始されるようにする必要がある。

急性期 | **高浸透圧高血糖状態となったAさん**

Aさんの 回復期 190ページ 慢性期 192, 193ページ

◆診断からの経過

　Aさん，72歳，女性。73歳の夫と46歳の長男と3人暮らし。48歳のときに健康診断で糖尿病を指摘され，内服治療を行っていた。

　1週間前まではADLも自立しており，家事も自分で行うなど，通常の生活を送っていた。1週間前より，38℃台の発熱があり，食欲が低下し

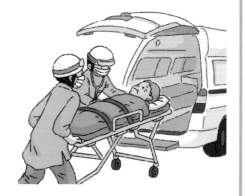

ていた。ふだん服用していたグリメピリド(アマリール® 1 mg錠)は，食事量が少ない日は飲まないように医師より指導されていたため，この1週間は内服をしていなかった。

◆急性増悪と救急搬送

　この日は朝より部屋から出てこず，朝食も食べずにいた。部屋をのぞいた

長男が呼びかけても返事がないため，救急車を呼び病院に搬送されたのち，高度治療室（HCU）に入室し，治療が行われた。
　簡易血糖測定にて測定可能範囲をこえる高値が確認され，すぐに生理食塩液の急速輸液が開始された。血液ガス検査ではアシドーシスではないことが確認されたが，血液検査で血糖 825 mg/dL，HbA1c 8.3%と高血糖をみとめ，白血球数 16,300/μL と感染症も疑われた。

▋ 看護のポイント

● **全身管理**　すみやかに全身管理と治療を開始する。

（1）バイタルサインの確認：血圧，脈拍，呼吸，意識状態，尿量などの観察をする。

（2）インスリン療法の確実な実施と血糖管理：インスリン療法を確実に実施し，急激な血糖低下に注意する。

（3）体液バランスの改善をはかる：循環血液量の確保をし，電解質バランスの変化に注意する。

（4）併発疾患の管理：肺炎や尿路感染症などの感染が急性増悪の契機となっている場合，感染症の治療管理を行う。また，ステロイド治療や手術などの他疾患の治療が契機となっている場合もあり，それらの疾患管理も並行して実施する。

● **精神的支援**　昏睡などの意識障害をおこしたことやHCUなどでの治療を行うことは，いずれも生命の危機を感じさせ，患者や家族に大きな不安をいだかせる。治療の状況や回復の経過を伝え，不安を緩和するようにかかわっていく。

本書で取り上げる急性期患者の看護

　内分泌・代謝領域には，A さんのように急性増悪がおこる可能性のある疾患や，手術適応となる疾患がある。本章では，以下の疾患の看護について取り上げている。

- 下垂体の手術を受ける患者の看護（● 207 ページ）
- 甲状腺切除術を受ける患者の看護（● 217 ページ）
- 甲状腺クリーゼ患者の看護（● 223 ページ）
- 副腎摘出術を受ける患者の看護（● 236 ページ）
- 糖尿病患者の看護（急性合併症と予防）（● 264 ページ）
- その他各疾患の急性増悪として，下垂体卒中（● 201 ページ），水中毒（● 204 ページ），高カルシウム血症クリーゼ（● 226 ページ），低カルシウム血症によるテタニー発作（● 228 ページ），副腎クリーゼ（● 233 ページ）

2　回復期の患者の看護

　全身状態が改善したら，患者の今後の低血糖症や高浸透圧高血糖状態の再発の危険性を評価する。シックデイ（▶160ページ）の対応ができるか，薬物療法の管理に危険性がないかなどを評価し，現在の併発疾患の状態や治療の状況と合わせて，安全な治療を検討し，周囲の支援体制を調整していく。また，シックデイや低血糖の対応について，指導をしていく。

回復期　**高浸透圧高血糖状態から回復したＡさん**

Ａさんの　**急性期** 188ページ　**慢性期** 192，193ページ

◆治療の見直しと再指導の実施

　今回の高浸透圧高血糖状態による意識障害は，尿路感染症で血糖が上昇したところに，グリメピリドの服薬を中止したことでさらに血糖が上がり，脱水が加わったことが原因であった。しかし，ふだんは服薬の**コンプライアンス❶**も良好であり，今回も食事を食べないときはグリメピリドを服薬しないという指示を遵守（じゅんしゅ）していた。そのため，シックデイの際の，早期受診と水分の摂取について指導を行った。

◆インスリン療法の開始から退院まで

　今回の入院以前より，Ａさんの血糖値は高めであった。要因としては間食が多かったことがあり，甘いものが好きでやめることは困難であった。また，糖尿病歴も24年あり，インスリン分泌能が低下していた。そこで，今回の入院中にインスリン治療を開始することとなった。年齢も考慮し，持効型溶解インスリンを少量，1日1回だけ夕食時に長男の見まもりのもと，自己注射することとした。

　インスリン注射手技と血糖測定手技を覚えてもらうため，練習を開始した。はじめて注射器を見たときに，自分ではできないと言われたため，無理じいせず，段階的に習得できるよう計画し，**自己効力感❷**を高めるようにかかわった。注射も安全に実施できるようになり，長男にも指導を行って退院となった。さらに，継続看護の連携用シートを用いて外来に申し送りをし，外来でも継続して指導をしてもらうこととした。

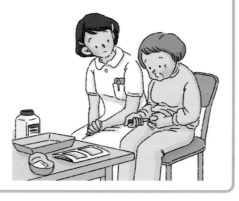

NOTE
❶コンプライアンス
医師に指示された治療を遵守すること。この考えでは，患者が医師に従う存在となってしまうため，治療への積極的な参加という意味をもつ「アドヒアランス」を用いることが推奨されているが，現在でも，薬物療法の遵守についてはコンプライアンスが用いられることがある。

NOTE
❷自己効力感
行動をおこすときに，「その行動ができる確信」のことを自己効力感という。行動をおこすことができる確信を効力期待，その行動をとることで期待する結果が得られる確信を結果期待という。

■看護のポイント

● **急性合併症を発症した要因の検討と再発予防**　自己管理の状況と治療に関する理解度を確認し，必要に応じた支援を行う。

（1）薬物治療の自己管理状況の把握：薬物治療の必要性の理解，薬物の種

類や効果・実施タイミングについて理解でき，正しく実施できているか
を評価する。また，服薬が確実に実施できるよう，配薬箱などを活用す
る。実施しやすい，もしくは見まもりのできるタイミングを考慮した薬
物療法の再検討を行う場合もある。

(2)認知機能に合わせた支援：認知症の有無を把握し，認知症がみとめられ
る場合は，今後の進行予測をふまえた安全な方法や支援体制を検討する。

(3)シックデイやトラブル時の対応：シックデイについての理解状況を確認
し，おこりうる状況と可能な対処方法を検討して指導する。また，薬が
不足した場合や災害時などの対応についても指導しておく。

(4)極端な過食の是正：糖分を多く含んだ飲料(ジュースなど)の摂取や多量
の間食により，高血糖になることがある。食生活の状況を把握し，栄養
指導や生活指導にて対応を検討する。

● **新たな療養方法の獲得の支援**　療養方法の追加・変更が生じた場合は正
しい実施のための教育的サポートを行う。

(1)服薬が追加される場合の指導：低血糖をおこす危険性のある薬剤もしく
は α-グルコシダーゼ阻害薬開始時は低血糖指導を，SGLT2阻害薬開始
時には脱水予防や感染症予防の指導などを行う。

(2)GLP-1受容体作動薬開始時の指導：注射手技のみでなく，消化器症状，
とくに便秘時の対応指導を行う。

(3)インスリン注射開始時の指導：注射手技が確実に実施でき，種類や単位
数を間違えることなく安全に実施できるかを評価する。食事との関係を
理解できているか，低血糖対応ができるかを評価し，入院中に段階的に
習得できるよう計画して指導していく。

(4)血糖測定開始時の指導：自己注射実施に伴って血糖自己測定も開始され
る。血液を十分量出し，正しく血糖測定できるよう繰り返し練習してい
く。

● **継続看護**　退院後の治療継続や生活に関するサポートを行う。

(1)退院調整：薬物療法や過食への対応などで，本人および家族でのセルフ
ケアに不安がある場合は，介護保険を活用して訪問看護やヘルパーの支
援を計画したり，デイケアやデイサービスなどで日中の活動を促進し，
治療の支援を依頼する。

(2)外来への引き継ぎ：外来で継続して指導やケアが必要な場合，また，退
院後の生活の状況や治療状況を把握してほしい場合などには，外来看護
師に引き継ぎを行う。

3　慢性期の患者の看護

　現在の医療では，糖尿病は治癒することがないため，発症すると永続的に
通院が必要となる。その期間は何十年という長期にわたることもあり，その
間，日常生活のなかで糖尿病の治療・療養をしていかなければならない。治
療・療養のためには行動変容が不可欠だが困難な場合もあり，また，変容し

た行動を継続していくことが必要となるため，多くの患者に看護支援が必要となる。

　糖尿病治療のために外来通院をしている人には，病状が安定している人もいれば不安定な人もいる。また，経過中に合併症が発症し進展していく人もいる。そのため，外来の経過のなかで，長期にわたるセルフケアの支援，糖尿病重症化予防・合併症進展予防への支援が求められる。

 慢性期❶　**退院後，病状が安定し，外来受診をするAさん**

Aさんの　急性期 188ページ　回復期 190ページ

◆**退院後の外来での安定期**

　Aさんは退院後，いままでどおり，家で家事をする生活を送っている。毎朝自分で血糖測定をし，夕方には長男の帰宅を待ってインスリンを打ち，夕食を一緒に食べていた。間食も控えめにし，最初の1か月は血糖も安定していた。

　病棟から継続看護の連携シートを受け取った外来看護師は，Aさんの初回受診時に注射の手技確認と外来での針の廃棄方法の指導を行った。また，2回目の受診のときには，低血糖対処方法の指導とシックデイルールの指導を行った。インスリン管理の基本的なことは行えており，単位を間違えることもなく，安全に管理ができていた。

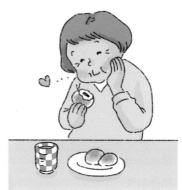

◆**退院後3か月を過ぎて**

　退院後3か月ごろから，間食が多くなってきた。インスリン注射をしているため，多少食べても高くならないと安心している言動があった。そこで，毎朝行っていた血糖測定を1日おきに夕食前も計測してもらうようにし，間食の有無や内容と血糖値との関連をみて，間食のとり方について指導を行った。しかし，なかなか行動変容にはいたらず，**行動変容ステージ**は退院直後の実行期から，準備期〜熟考期に戻ってしまっていた。

看護のポイント

● **退院後の継続看護**　入院にてインスリン導入をした場合，その後の外来受診時に注射手技を確認したり，安全に管理ができているかを確認していく。また，退院後の日常生活にインスリンの注射時間や種類や量が合っているのか，血糖測定結果や生活の様子を聞きながら，問題がないかを確認していく。

● **血糖を改善する自己管理の支援**　患者が自己管理をうまく継続できるようなはたらきかけを行う。

（1）食事療法・運動療法の継続に関する支援：食事療法の実施率は，60%，運動療法の実施率は40〜60%といわれており，食事療法の継続は3か月で約60%，1年で約20%といわれている。日常生活のなかで療養行

動を継続して実施することは，本来困難なことである。生活を調整して療養を継続実施している患者には，がんばっていることを承認し，継続への声かけを行う。また，実施できていない場合，生活のなかで実施できそうな方法を一緒に考えていく。

(2) ストレスコーピング：糖尿病の長期の自己管理には，**ストレスコーピング❶**も重要である。仕事や家庭生活でのストレスにうまく対処できないと過食などの不適切なコーピングで血糖値が上がることもあり，また，ストレス自体が血糖値を上げることもある。糖尿病管理自体のストレスもあり，ストレスにうまく対処できるようになることが大事である。

慢性期 ❷	腎症が進展し，悪化予防が必要となる A さん
	A さんの　急性期 188 ページ　回復期 190 ページ

◆腎症の進展と食事制限の開始

A さんは 3 年前から尿タンパクがときどきみられていたが，退院 1 年後より腎臓の機能をあらわす eGFR が低下してきた。そこで，塩分制限とタンパク質制限を開始することとなり，栄養指導を受けた。間食で血糖値が高くなっていた A さんは，米飯を減らすことで血糖値が上がらないように気をつけていた。しかし，タンパク質制限で米飯量を増やすように指導をされ，どうしたらよいのかわからなくなってしまった。

◆ A さんの病みの軌跡

そこで，看護師は A さんの**病みの軌跡❷**を聴取しながら，いままで間食をしながらも血糖を上げないよう自分なりに工夫し努力をしてきた長年の経過を聞き，薬物療法や受診などは欠かさずにしっかりと管理をしてきた A さんの管理行動と，夫婦で互いの健康を気づかいながら家庭生活を築いてきた経過を聞いた。そして，病気のことは主治医にまかせてきており，そんなにわるいと聞いていなかったのに急に腎臓がわるいと言われてもどうしたらいいのかわからないという，とまどいを理解した。そうした経過と思いを十分に聞き，A さんの納得いかない思いを受けとめたあとに，食事と血糖とインスリンについて指導を行った。

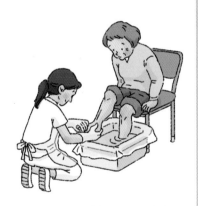

また，足の冷えと乾燥が気になるという言動があり，外来にてフットケアを行った。A さんと A さんの足を気づかい，A さんが自分の身体をいたわれるように足浴をしながら足のケア方法を伝えていった（**ケアリング❸**）。

■ 看護のポイント

● **合併症に対応した看護**　合併症に対する理解を確認し，必要に応じた説明やケア，教育的サポートを行う。

(1) 現在の身体の状態や変化を説明する：合併症も進行するまでは症状がな

□NOTE

❶ストレスコーピング

生活上で経験するさまざまな心理的ストレスとなりうるできごと・事象（ストレッサー）に対して，それをどのようなものとして受けとめ（認知的評価），どのような対処（コーピング）をするかによって，適応状況がかわると考えられている。

□NOTE

❷病みの軌跡

慢性の病気は長い時間をかけて多様に変化していく 1 つの行路をもつ。病みの行路は，方向づけたり，かたちづくったり，あるいは調整することができる。看護は患者と軌跡をふり返り，病気とともに折り合いをつけて生きてきた経過を理解し，患者が病みの軌跡を方向づけ，生活の質を維持できるように援助する。

□NOTE

❸ケアリング

ケアをする看護職の態度。看護職がケアする対象である患者を尊重し，ケアをしたい気持ちを示しながら患者のニードに合ったケアを実施する。ケアされる側には癒しが生まれる。

いものが多い。糖尿病網膜症は眼科で検査を行うが，その結果について
どのように説明を受けているかを聞き，理解できているか確認する。糖
尿病性腎症は病期段階を知らせ，微量アルブミン尿の時期（腎症第2期）
から進展予防行動がとれるよう指導をしていく。糖尿病性神経障害はし
びれ感などの症状を確認したり，アキレス腱反射や振動覚検査などの検
査結果の意味するところを伝えていく。

(2) 合併症の進展予防のための指導：合併症の進展予防のためには，血糖管
理に加えて，血圧管理や脂質管理，禁煙などが必要となる。なぜ必要な
のかを説明し，具体的に実施できる方法を相談する。

(3) フットケア：末梢の血流障害や神経障害などの合併症から，足潰瘍や足
壊疽などの糖尿病性足病変をおこしやすい状態となる。足の定期検査を
行うとともに，リスクの高い人にはフットケア外来でケアや指導を受け
てもらう。

● **病みの軌跡を聞き，軌跡を方向づける支援**　慢性の経過をたどる病は，
生活のなかで長期に療養を行っている。日常の生活のことや，人生上の課題
に関することなど，多くのことを調整しながら病の管理を行っている。その
経過は，本人なりの思いや見通しをもった努力の経過である。今までのそう
した経過を病みの軌跡として聞き，これからの軌跡の方向づけを行っていく
支援をする。

本書で取り上げる慢性期患者の看護

　内分泌・代謝領域には，Aさんのように慢性的な経過をたどる疾患
がある。本章では，以下の疾患の看護について取り上げている。

4　患者の経過と看護のまとめ

　Aさんのように，高齢者でほかの疾患にかかった場合や，手術後・高カ
ロリー輸液などが原因で，容易に高浸透圧高血糖状態に陥ることがある。ま
た，1型糖尿病の患者の場合は，インスリン注射の中断やシックデイなどで，
ケトアシドーシス（▶157ページ）にいたることがある。こうした高血糖によ
る急性合併症は生命の危険性もあり，緊急的な治療を受けることとなる。

　生命の危機を脱し，安定したあとは，再び急性合併症をおこすことがない

よう，指導や治療の調整を行っていく。また，回復して慢性期に入ったあとは，糖尿病性腎症・糖尿病網膜症・糖尿病性神経障害をはじめとした合併症をおこさないよう，また進展しないよう，自己管理の継続が必要とされる。

　糖尿病は長い療養生活が続くため，現在どのような時期にいるか，いまの課題はなにかを見きわめ，タイミングを逃さずに指導的かかわりをもち，患者の QOL の向上を目ざしていく。

A さんの経過のまとめ

慢性期❶

発症期
- 健康診断にて糖尿病を指摘され，通院を開始する。
- 食事療法・運動療法の開始。

安定期
- 診断から 3 年たったころより内服薬が開始となる。
- 間食が多く，血糖値は高めで経過している。

急性期

急性合併症（高浸透圧高血糖状態）の発症
- 尿路感染症をおこし，気づかぬまま発熱などの炎症症状がおこる。
- 食欲が低下し，食事量が減ったため，薬物療法を中止する。
- 高血糖・脱水となり，意識障害が生じて救急搬送され，入院となる。
- HCU にて治療が開始される。

回復期

全身状態の改善，退院
- シックデイルールについて指導を受ける。
- インスリン注射が開始され，血糖測定とともに注射の手技を覚える。
- 注射が安全に実施できるようになり，退院。

慢性期❷

安定期
- インスリン注射手技や血糖測定手技を獲得し，自己注射に関する自己管理を危険なく実施する。
- 間食が多くなっていったため，血糖管理が悪化してくる。
- 行動変容ステージが準備期〜熟考期に戻る。

合併症進展期
- 糖尿病性腎症が進展し，食事療法の変更が必要となるが，いままでと違う方法になかなか納得して食事療法をすることができない。
- フットケアを受ける。

B　内分泌疾患患者の看護

1　内分泌疾患の検査を受ける患者の看護

1　検査前・検査中・検査後の看護

◆ 検査前の看護

● **禁忌の確認と説明**　内分泌系の検査は，検査の種類によって検査前の禁忌事項が異なる。看護師は検査前の安静および食事・水分・内服の制限について確認したうえで，患者が検査について正しく理解できるように検査の目的・内容・方法について十分な説明をする必要がある。たとえば採血の前30分間は安静にすることや，絶食・延食などの指示を伝え，安静開始時間までに排泄をすませてもらうよう説明するなどである。

● **安静の保持**　ホルモンの分泌は，精神的動揺やストレスに伴う心因的影響を受けることがあるため，患者が不安や緊張，興奮状態にあると正確な検査結果が得られないので，安静の保持が必要となる。認知障害や精神障害などで安静保持に支援が必要な場合は，必要に応じて家族に付き添いを依頼するなどして，安静の保持を促す。

● **副作用の説明**　各種機能検査の試薬投与後に一過性の副作用がみられることがあるので，検査前にあらかじめ患者に説明しておく。たとえば，ブロモクリプチン試験では，ブロモクリプチン服用後にふらつきや血圧低下をきたすことがあり，検査中は安静を保持するよう説明しておく。また，服用後4時間前後で吐きけ・嘔吐などの消化器症状が出現することが多く，それらの症状は自然に軽減することを事前に説明しておく必要がある。

● **検査前日の注意点**　一般的注意として，食事や運動，ストレスなどが測定値に大きく影響することがあるので，検査前日には心身ともにリラックスする必要があることを説明する。また前日には，検査に必要な物品の確認・準備を行う。

◆ 検査中の看護

　意識症状，血圧低下，頭痛，吐きけ，脱水，心不全などの症状がみられることがあるので，こまやかな観察を行い，緊急時に対処できるようにしておく。

　点滴や針を留置する場合はその理由を十分説明し，針が抜けないよう留意するとともに刺入部の観察を行う。

◆ 検査後の看護

　検査後は患者の状態をよく観察し，異常がみられた場合にはすみやかに医

師に報告する。検査によっては長時間かかるものがあるので，患者の疲労や各種機能検査による一般状態の変化に対して，こまやかな観察および適切な処置を行う。検査のために絶食となっていた患者には，医師の許可を得たうえで配膳^(はいぜん)を行う。

2　ホルモン血中濃度測定時の看護

　ホルモンは血中に微量しか存在しないので，放射免疫測定法(ラジオイムノアッセイ，● 60ページ)で測定する方法が用いられてきた。現在では放射性物質のかわりに蛍光物質や酵素が用いられ，一般の検査室でも測定が可能になった。ストレスによりホルモン値が変化するので，血液採取の際にはストレスを避け，安静を保ってもらう必要があり，十分な説明が必要である。また，正確な血中濃度の測定のためには，正確な測定時間に，正確な量の採血ができるよう留意する必要がある。

3　ホルモン機能検査時の看護

　ホルモン機能検査時には，指示された時間に正確に試薬を投与し，正確に採血および採尿を行う。使用される薬物の副作用があらわれることがあるので観察を綿密に行い，異常が見られた場合には医師にすみやかに連絡する。安静保持が必要とされることが多いので，その場合には安静保持がなされているかどうかを確認する。

　検査終了後は検査への協力をねぎらい，その後の状態について的確にモニタリングを行う。副作用が予測される検査においては，十分な観察を行う。

4　画像検査時の看護

　内分泌疾患では，診断に CT，MRI，超音波検査，シンチグラフィなどの画像検査が行われることがある(● 63ページ)。

● **MRI**　バセドウ病では MRI が行われることがある。近年では非磁性体金属が主流であるが，体内に埋め込まれた金属(動脈瘤クリップ，眼内異物)がある場合，検査前に磁性体か否かの確認が必要となる。心臓ペースメーカーが埋め込まれている場合も，撮影できないことが多い。

● **FDG-PET**　FDG-PET は，放射性核種で標識したグルコースに似た薬剤(FDG)を用いて体内の糖代謝の状況を観察し，発育するがんを発見するための検査である。慢性甲状腺炎(橋本病)などの良性腫瘍にも集積する。検査前は絶食や活動制限が必要であり，検査後 1～2 時間は微量の放射性物質が体内に残っているので，人込みを避けるよう説明する。

● **シンチグラフィ**　甲状腺シンチグラフィの場合は，放射性の薬剤を使用するため，造影剤投与後は個室での管理となり，排泄物の処理にも注意が必要となる。また，妊婦とは接触しない，人込みを避けるなどの制限も必要となり，患者にストレスを与えていることを配慮する必要がある。

5 各内分泌機能検査の特徴と看護の留意点

● **下垂体機能検査**　基礎的な下垂体ホルモン分泌能を確認するために4者試験（GHRH＋ATH＋CRH＋GnRH）を行う。下垂体前葉機能亢進症では，ブロモクリプチン試験，経口ブドウ糖負荷試験，TRH機能検査などが行われる。たとえば経口ブドウ糖負荷試験では，75gグルコースを経口投与後，定期的に採血することになるので，事前に説明しておく。尿崩症では，水制限試験，高張食塩水試験，DDAVP試験などを行う。高張食塩水試験では，5％高張食塩水を投与後，尿量と尿浸透圧を定期的に測定し，正確な検査結果を得るために安静保持が重要となる。

● **甲状腺機能検査**　血液採取の際には，ストレスを避け，安静を保つよう説明が必要である。また，甲状腺^{123}I摂取率検査の場合は，検査1週間前よりヨウ素（ヨード）制限食となり，事前の説明が必要となる。

● **副腎機能検査**　クッシング症候群では，デキサメタゾン抑制試験などを行う。デキサメタゾンの内服後9〜10時間後に採血を行い，コルチゾル濃度を測定する。正確な量の投薬を確認し，正確な時間に採血を行う。

　また，同時に蓄尿を行い，尿中コルチゾルの測定も行うことが多い。蓄尿開始直前に排尿をすませ，蓄尿終了直前に排尿をして終了となること，排便時の尿を誤って破棄しないようにすることを説明する。尿の変性予防などのために保存剤をあらかじめ蓄尿容器に入れておくことがあり，検査ごとに保存剤が異なるため注意する。

2 下垂体疾患患者の看護

　下垂体は前葉と後葉に分かれた内分泌器官で，前葉からは甲状腺刺激ホルモン，副腎皮質刺激ホルモン，黄体形成ホルモン，卵胞刺激ホルモン，成長ホルモン，プロラクチン，後葉からはオキシトシンとバソプレシンが分泌される。甲状腺刺激ホルモン，副腎皮質刺激ホルモン，黄体形成ホルモン，卵胞刺激ホルモンは，それぞれの内分泌器官（甲状腺，副腎皮質，性腺）に作用する。成長ホルモンは，おもに骨格の成長やタンパク質の合成，細胞の増殖を促進する作用をもつ。プロラクチンは，おもに乳腺の発育と成長，乳汁の分泌，性腺の抑制作用をもち，妊娠・出産時に分泌が増加する。後葉から分泌されるオキシトシンは，子宮収縮や射乳作用をもち，バソプレシンは抗利尿作用をもつ。

　このように，下垂体はいくつものホルモンを分泌する内分泌器官であり，下垂体疾患の多くは，ホルモンの分泌過剰によるものと欠乏によるものである。看護師は，それぞれのホルモンの作用を理解して患者の看護を行う必要がある。

a 下垂体前葉機能亢進症患者の看護

　下垂体前葉機能亢進症は，下垂体前葉から分泌されるホルモンのすべて，

もしくは単独の分泌過剰によって生じ，その原因の多くはホルモン産生下垂体腫瘍である。分泌過剰となったホルモンの種類により疾患は異なる。

　甲状腺刺激ホルモン，副腎皮質刺激ホルモン，黄体形成ホルモン，卵胞刺激ホルモンの分泌過剰の場合は，それぞれの内分泌器官（甲状腺，副腎皮質，性腺）からホルモン（甲状腺ホルモン，副甲状腺ホルモン，テストステロン，エストロゲン，プロゲステロン）の分泌を亢進させることとなり，全身に多彩な症状を呈する場合がある。また，成長ホルモンの分泌過剰の場合はおもに先端巨大症，プロラクチンの分泌過剰の場合はおもに高プロラクチン血症を生じる。高プロラクチン血症は女性において月経異常，乳汁漏出などの症状がみられ，男性では腫瘍拡大による視野狭窄，視力障害，性欲低下などの症状がみられる。

■ 先端巨大症患者の看護

　先端巨大症は，下垂体からの成長ホルモンの分泌が亢進して生じる疾患であり，その原因は成長ホルモン産生下垂体腫瘍であることが多い（●84ページ）。腫瘍は巨大で，良性であることが多い。

　腫瘍の増大に伴い周辺の正常組織が圧迫されるため，下垂体腫瘍のおもな症状は，頭痛，視力障害，視野異常（両耳側半盲），下垂体機能低下（性欲低下，無月経など）である。

　また，成長ホルモンの分泌過剰による症状として，特異な顔貌の変化（眉弓部・頬骨の突出，鼻・口唇の肥大，下顎の突出など）や四肢末端の肥大がみられる（●85ページ，図5-5）。患者は，四肢末端の肥大について，手袋が入らない，指輪が外れない，靴のサイズが合わなくなったなど，日常生活中のできごとがきっかけで気づくことがある。また，声帯の肥厚や副鼻腔洞の拡大，巨大舌がみられ，患者の声は共鳴性のある太く低い声となり，自身で声の変化を認識する。このような症状は潜在性に進行していくため，先端巨大症と診断されるころには発症から数年経過していることが多い。

　骨・関節の変化として，胸部は後彎し腰部は前彎をきたし，また，変形性の関節症や関節痛がみられることも多い。循環器においては，発症初期は左室肥大や収縮力の増加がみられるが，中期では心筋の浮腫や線維化がおこり，末期には心不全となるため，心疾患の合併は生命予後にも影響をあたえる。呼吸器については，末梢気道の狭小化，肺の弾力性の低下などにより換気の低下がみられ，閉塞性睡眠時無呼吸症候群を合併することもある。代謝機能に関する影響としては，成長ホルモンには抗インスリン作用があるため糖尿病を合併したり，脂質異常症や高カルシウム血症を示したりすることもある。

　先端巨大症の治療は，腫瘍の退縮，除去のための手術療法（経蝶形骨洞下垂体腫瘍摘出術）と，下垂体機能低下症を合併している場合の欠乏したホルモンの補充療法がおこなわれる。

◆ アセスメント

　増大した下垂体腫瘍による症状と成長ホルモンの分泌過剰症状についてア

セスメントする。

▌主観的データ

(1)下垂体腫瘍による症状の有無と程度

  ①頭痛

  ②視力障害

  ③性欲低下，無月経

(2)成長ホルモンの分泌過剰症状

  ①手指や足のサイズの変化

  ②声の低音

  ③四肢末端の知覚異常

  ④関節痛

  ⑤息切れ，呼吸苦，昼間の眠け

(3)疾患・検査・治療についての，患者と家族の理解度

(4)疾患・検査・治療についての，患者と家族の思い

(5)疾患や今後の生活への不安

▌客観的データ

(1)身体的アセスメント

  ①視野異常(両耳側半盲)

  ②成長ホルモンの分泌過剰症状：眉弓部・頬骨の突出，鼻・口唇の肥大，
    下顎の突出，四肢末端の肥大，巨大舌，発汗

  ③血圧

  ④嘔吐の有無

(2)検査データ

  ①血液検査：成長ホルモン(上昇)，血中 IGF-1(ソマトメジン C)(上
    昇)，空腹時血糖など耐糖能異常，脂質異常の値

  ②経口糖負荷試験，TRH 試験，GnRH 試験

  ③頭蓋骨および手足の X 線像

  ④MRI：下垂体腫瘍の有無

◆ 看護目標

(1)下垂体機能亢進症状の軽減，もしくは悪化の予防ができる。

(2)薬物療法を日々の生活に取り入れ，心身ともに無理のない日常生活を送
  ることができる。

◆ 看護活動

● **症状と治療に合わせた生活への支援**　先端巨大症は，成長ホルモンの分
泌が亢進して生じる疾患であるため，全身に多彩な症状がみられる。看護師
は，患者に生じている症状を確認し，それに合わせた苦痛を軽減するための
支援や，異常を早期発見するための観察を行う。

● **治療を受ける患者への支援**　また，下垂体腫瘍の治療として手術療法が
行われることが多いため，治療についての患者と家族の思いや不安を傾聴し，

手術まで落ち着いて生活できるように支援する。手術で十分な腫瘍摘出ができない場合は，薬物療法や放射線療法を行う。治療は長期間継続して行う必要があるため，患者はライフスタイルの変更や生活の再構築が必要となる場合がある。患者が病気と向き合い，治療を自身の生活の一部として受け入れられるよう，支援していく必要がある。

● **合併症をもつ患者への支援**　高血圧症や糖尿病，脂質異常症などを合併している場合には，それらの治療も継続して行えるように支援する。

● **ボディイメージの混乱への支援**　先端巨大症の患者は，特異的な顔貌や四肢末端の肥大，骨や関節の変化から，症状として外観が変化する場合がある。自己の外観が変化したことを認識すると，患者は自身の身体に対するイメージと実際の身体的変化との間で混乱する。看護師は，患者が自己の身体的変化を自身の体として受け入れられるように，患者の訴えに継続的に耳を傾け，患者個々のペースで自尊感情を取り戻せるように支援する。

b　下垂体前葉機能低下症患者の看護

下垂体前葉機能低下症は，下垂体前葉ホルモンのすべて，もしくはいくつかの欠損や分泌低下によって生じる（● 92 ページ）。すべての下垂体ホルモンの分泌が障害されているものを**汎下垂体機能低下症**，いくつかの分泌が障害されているものを**部分的下垂体機能低下症**とよぶ。下垂体前葉ホルモンの分泌は，視床下部ホルモンによって調整されているため，下垂体機能の低下症は頭蓋咽頭腫や胚芽腫などの腫瘍による視床下部機能の障害により生じる場合もある。下垂体自体に原因がある場合，男性では下垂体腫瘍によるものが多い。女性では，下垂体腫瘍のほかに，分娩時の大出血により下垂体門脈系が閉塞して下垂体細胞が傷害されるシーハン症候群が原因であることが多い。下垂体腫瘍に出血や梗塞が生じた場合を**下垂体卒中**とよび，正常組織が破壊される結果として低下症を生じる。下垂体脳卒中は，急激な頭痛，視力障害，眼筋麻痺，髄膜刺激症状を示し，緊急手術による減圧が必要となる。

下垂体前葉機能低下症の治療は，腫瘍などの疾患の治療と，分泌が低下しているホルモンの補充療法である。

成人成長ホルモン分泌不全症患者の看護

成長ホルモンの分泌不全（分泌の欠損または低下）による成長障害は**成長ホルモン分泌不全性低身長症**とよばれ，成人期に疾患により成長ホルモンの分泌不全を生じた場合を**成人成長ホルモン分泌不全症**とよぶ（● 94 ページ）。

● **患者の特徴**　成人成長ホルモン分泌不全症の原因の多くは視床下部・下垂体腫瘍，頭部外傷，くも膜下出血であり，成長ホルモンの作用に関連して糖代謝異常，内臓脂肪の増加，骨量の減少，筋力の低下，易疲労感，うつ状態など多彩な症状がみられる（●図6-1）。とくに，糖代謝異常や内臓脂肪の増加は脂肪性肝疾患や脂肪性肝炎，メタボリックシンドロームなどにつながるため，患者の肝機能について注意深い観察が必要となる。このように，成人成長ホルモン分泌不全症は，患者の QOL が低くなりやすく，生命予後も

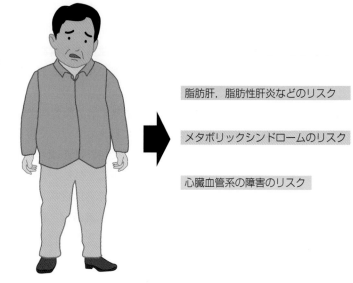

・糖代謝異常
・内臓脂肪の増加
・骨量の減少
・筋力の低下
・易疲労感
・うつ状態　など多彩な症状

脂肪肝，脂肪性肝炎などのリスク

メタボリックシンドロームのリスク

心臓血管系の障害のリスク

◎**図6-1　成人成長ホルモン分泌不全症患者の症状とリスク**

よくないことから，看護師は患者の訴えに耳を傾けて観察し，患者の心身が安定するよう支援する必要がある。

◆ アセスメント

成長ホルモンの分泌不全による症状についてアセスメントする。心血管系の障害も成人成長ホルモン分泌不全症をわずらう患者には多いため，心機能についてもアセスメントする。

▌主観的データ

(1) 成長ホルモン分泌低下症状の有無と程度

①疲労感・倦怠感・スタミナ・集中力の低下

②筋力の低下

③気力の低下，抑うつ

④性欲の低下

⑤皮膚の乾燥，菲薄化

⑥体毛の柔軟化

⑦発汗量の低下

(2) 生活状況：食事，ストレス

(3) 治療歴：頭部外傷歴，間脳下垂体領域の手術歴や放射線治療歴

(4) 疾患・検査・治療についての患者と家族の理解度

(5) 疾患・検査・治療についての患者と家族の思い

(6) 疾患や今後の生活への不安

▌客観的データ

(1) 身体的アセスメント

①肥満の有無・程度(身長，体重)

②ウエスト周囲長，ウエスト/ヒップ比の増加

　　　③体脂肪の増加，除脂肪体重の減少
　　　④血圧
（2）検査データ
　　　①血液検査：成長ホルモン（低下），血中 IGF-1（ソマトメジン C）（低
　　　　　下），脂質異常の有無，肝機能の値
　　　②尿検査：成長ホルモン（低下）
　　　③成長ホルモン分泌刺激検査
　　　④骨量
　　　⑤動脈硬化の有無，心機能異常の有無
　　　⑥MRI：視床下部・下垂体腫瘍の有無

◆ 看護目標

　薬物療法を日々の生活に取り入れ，成長ホルモン分泌低下症状を軽減させ，心身ともに無理のない日常生活を送ることができる。

◆ 看護活動

●**薬物療法への支援**　成人成長ホルモン分泌不全症の治療の目的は，患者の症状と QOL の改善である。患者が自身の症状に合わせ，無理のない生活が送れるように支援する。多くの場合，治療は，毎日（1 日 1 回就寝前）の成長ホルモンの皮下注射である❶。ペン型タイプの注射器を用いて自身で行うことになる場合が多い。手技を指導するとともに，自己判断で中止したり，量を変更したりせず，医師の指示通りに継続できるよう支援する必要がある。

　副作用として，末梢性の浮腫や手根管症候群，関節痛などの症状がみられることがあるため，患者に治療の効果とともに副作用とその対処法について説明し，その症状に応じた生活が送れるように説明する。毎日の皮下注射は患者にとって苦痛が大きいので，治療が継続できるよう支援することも必要である。

　成長ホルモン製剤は，妊娠している人，妊娠している可能性のある人，悪性腫瘍がある人に投与することはできないため，患者が女性で妊娠の可能性がある場合，医師に相談するように説明する。

●**症状に合わせた生活への支援**　成人成長ホルモン分泌不全症の患者は身体的な活動性が乏しくなり，また，なにごとも億劫になったり，うつ気分が生じたりして，社会的孤立の原因となりやすい。看護師は，患者と家族の訴えを傾聴し，そのような状態は疾患により生じていることを説明して，無理のない生活が送れるように助言を行う。とくに家族が疾患に対して理解をもつことは患者にとって大きな支えになるため，看護師は患者だけでなく，家族への支援も行う。

　また，成長ホルモンの分泌を促すためには，食事，睡眠，運動などの生活習慣を整えたり，ストレスをためない工夫をしたりすることが必要である。薬物療法を取り入れたあとも，そうした生活について患者とともに検討していくことが重要となる。

> ━NOTE
> ❶近年は週 1 回の投与ですむ長時間作用型の製剤も開発されている。

C 下垂体後葉疾患患者の看護

　下垂体後葉から分泌されるホルモンは，オキシトシンとバソプレシンである。子宮収縮作用をもつオキシトシンの分泌は，妊娠週数の進行とともに増加し，妊娠子宮に作用して平滑筋の収縮を促し，陣痛を促進する。また，乳腺でも平滑筋の収縮を促し，子どもの乳頭吸引刺激に反応して射乳するように作用する。

　抗利尿ホルモンであるバソプレシンの分泌が過剰になると，腎臓での水の再吸収が促進し，体液量の増加，体内のナトリウム量の低下をきたす**ADH不適切分泌症候群（SIADH）**となる。バソプレシンの分泌が低下するために多尿，脱水状態をきたす疾患は，**中枢性尿崩症**である。

1 ADH不適切分泌症候群（SIADH）患者の看護

　ADH不適切分泌症候群（SIADH）（◐ 98ページ）の原因は，外傷や腫瘍などによる中枢神経系疾患，肺や膵の悪性腫瘍（異所性ADH産生腫瘍），肺炎や肺結核などの胸腔内疾患，薬剤（ビンクリスチン硫酸塩など）の副作用であり，さまざまな疾患の症候として発症する。健常者であれば，血漿浸透圧の低下と体液量の増大に対しバソプレシンの分泌が抑制され，利尿促進を介して調整が行われるが，ADH不適切分泌症候群患者の場合，バソプレシンの分泌が持続し，低浸透圧血症と低ナトリウム血症が持続することになる。低ナトリウム血症が著しい場合，全身倦怠感，食欲低下，吐きけ・嘔吐から傾眠状態，錯乱状態，痙攣，昏睡となり，水中毒（◐ 98ページ）で死亡することもあるため，看護師は患者の異常の早期発見と医師へのすみやかな報告，緊急の対応が必要となる。

　治療として，原疾患への治療と低ナトリウム血症を改善するための水分制限，薬物療法がおこなわれる。

◆ アセスメント

　低ナトリウム血症と体液量の増加についてアセスメントする。

▌主観的データ

（1）低ナトリウム血症の症状の有無と程度

　　①全身倦怠感，疲労感，脱力感

　　②めまい

　　③食欲不振，吐きけ

　　④頭痛

　　⑤浮腫の有無

（2）疾患・検査・治療についての患者と家族の理解度

（3）疾患・検査・治療についての患者と家族の思い

（4）疾患や今後の生活への不安

▌客観的データ

（1）身体的アセスメント

　①食事，水分摂取量

　②尿量

　③体重

　④バイタルサイン：血圧，脈拍

　⑤意識状態

　⑥嘔吐

　⑦痙攣

（2）検査データ

　①血液検査：血清ナトリウム濃度（低下），血漿浸透圧（低下），腎機能の
　　値（正常），血漿バソプレシン濃度（上昇），血漿レニン活性（上昇）

　②尿検査：ナトリウム排泄量（上昇），尿浸透圧（上昇）

◆ 看護目標

　治療を日々の生活に取り入れ，心身ともに無理のない日常生活を送ること
ができる。

◆ 看護活動

● **水分制限への支援**　患者は，悪性腫瘍や胸腔内疾患の治療として放射線
療法や抗生物質などによる薬物療法を行うとともに，ADH 不適切分泌症候
群による低ナトリウム血症を改善するための水分制限と薬物療法を行う必要
がある。とくに，水分量は，食事に含まれる水分を含めて 1 日 15〜20 mL/
kg（体重）に制限されるため，患者にとって苦痛が大きい。看護師は管理栄
養士と連携しながら，水分をあまり含まない食事の際や口渇感が強いときに
は口腔内を水分で潤したり，水を飲むカップを小さくしたりするなどの工夫
を患者に説明する。

● **症状に合わせた生活への支援**　バソプレシンはストレス，運動，ニコチ
ン，モルヒネやバルビツレートなどの薬物によって分泌が増加する。そのた
め，看護師は，患者が身体的・精神的に落ち着いて生活できるように支援す
る。

2 中枢性尿崩症患者の看護

　中枢性尿崩症（● 96 ページ）の原因は，頭蓋咽頭腫・胚細胞腫瘍など視床下
部から下垂体後葉系の器質的障害，先天的異常であり，原因のはっきりしな
い特発性の場合もある。原因はなんであれ，下垂体後葉から放出されるバソ
プレシンの分泌が低下している。その症状は，抗利尿作用の低下によりおこ
り，腎臓での水の再吸収の低下，著しい多尿（1 日 3〜10 L），低張尿などを
きたす。患者は強い口渇感をいだくため，大量の水分を欲する。また，排尿
と飲水の欲求は昼夜継続し，睡眠や運動など患者の生活に影響が出るため，
看護師は患者の生活について把握して支援することが必要である。続発性で
は，腫瘍の大きさにより，尿崩症だけでなく，下垂体前葉機能低下症を合併
することもある。

◆ アセスメント

尿崩症の症状と生活への影響についてアセスメントする。

▌ 主観的データ

(1) 脱水症状の有無と程度
　　①口渇感
　　②多飲
　　③倦怠感
　　④めまい，ふらつき
　　⑤食欲不振
(2) 生活状況
　　①睡眠状況：睡眠時間，中途覚醒，熟眠感
　　②身体運動の程度
　　③ストレスの程度
　　④服用している薬剤の種類，量
　　⑤飲酒の程度
(3) 疾患・検査・治療についての患者と家族の理解度
(4) 疾患・検査・治療についての患者と家族の思い
(5) 疾患や今後の生活への不安

▌ 客観的データ

(1) 身体的アセスメント
　　①水分摂取量
　　②尿量，尿比重
　　③体重
　　④バイタルサイン：血圧，脈拍，体温
　　⑤意識状態
　　⑥皮膚の乾燥
(2) 検査データ
　　①血液検査：血清ナトリウム濃度(正常もしくはやや上昇)，血漿浸透圧
　　　(正常もしくはやや上昇)，血漿バソプレシン濃度(低下)，ヘマトク
　　　リット値(上昇傾向)
　　②尿検査：尿浸透圧(低下)
　　③MRI

◆ 看護目標

治療を日々の生活に取り入れ，心身ともに無理のない日常生活を送ることができる。

◆ 看護活動

● **症状緩和の支援**　水分・電解質の異常による症状は全身に及び，生活に影響をもたらす。疲労感や口渇感，夜間の排尿のための睡眠障害は，患者の

身体および精神への苦痛が大きい。夜間の睡眠障害がある場合は昼間に体を休めたり，家族に支援を求めたりして，患者の苦痛の緩和に努める必要がある。

　また，皮膚の乾燥により傷ができやすく，感染のリスクが高まるため，皮膚を清潔に保つとともに，保湿剤を塗るなど患者がセルフケアできるように支援する。

　アルコールはバソプレシンの分泌を低下させるため，患者の飲酒の状況について把握し，症状に合わせた支援を行う。

● **薬物療法への支援**　中枢性尿崩症の患者は，原疾患の治療とデスモプレシン酢酸塩水和物（DDAVP）の鼻腔内投与（点鼻）や口腔内崩壊錠による薬物療法を行う。薬剤は患者の状態や日々の生活状況にあわせて処方されるため，それらを把握しておくことが重要となる。DDAVP の投与により症状は改善することが多いものの，薬の副作用や飲水量の習慣的な増加が原因となり，水中毒の症状（頭痛，見当識障害，意識障害など）がみられることがある。看護師は，患者の症状や 1 日の水分摂取量，薬物摂取状況，検査結果を確認し，異常の早期発見に努める必要がある。また，これらの治療は，長期に及ぶこともあるため，患者と家族に薬物療法の必要性を説明し，治療が継続できるように支援する。

d 下垂体の手術を受ける患者の看護

　下垂体には下垂体腫瘍，頭蓋咽頭腫などさまざまな腫瘍が発生するものの，多くは良性の下垂体腫瘍である。腫瘍は時間をかけて増大し，ホルモン分泌が過剰になる腫瘍とそうでない腫瘍があり，それにより患者の症状は異なる。

　下垂体腫瘍の症状は，視力障害，視野障害（両耳側半盲）のような腫瘍が大きく神経を圧迫するために生じる症状，ホルモンの分泌低下（下垂体機能低下症）など腫瘍によって下垂体の機能が障害されることによって生じる症状，腫瘍がホルモンを分泌することによって生じる症状（成長ホルモンの分泌過剰による先端巨大症，副腎皮質刺激ホルモンの分泌過剰によるクッシング病，プロラクチノーマなど）があるため，看護師は患者に生じている疾患の状態や症状を理解して，それに応じた支援を行うことが必要となる。

　下垂体の腫瘍に対する治療の多くは，手術療法である。患者の鼻の穴から手術を行う経鼻的経蝶形骨洞下垂体腫瘍摘出術や，口腔内の粘膜や頭蓋骨を切開して手術を行う開頭腫瘍摘出術がある。腫瘍の種類や部位，大きさなどから手術方法が選択される。経鼻的経蝶形骨洞下垂体腫瘍摘出術では，顕微鏡を用いる手術と内視鏡を用いる手術があり，内視鏡を用いることにより安全でこまやかな手技が可能となり，患者の負担が軽減している。

■ 内視鏡下経鼻的経蝶形骨洞下垂体腫瘍摘出術を受ける患者の術後の看護

　経蝶形骨洞腫瘍摘出術はハーディ Hardy 法（● 83 ページ）と呼ばれ，鼻腔から直接下垂体に向かってアプローチし，腫瘍を摘出する。トルコ鞍やその周

囲に限局するような比較的小さな腫瘍に対し選択される。内視鏡下での経鼻的経蝶形骨洞下垂体腫瘍摘出術は，開頭術と比べ，脳の障害が少ないものの，鼻から髄液がもれる髄液鼻漏や髄膜炎，後出血，尿崩症，下垂体機能の低下，視力障害や複視がみられる場合があり，看護師は術後にこれらの異常を早期発見できるよう観察を継続する必要がある。また，手術後に，ホルモンの補充療法や薬物療法を長期間継続することもあるため，患者が治療を生活に取り入れられるよう退院後の生活を見すえた支援を行う。

◆ アセスメント

術後の合併症や退院後の生活についてアセスメントする。

▌主観的データ

（1）術後の症状の有無
- ①創痛
- ②感染徴候：熱感，寒け，ふるえ
- ③頭痛，吐きけ
- ④尿崩症：口渇感，多飲，多尿
- ⑤視力・視野障害
- ⑥味覚，嗅覚

（2）退院後に予定している生活（感染予防行動）

（3）疾患，治療（術後のホルモン補充療法など）についての，患者と家族の理解度

（4）疾患，治療についての患者と家族の思い

（5）疾患や今後の生活への不安

▌客観的データ

（1）身体的アセスメント
- ①バイタルサイン：体温，血圧，脈拍
- ②出血の有無，量
- ③髄液鼻漏：有無，量，性状
- ④意識状態，嘔吐
- ⑤尿崩症：尿量，尿比重，水分摂取量，輸液量，体重

（2）検査データ
- ①血液検査：下垂体ホルモンの値，血清ナトリウム濃度（正常もしくはやや上昇），血漿浸透圧（常もしくはやや上昇），血漿バソプレシン濃度（低下）
- ②尿検査：尿浸透圧（低下）
- ③MRI：腫瘍の有無

◆ 看護目標

（1）術後の合併症がみられない。

（2）治療を日々の生活に取り入れ，心身ともに無理のない日常生活を送ることができる。

◆ 看護活動

● **異常の早期発見**　術直後は，全身麻酔による意識障害や呼吸抑制，また，腫瘍を摘出したことによる出血，髄液鼻漏や髄膜炎が生じる可能性を念頭においた注意深い観察が必要となる。

□1 **後出血**　術中や術後に，腫瘍から出血したり，創部から出血したりすることがある。出血量が多い場合，再手術となることもあるため，看護師は患者の循環動態に注意し，異常の早期発見に努める。

□2 **髄液鼻漏・髄膜炎**　蝶形骨洞から腫瘍を摘出するために，鼻腔と頭蓋内がつながり，頭蓋内の脳脊髄液が鼻のほうへもれ出すことになる。そのため，患者には，頭痛や吐きけ，意識障害がみられることがある。また，鼻腔から細菌が入り髄膜炎をおこすこともあり，注意が必要である。術後の髄液鼻漏を予防するため，患者には，鼻をかまないこと，鼻をすすらないこと，息をこらえないこと，鼻のガーゼを抜かないことなどを説明するとともに，鼻から液がもれた場合，看護師に伝えるよう説明する。感染予防のために，口腔内を清潔に保つことや手洗いを行うなど患者が感染予防行動をとれるように支援する。

□3 **尿崩症・下垂体機能の低下**　術後は，一時的，もしくは継続的に下垂体機能の低下がおこることがある。とくに，術後，バソプレシンの分泌が低下し，口渇感，多尿，多飲などの症状やナトリウムなどの電解質異常がみられることがあるため，水分摂取量や排泄量のモニタリングを行い，異常の早期発見に努める。また，バソプレシンの分泌が低下している場合，ホルモンの補充療法が行われる。ホルモン補充療法は長期間に及ぶこともあるため，患者の疾患や薬物の副作用についての理解度と受けとめ状況を確認し，不安を軽減する支援や薬物療法を生活に取り入れるための支援を行う必要がある。

また，成長ホルモンや副腎皮質ホルモン，甲状腺ホルモン，性腺刺激ホルモンも分泌が低下し，さまざまな症状がみられることがあるため，看護師は注意深い観察を継続する。

□4 **視力・視野障害**　腫瘍の周囲に視神経があることから，術後に視力の低下や視野の変化がみられることがある。これらは患者の生活に影響を及ぼし，転倒の危険も高くなることから，継続したモニタリングが必要である。

● **退院後の療法の継続についての支援**　退院後，患者は定期的な検査や受診が必要であったり，ホルモンの補充など薬物療法を継続したりすることが必要である。とくに，ホルモンは全身に影響を及ぼすため，月経異常や性欲の低下などで日常生活に不安をいだいたり，活力が出なかったりと生活に大きな影響を及ぼす。看護師は，患者の生活状況を把握し，年齢や性別，婚姻状態に合った支援を行うことが必要である。

3 甲状腺疾患患者の看護

甲状腺は，蝶の形をした内分泌線であり，甲状腺ホルモンを産生・貯蔵・

甲状腺ホルモン	作用促進により発生
・代謝作用 　（タンパク質・糖質・ビタミンなど） ・熱の産生作用 ・カテコールアミンへの反応促進 ・成長・発育の促進 ・乳汁分泌	・過剰な熱量の産生 ・体力の消耗 ・頻脈 ・振戦　　　　　　など全身の症状

作用低下により発生

・肉体的，精神的な活動の鈍り
・低身長症
・知能発育障害

▷図 6-2　甲状腺ホルモンのおもな作用

分泌し，代謝をコントロールしている。甲状腺が分泌する甲状腺ホルモンは，おもにトリヨードサイロニン（T_3），サイロキシン（T_4）である。甲状腺ホルモンのおもな作用は，糖質，コレステロールなどの代謝，熱産生，カテコールアミンに対する反応の促進などの心血管系への効果，成長と骨格や脳の発育の促進，乳汁の分泌である（▷図 6-2）。甲状腺ホルモンの作用が不足すると肉体的，精神的な活動が鈍り，子どもでは低身長症や知能発育障害が生じる。甲状腺機能が促進すると，過剰な熱量の産生，体力の消耗や頻脈，振戦が生じるなど全身に症状がみられ，患者の心身の苦痛は大きい。看護師は，甲状腺疾患1つひとつの特徴を理解し，症状に合った支援を継続して行う必要がある。

1　バセドウ病患者の看護

● 患者の特徴　バセドウ病は，臓器特異的自己免疫疾患であると考えられており，甲状腺機能亢進症の代表的な病気である（▷ 103 ページ）。甲状腺機能亢進症は甲状腺ホルモンの産生が亢進している状態である。疫学的にみると，この病気の有病率は，人口 1,000 人あたり約 5 人で，男女比は 1：5〜10 と女性に多く，年代では 20〜30 歳代に頻度が高い。年代的に，発病した時，患者は就職したばかりであったり，結婚を予定してしたり，妊娠を考えていたり，育児をしていたりすることがあり，症状を病気ととらえず，ライフイベントによる疲労のせいだと思いこみ受診が遅れることもある。甲状腺疾患は自身の症状をセルフチェックすることが受診行動につながるので，注意すべき症状について社会の理解を深め，早期受診をめざした取り組みが求められる（▷表 6-1，6-2）。

　臨床所見として，頻脈，体重減少，手指振戦，多汗など甲状腺中毒症状，びまん性甲状腺腫大，眼球突出または特有の眼症状（眼瞼腫脹，結膜の充血など）がみられる。びまん性甲状腺腫，頻脈，眼球突出をメルゼブルクの三徴という。このように，甲状腺ホルモンの産生の亢進は全身に多彩な症状を示すため，患者の身体的，精神的な苦痛は大きい。症状が多様なために，患

◎**表 6-1　甲状腺機能亢進症のセルフチェックリスト**

□疲れやすさやだるさがある	□イライラすることが多い
□手足のふるえがある	□食事量はかわらないが体重が減少する
□脈拍数が多く動悸がはげしい	□眼球の突出がみられる
□暑がりである	□息切れがある
□発汗量が多い	□微熱が続く
□首が腫れている	□下痢気味である

※上記のうち 3 つ以上にあてはまる場合は医療機関を受診することが推奨される。

◎**表 6-2　甲状腺機能低下症のセルフチェックリスト**

□疲れやすさやだるさがある	□気力が低下してやる気がおきない
□むくみやすい	□食事量はかわらないが体重が増加する
□脈拍数が少ない	□声がかすれる
□寒がりである	□つねに眠けがある
□皮膚が乾燥する	□動作が鈍い
□首が腫れている	□便秘気味である

※上記のうち 3 つ以上にあてはまる場合は医療機関を受診することが推奨される。

者は動悸や不整脈を訴えて循環器科を受診したり，イライラや落ち着けないことを訴えて精神科を受診したりするケースもみられる。さらに，女性の場合は月経不順から婦人科を受診したりと，内分泌科を受診するまでに時間を要することがある（◎図 6-3）。また，高齢者では甲状腺腫や甲状腺中毒症状が顕著でなく，見逃されることもある。

●**検査・治療時の支援**　バセドウ病の診断のための検査としてはおもに，甲状腺ホルモン，甲状腺刺激ホルモン（TSH），抗 TSH 受容体抗体，甲状腺刺激抗体，放射性ヨウ素（またはテクネシウム）甲状腺摂取率などの測定やシンチグラフィがなされる。検査自体の負担は大きくないものの，症状が顕著ななかでの検査となる場合が多く，患者の心身の負担に注意しながら進めていく必要がある。

　バセドウ病の治療には，薬物療法，放射線療法，外科治療がある。多くの患者が抗甲状腺薬を服用する薬物療法を行っているものの，患者の症状や生活状況に合わせて，患者の意思決定を支援する看護が求められている。

◆ **アセスメント**

　甲状腺ホルモンの過剰分泌による全身の状態および精神状態についてアセスメントする。

■ **主観的データ**

（1）以下の症状の有無と程度
　　①全身的甲状腺中毒症状：易疲労感，倦怠感
　　②循環器系：動悸，息切れ
　　③神経系：手指振戦
　　④消化管系：食欲増進，下痢
　　⑤生殖器系：月経不順

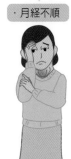

精神科？

婦人科？

内分泌科？

・月経不順

・イライラ
・疲労感
・人間関係の悩み
・不眠
・体重減少

・頸部腫脹
・眼球突出
・眼瞼腫脹
・皮膚の湿潤

図6-3　受診前の患者の状況

　　　⑥精神系：イライラ，落ち着きのなさ，不安感，不眠
（2）疾患・検査・治療についての患者と家族の理解度
（3）疾患・検査・治療についての患者と家族の思い
（4）疾患や今後の生活への不安

■ 客観的データ

（1）身体的アセスメント
　　　①バイタルサイン（微熱，頻脈，不整脈，血圧）
　　　②体重，食事摂取量，水分摂取量
　　　③発汗
　　　④甲状腺腫大
　　　⑤眼球突出，眼瞼腫脹，結膜障害
　　　⑥前脛骨の限局性粘液水腫
　　　⑦指・趾の太鼓ばち状変化
　　　⑧表情，言動
（2）検査データ
　　　①血液検査：fT_3値（上昇），fT_4値（上昇），TSH（低下），抗 TSH 受容体
　　　　抗体〈TRAb，TBH〉（陽性），抗 TSH 受容体刺激抗体〈TSAb〉（陽性）
　　　②超音波検査：甲状腺腫大，甲状腺内血流（増加）
　　　③放射性ヨウ素（またはテクネシウム）甲状腺摂取率（上昇），シンチグラ
　　　　フィ

◆ 看護目標

（1）甲状腺機能亢進症状が軽減する，もしくは悪化の予防ができる。
（2）甲状腺クリーゼの症状がみられない。
（3）薬物治療を日々の生活に取り入れ，心身ともに無理のない日常生活を送

ることができる。

◆ 看護活動

● **心身の安静への支援**　患者は，甲状腺ホルモンの過剰合成・分泌により，全身性の甲状腺中毒症状がみられる。仕事の継続や日常生活動作により，倦怠感や疲労感，動悸，息切れなどの症状や，イライラや不安感などの精神症状が悪化することがある。症状の軽減や悪化を予防するため，身体的にも精神的にも無理のない生活が送れるように工夫や休息を促すケアが必要となる。看護師は，患者の生活状況を把握し，どのようにすれば無理のない生活となるか，休息がとれるのか，具体的な支援を行う必要がある。

● **症状に合わせた生活への支援**　眼球突出，眼瞼腫脹といったバセドウ病の眼症状は，自己免疫機序によって生じると考えられており，環境因子としては喫煙が関連すると報告されている。そのため，看護師は，患者が禁煙できるように支援することが必要である。喫煙している患者にとって，禁煙することはむずかしい場合が多い。患者が行動をかえられるように，禁煙する気持ちがあるのか，いつから禁煙できそうか，など患者の認識に基づいた長期的な支援が必要である。

　また，患者に，バセドウ病の症状に応じた水分と食事の摂取について理解してもらう必要がある。たとえば，発汗が著しいときには，電解質を含んだ頻回な水分摂取が必要であり，動悸がするときにはアルコール類の摂取は控えることが望ましい。体重減少がある場合は，高エネルギーで，高タンパク質な食事を摂取することが求められる。このように，患者の生活習慣が症状に合わせたものとなるように支援を行う。

● **ボディイメージの混乱への支援**　甲状腺腫大・眼球突出・眼瞼腫脹といった外観の変化は，他者からみて気がつかない程度であることも多いが，多くの患者は気にしている。外観に関する医療者の一言に敏感になっていることもあるため，医療者は，患者が自身の外観の変化をどのように受けとめているかを把握し，注意深い発言を心がけることが必要である。たとえ，他者からみて気がつかない程度の変化であっても，患者が気にしているようであれば，首元をスカーフやマフラーでカバーできることや眼を眼鏡やサングラスでカバーできることを伝え，患者が安心できるようにする（●図6-4）。

　眼球突出や甲状腺腫大は，自覚だけでなく他者からもわかることがあり，患者にとって外観上の変化はストレスとなる。患者の認識にあわせたこまやかな精神的支援が必要である。眼球突出については，眼鏡やサングラス，マフラーやスカーフなどで身体をカバーしたり，最近は，美容的な観点から外科的な治療を行うこともある。

　また，体重減少や手指の振戦についても，患者は気にしていることがある。これらの症状が治療により改善することを伝えるとともに，ひとりでかかえこむことがないように家族や友人など周囲の理解を促すケアを実践する。

● **薬物療法への支援**　患者は第一選択薬として抗甲状腺薬を服用することが多い。抗甲状腺薬には，甲状腺ホルモンの産生を抑える主作用がある。一

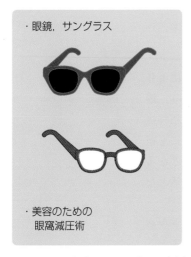

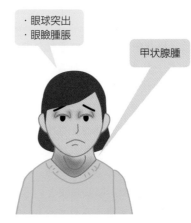

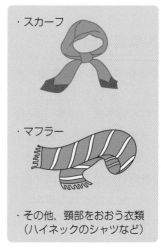

・眼鏡，サングラス

・眼球突出
・眼瞼腫脹

甲状腺腫

・スカーフ

・マフラー

・美容のための
　眼窩減圧術

・その他，頸部をおおう衣類
　（ハイネックのシャツなど）

▶図6-4　ボディイメージへの支援

方で，副作用として無顆粒球症や重症肝障害，血管炎があり，それにより臓器障害が生じたり，死亡したりするなど予後不良となる場合もある。看護師は，患者が副作用について十分な知識をもち，早期発見のための定期受診と自身による適切な対応ができるように教育することが必要である。とくに，無顆粒球症により免疫機能が低下するため，定期受診時の白血球の測定だけでなく，患者に発熱やのどの痛みなど感染症状があればすぐに受診するよう説明する。

　バセドウ病の患者は女性に多く，年代では20～30歳代に頻度が高いため，妊娠や授乳といった場面があることも考えられる。抗甲状腺薬のなかには，催奇形性が報告される薬や，薬が乳汁中に分泌されるものもあることから，看護師は患者が妊娠を希望しているのかを把握する必要がある。また，妊娠を希望していなくても，薬の副作用について患者に説明するとともに，患者のライフイベントを念頭において接することが求められる。

2　甲状腺機能低下症患者の看護

　甲状腺機能低下症の原因は，甲状腺自己抗体やバセドウ病の手術，放射線療法，下垂体などの病変などいくつかあるが，大部分は原発性甲状腺機能低下症であり，慢性自己免疫性甲状腺炎（橋本病）がそのうちの大半を占める。

● **患者の特徴**　原発性甲状腺機能低下症は，甲状腺組織の甲状腺ホルモンの産生能力の低下，甲状腺ホルモンの合成と分泌の機能的欠損によるもので，臨床所見として，無気力，易疲労感，眼瞼浮腫，寒がり，体重増加，動作緩慢など多彩な症状がみられる（ ▶ 211ページ，表6-2）。検査所見としては，血液中の遊離サイロキシン（$fT_3 \cdot fT_4$）の値が低く，また，甲状腺刺激ホルモン（TSH）の値が高いことで診断される。

　甲状腺機能低下症の治療は，甲状腺ホルモン製剤の服用である。サイロキシン（T_4）製剤は半減期が1週間と長く，また，末梢組織でトリヨードサイロニン（T_3）に変換されるので，T_4製剤のみで治療することが一般的である。

また，急激に甲状腺ホルモンを補充するのでなく，少量から開始し，徐々に増量していく。

　甲状腺機能低下症の患者は，甲状腺ホルモンの作用である代謝，熱の産生が低下するため，身体や精神の活動性が乏しくなり日常生活に支障をきたすことがあるため，継続した内服管理を含めた日常生活に関する支援が必要である。

◆ アセスメント

　血液中の甲状腺ホルモンの低下，あるいは作用不足による全身的な状態および精神状態についてアセスメントする。

▌主観的データ

(1) 以下の症状の有無と程度
　　①全身症状：易疲労感，寒がり，倦怠感，体重増加
　　②神経・精神系：無気力，動作緩慢，嗜眠，記憶力低下，うつ状態
　　③消化器系：便秘，食欲低下
　　④生殖器系：月経不順，月経過多
　　⑤嗄声，巨大舌，難聴，めまい
(2) コンブ，わかめ，のりなどの海藻による無機ヨウ素が含まれている食事や薬物の摂取状況
(3) 疾患・治療についての患者と家族の理解度
(4) 疾患・治療についての患者と家族の思い
(5) 疾患や今後の生活への不安

▌客観的データ

(1) 身体的アセスメント
　　①バイタルサイン：低体温
　　②甲状線腫
　　③眼瞼浮腫
　　④粘液水腫
　　⑤身長，体重
　　⑥表情，言動
(2) 検査データ
　　①血液検査：fT_3値(低下)，fT_4(低下)，TSH(上昇)，慢性甲状腺炎(橋本病)の場合，抗甲状腺ペルオキシダーゼ(TPO)抗体または抗サイログロブリン抗体の陽性，コレステロール(上昇)，クレアチンキナーゼ(上昇)
　　②超音波検査：甲状腺表面の凸凹不整像，全体的な低下，粗雑化，大小の結節状変化
　　③甲状腺シンチグラフィ，胸部 X 線検査

◆ 看護目標

　甲状腺機能低下の症状に合わせた薬物療法を日々の生活に取り入れ，心身

ともに無理のない日常生活を送ることができる。

◆ 看護活動

● **症状に合わせた生活への支援**　甲状腺機能低下症の患者は，自分ではなんの症状も感じない場合もあれば，低下の程度が重く，浮腫や筋力低下，貧血，心肥大による息切れなど症状が強く出ている場合もある。患者の症状に合わせ，環境の調整や日常生活の支援を行う。たとえば，代謝の低下により低体温や寒さを感じているようであれば，室温の調整や毛布を使用するなどあたたかく過ごせるように環境を調整する。また，浮腫がみられる際には皮膚を損傷することがないよう保護するなど工夫が必要である。

　また，コンブ，わかめなどの海藻やうがい薬などに含まれるヨウ素は，甲状腺ホルモンの産生に必要であるものの，長期間の過剰摂取により甲状腺機能低下症となることがあるので，摂取状況を確認して症状に合わせた摂取ができるようにする。

　甲状腺ホルモンは代謝だけでなく，中枢神経系を含めた発達や成長に重要なホルモンである。成長期にある小児や妊婦の場合，治療を急ぐ必要がある。患者が女性の場合，妊娠した際は早めに報告するように説明しておく。

● **薬物療法への支援**　甲状腺ホルモン製剤の服用は，長期間に及ぶことが多い。患者は，頻脈や発汗の増加など甲状腺機能亢進症の症状についても理解し，薬の副作用について自己管理できる必要がある。看護師は，患者の病気に関する認識や，薬物療法と使用する薬の副作用についての理解を確認し，自己判断で服薬を中止することがないよう理解に応じた支援をしていく。

　また，甲状腺ホルモン製剤によっては，鉄剤や高コレステロール血症治療薬の影響により吸収が抑制されることがあるため，患者が服用している薬剤について把握しておくことが必要である。

　さらに，心筋梗塞や狭心症の既往がある場合や長期間甲状腺機能が低下していた場合は，治療により急激に甲状腺ホルモン濃度が上昇すると，心筋梗塞を発症することがある。副腎不全を伴う場合も，治療によりショック状態に陥ることがあるため，副腎皮質ホルモンを先に服用していることが多い。これらの症状について，注意深い観察が必要である。

3 甲状腺腫瘍患者の看護

　近年，超音波検査などの画像診断の発達による甲状腺腫瘍の診断機会の増加や甲状腺集団検診の普及により，2000年代はじめと比較して，甲状腺がんの罹患率は増加している。

● **患者の特徴と支援**　甲状腺がんによる年齢調整死亡率は男女とも減少傾向を示している。甲状腺がんの発症は，放射線被曝，体重増加，遺伝子異常，喫煙，飲酒などの影響をうける。甲状腺がんは，甲状腺分化がん（乳頭がん，濾胞がん，低分化がん），髄様がん，未分化がんなどに分類され，そのうち乳頭がんは甲状腺がん患者のほとんどを占める。自覚症状は乏しく，おもな症状は結節（しこり）であることが多い。まれに，患者は，嗄声，飲み込みに

くさ，呼吸困難感などの症状を訴える。自己で結節を自覚したり，検診で結節を発見されたりすると，患者は不安をいだくことがあるため支援が必要である。また，嗄声や飲み込みにくさ，結節の増大に伴う疼痛がみられるときは，会話や食事摂取など日常生活に支障がないか確認する。高齢者の甲状腺がんは，周囲臓器に浸潤していることも多く，気管浸潤の場合には気管切開が必要になる場合もある。発声障害や嚥下障害により患者の QOL が低下していないか確認し，障害に合わせた支援を行う。

● **検査時の看護**　甲状腺結節の診断には超音波検査のほか，病理組織診断や細胞診が必要となる。検査がスムーズに行えるよう，検査内容をていねいに説明することが必要である。検査の結果，甲状腺良性結節の場合もある。また，進展範囲や遠隔転移の有無を確認するために，CT や MRI などの検査が必要な場合もある。多くの検査の実施で患者が不安にならないよう，それぞれの検査の意図をしっかりと説明する。

● **手術を受ける患者への看護**　甲状腺乳頭がんや濾胞がん，低分化がん，髄様がんは，再発や死のリスクが高い場合，甲状腺全摘術や予防的にリンパ節郭清が行われる。甲状腺全摘術では，反回神経麻痺や術後に副甲状腺機能低下症をきたすこともあるため，注意が必要である。また，放射性ヨウ素内用療法や放射線療法など集学的治療が行われる場合にも，患者が安心して治療を行えるよう支援する必要がある。

4 甲状腺切除術を受ける患者の看護

　甲状腺の手術には，甲状腺全摘術のほか，亜全摘術・葉切除術があり，おもに腫瘍の摘出を目的として行われる。腫瘍が小さく片葉に限局しており，リンパ節への転移がない場合などは葉切除術となる。また，良性腫瘍の場合，圧迫症状を生じていたり，縦隔内にまで及んでいたりすれば亜全摘術，葉切除術が行われることもある。症状とともに，患者がどのような治療を希望しているのかを把握し，患者が納得できるまで検討を続けることが大切である。

　バセドウ病においても，手術療法が選択される場合がある。甲状腺腫大が大きい場合や薬物療法が行えない場合などは外科治療が必要となる。バセドウ病により甲状腺機能が著しく亢進していると，周術期に甲状腺クリーゼを引きおこす危険性もあるため，注意深い観察が必要である。

● **合併症**　また，手術後の合併症として，後出血，甲状腺機能低下症（とくに低カルシウム血症），反回神経麻痺などが考えられる。出血の程度やテタニーの有無，反回神経麻痺（声帯麻痺）の有無を確認するなどの看護が必要である。

● **内視鏡下手術**　近年，良性・悪性腫瘍の甲状腺手術は内視鏡下でも行われている。内視鏡下での甲状腺手術は，頸部に小切開する場合と腋窩・乳房・前胸部などを切開する場合がある。頸部でも小切開であり，また，頸部以外の場合，衣類で隠れる部位での切開となるため，患者にとって美容面での利点が大きい。美容面だけでなく，内視鏡下での甲状腺手術は，血管や神経が拡大視野で確認できるため，上喉頭神経外枝や副甲状腺の確実な温存に

つながることも報告されている。麻酔による合併症および甲状腺摘出による合併症は，内視鏡下でない甲状腺手術と同様であるため，後出血や甲状腺機能低下症，反回神経麻痺などについて異常の早期発見に努める必要がある。

◆ 術前の看護

▐ アセスメント

甲状腺機能および疾患と治療(手術)に対する受けとめについてアセスメントする。

● **主観的データ**　以下の項目をアセスメントする。

(1)甲状腺機能による症状の有無と程度
　　①全身症状：易疲労感，寒がり，倦怠感，体重増加
　　②甲状腺中毒症状：易疲労感，倦怠感
　　③精神系：イライラ，落ち着きのなさ，不安感，不眠
(2)疾患・手術についての患者と家族の理解度
(3)疾患・手術についての患者と家族の思い
(4)疾患や今後の生活への不安

● **客観的データ**　以下の項目をアセスメントする。

(1)身体的アセスメント
　　①バイタルサイン：呼吸状態，頻脈，不整脈，血圧
　　②甲状腺腫大
　　③甲状腺結節
　　④嗄声
　　⑤飲み込みにくさ
　　⑥表情，言動
(2)検査データ
　　①超音波検査
　　②病理組織診断や細胞診
　　③CT，MRI

▐ 看護目標

(1)甲状腺機能が安定する。
(2)疾患と治療(手術)について理解でき，手術の準備ができる。

▐ 看護活動

　１ **甲状腺機能の安定のための支援**　術前の甲状腺ホルモンの数値が高い場合，全身麻酔により心臓や代謝性の合併症をおこす危険性があるため，術前に薬物療法などによりできるだけ正常値に近づけておく。また，周術期に甲状腺クリーゼを引きおこすこともあるため，それを防ぐためにも術前の甲状腺機能のコントロールが重要である。医師から処方されている内服薬を患者が確実に内服していることを確認するとともに，甲状腺中毒症状の観察を行う。

　２ **術前オリエンテーション**　看護師が患者に術前オリエンテーションを行う目的はいくつもあるが，最も大切な目的は，患者が心身ともによい状態

で手術を受けられるようにすることである。また，患者自身にとっても，術前から術後の状態を想定し，自身でも回復過程を促進するための術後経過や状態を理解することは大切なことである。ただし，術後経過を知ることで不安をいだく場合もあるので，患者の反応をみながらていねいに説明する。

　患者は，医師から手術の内容や術後におこりうる合併症について説明を受けているので，看護師は，患者の理解している内容を確認し，理解できていない部分を補うとともに，術前・術後のスケジュールを示しながら退院までのイメージがもてるように説明する。

　甲状腺摘出術の術前オリエンテーションにおいて大切な内容は以下である。

- 手術後は，頸部を動かさず，安静に保つよう説明する。麻酔の影響により深呼吸や痰の喀出が必要であるが，その場合も頸部を動かさずに行えるように術前から練習を行う。

- 手術直後は，身体に，酸素マスクが装着され，排尿のためのカテーテルや，ドレーンのチューブが挿入されていることを説明し（◉図6-5），チューブを引き抜こうとしたり，挿入部分を手で触ったりすることがないように伝える。また，患者が術直後の身体のイメージがもてるように説明する。これらのカテーテルやチューブは術後数日で抜去することが多いことも説明し，安心感を与える。

- 手術後の合併症として，出血，しびれ，声が出にくいなどが考えられるため，そのような症状が出たら，すぐに看護師に伝えるように説明する。とくに，甲状腺は血流が多い臓器であるため，術後の出血量が多い場合，頸部が腫脹し，呼吸苦や呼吸のしづらさを感じることがある。そのような場合は早急な対応が必要なため，すぐに看護師に伝えるように説明する。

- 頸部は衣類におおわれていない部分のため，患者は術直後の創部を見て，外観上の不安を感じることがある。手術の傷は徐々に目だたなくなることや頸部をおおう衣類でカバーできることなどを説明しておく。

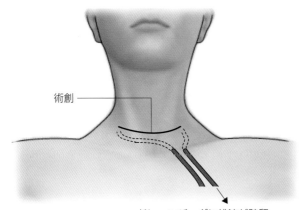

術創

ドレーンバッグに排液が貯留

◉**図 6-5　甲状腺手術の創部**

◆ 術直後の看護

▌アセスメント

術直後の心身の状態についてアセスメントする。

● **主観的データ**　以下の項目をアセスメントする。

（1）疼痛や苦痛の程度

（2）意識状態，呼吸状態（呼吸苦の有無）

（3）反回神経麻痺（声のかすれ）の有無

（4）低カルシウム血症の症状（手指や口のまわりのしびれや痙攣）の有無

（5）頸部の圧迫感，違和感の有無

● **客観的データ**　以下の項目をアセスメントする。

（1）身体的アセスメント

　　①バイタルサイン：体温，呼吸，循環（血圧，脈拍，不整脈の有無）

　　②尿量

　　③創部およびドレーンからの出血等の有無・程度

　　④頸部の腫脹の有無

（2）検査データ

　　①血液検査：カルシウムの濃度（低下），リンの濃度（上昇）

　　②胸部 X 線

▌看護目標

麻酔および甲状腺摘出による合併症がみられない。

▌看護活動

● **異常の早期発見**　術直後は，全身麻酔による意識障害や呼吸抑制，また，甲状腺を摘出したことによる出血，出血による気管の圧迫が生じる可能性を念頭においた注意深い観察が必要となる（▶図 6-6）。

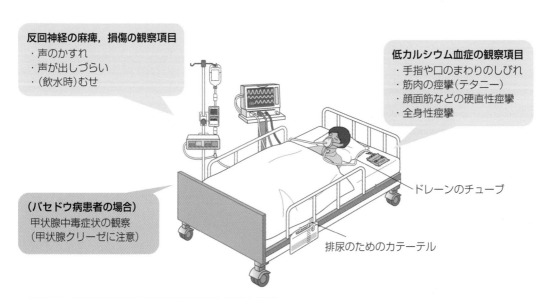

反回神経の麻痺，損傷の観察項目
　・声のかすれ
　・声が出しづらい
　・（飲水時）むせ

低カルシウム血症の観察項目
　・手指や口のまわりのしびれ
　・筋肉の痙攣（テタニー）
　・顔面筋などの硬直性痙攣
　・全身性痙攣

ドレーンのチューブ

（バセドウ病患者の場合）
甲状腺中毒症状の観察
（甲状腺クリーゼに注意）

排尿のためのカテーテル

▶図 6-6　甲状腺摘出術の術直後の患者の状態と看護

　①**後出血**　甲状腺は血流量が多いため，手術時に出血しやすい。手術中に止血していることを確認して手術を終えるものの，術後の血圧の変動や頸部の無理な動きなどにより，切除した部分から出血することがある。出血量が多い場合，患者の頸部は腫脹し，声帯にも浮腫を生じることがあり，呼吸困難をきたすため，緊急に対応が必要である。

　術後に患者が病室に帰室した際，看護師は，頸部・創部の観察を行う。とくに，頸部の腫脹や出血の有無，呼吸状態に注意することが必要である。また，患者の血圧の変動予防として，安静が保てる環境調整を行う。さらに，全身麻酔による喀痰の増加が考えられるため，加湿器を用いたり，含嗽を何度も行ったりして，患者が創部に力を入れずに痰の喀出ができるよう支援を行う。

　術後は，創内に貯留する血液などの滲出液を排出するために，ドレナージを行うことがある。ドレーンバッグ内への滲出液の排出量やその性状(とくに，血性)を観察するとともに，挿入部の皮膚状態やルートの屈曲についての確認を行う。また，患者は，ドレーンが挿入されていることによる頸部の不快感を訴えることがある。術前からドレナージの必要性について説明し，理解を得ておくことが必要である。

　②**反回神経麻痺**　甲状腺の左右周辺には反回神経がある。反回神経は，声帯や嚥下機能をつかさる神経のため，手術操作により一時的にでも麻痺すると，声帯の動きがわるくなり声のかすれがみられたり，飲水時にむせたりする症状がみられる。術直後には麻痺の程度がわからなくても，そのあとにわかることがあるので，継続した観察が必要である。これらの症状のほとんどは一時的なものであり，回復には数か月が必要となる。また，片側だけでなく，両側に麻痺が生じた場合，患者は呼吸困難となり，緊急な対応が必要となる。ただちに医師に報告する。

　反回神経でなく上喉頭神経外枝が損傷した場合，声が出にくいなど患者の音声機能に影響する場合がある。その機能評価はむずかしいものの，患者の訴えに耳を傾ける必要がある。

　③**副甲状腺機能の低下**　甲状腺の周囲には副甲状腺がある。甲状腺を切除する際に副甲状腺も摘出したり，血流障害が生じたりし，副甲状腺機能が低下する場合がある。副甲状腺機能が低下すると，血液中のカルシウムが低下し，手指や口のまわりにしびれを感じたり，筋肉の痙攣(テタニー)が生じたりする。症状が進むと，顔面筋などの硬直性痙攣や全身性痙攣を生じる。低カルシウム血症の徴候として，助産師手位やクボステック徴候，トルーソー徴候が知られている。

　看護師は，血清カルシウムやリンなど血液検査の結果を確認してしびれの有無や手の硬直などの症状を観察し，患者が安楽に過ごせるように対応する。症状が強い場合には医師に報告し，指示に対応する。術後に一時的，または永続的にカルシウム製剤やカルシウムの吸収を促進するためのビタミンD製剤による治療が行われることがあるので，その必要性を患者が理解できるように支援する。

④**甲状腺機能の低下** 手術で甲状腺が切除されると，切除した甲状腺の範囲によるものの，患者の甲状腺ホルモン産生力は低下する。そのため，術後に甲状腺ホルモン剤の内服が必要となる場合が多い。とくに，胎児の発育に必要となるため，妊娠初期や妊娠を希望している患者の場合は，確実に服用できるよう支援が必要である。

⑤**甲状腺クリーゼ** バセドウ病の患者では，甲状腺が大きいこと，抗甲状腺薬による副作用があることなどの理由により，手術療法が選択される場合がある。甲状腺機能が非常に高いまま手術療法となった場合，全身性の甲状腺中毒症状がみられ，甲状腺クリーゼを引きおこす危険性がある。甲状腺クリーゼは生命をおびやかす重篤な状態であるため，すばやい対応が必要である。

● **心身の苦痛の緩和への支援** 術直後は麻酔の影響や合併症予防のため，酸素マスクや排尿のためのカテーテルやドレーンのチューブなどが挿入されているため，患者は身体的・精神的な苦痛を感じる。看護師は，患者が術前オリエンテーションの内容を思い出しながら安心して過ごせるように，身体的苦痛を軽減するための支援や患者の訴えに寄り添う支援を行う。とくに，頸部について，皮膚の感覚がないように感じたり，つっぱり感や圧迫感などの違和感を生じたりすることがあるので，患者の訴えに耳を傾け，安心できる声がけを行う。

◆ 術後数日から退院までの看護

▌アセスメント

患者の退院後の生活を見すえてアセスメントする。

● **主観的データ**

(1) 疼痛や苦痛の程度

(2) 反回神経麻痺(声のかすれ)の有無

(3) 低カルシウム血症の症状(手指や口のまわりのしびれ)の有無

(4) 頸部の違和感の有無

(5) 患者と家族の疾患・治療についての理解度

(6) 疾患・治療についての患者と家族の思い

(7) 疾患や今後の生活への不安

● **客観的データ**

(1) 身体的アセスメント

①甲状腺機能低下症状

②創部およびドレーンからの出血等の有無・程度

③頸部のつっぱり感，圧迫感の有無・程度

④声のかすれの程度

⑤飲み込みにくさの有無

(2) 検査データ

・血液検査：fT_3値(低下)，fT_4(低下)，TSH(上昇)，カルシウムの濃度(低下)，リンの濃度(上昇)

■ **看護目標**

退院を見すえ，症状や薬物療法を生活に取り入れ，心身ともに無理のない日常生活を送るための準備ができる。

■ **看護活動**

● **日常生活への支援** 甲状腺摘出による甲状腺機能低下や低カルシウム血症の症状，声のかすれや頸部の違和感を観察するとともに，これらの症状に合わせた食事や入浴，活動などの日常生活が送れるように支援する。

とくに，頸部の創を保護するために，首に負担がかかる無理な体位や運動，上向きでの洗髪を控えるように説明する。

①**創保護のための支援** 創部について，手術時の皮膚切開は手術内容によるものの，おおむね6〜12 cm程度である。患者自身で傷を確認し，こすったり，かいたりせず保護するためのケアを行えるように支援する。また，術後3か月くらいまでは，外観で目視できる程度の傷があるものの，創部の緊張緩和や皮膚剝離を予防するためにケアテープをはることが多く，傷そのものを保護することができる。しかし，頸部は衣服で隠れにくい部位であるため，傷やケアテープが露出することに対して，患者は自身のボディイメージにとまどいや精神的な苦痛を感じる可能性が考えられる。看護職は，患者がどのように感じているのかを把握して，それに応じた対応(スカーフやマフラーでおおう，ハイネックの衣類を選ぶなど)を患者とともに考えていく。

②**リンパ節郭清術を受けた患者への支援** リンパ節郭清を胸鎖乳突筋の外まで行った場合，術後にリンパ液の漏れ(乳び漏)が生じることがある。乳びは，小腸で吸収された脂肪がリンパ液にとけ込んだもので，見た目は，白く濁った液である。術後に食事が開始となるとドレーンから乳びが漏れてくるため，そのような場合は食事を一時中止して様子をみることがある。看護師は，ドレーンバッグの排液の性状を確認し，異常の早期発見に努めることが大切である。

③**退院後の生活にむけた支援** 退院後の仕事への復帰時期については，仕事の内容にもよるため，医師に相談するよう説明する。仕事復帰後は，身体的・精神的に無理のない生活を送れているか確認する。

● **薬物療法への支援** 術後は甲状腺機能と副甲状腺機能の低下がみられるため，患者は退院後も内服での治療を継続する場合がある。患者は，頻脈や発汗の増加など甲状腺機能亢進症の症状についても理解し，自己管理を行う必要がある。看護師は，患者の薬物療法や薬の副作用についての理解を確認し，自己判断で服薬を中止することがないよう支援をしていく。また，妊娠初期や妊娠を希望している患者の場合は，医師に相談するように促すとともに，薬を確実に服用できるよう支援する。

5 甲状腺クリーゼ患者の看護

甲状腺クリーゼの診断基準(第2版)によると，甲状腺クリーゼとは，甲状腺中毒症の原因となる未治療ないしコントロール不良の甲状腺基礎疾患が存在し，これになんらかの強いストレスが加わったときに，甲状腺ホルモン作

用過剰に対する生体の代謝機構の破綻により複数臓器が機能不全に陥った結果，生命の危機に直面した緊急治療を要する病態である（◐ 129ページ）。放置すれば死にいたるため，救急の治療が求められる。その症状は，39℃以上の発熱，1分間に130回以上の頻脈，不穏，せん妄などの中枢神経症状，肺水腫などの心不全症状，吐きけ・嘔吐，下痢，黄疸などの消化器症状であり，血液検査においても fT_3 値や fT_4 値が高値を示す。

　患者が甲状腺クリーゼに陥る甲状腺基礎疾患のほとんどは，バセドウ病である。甲状腺基礎疾患関連症候として，甲状腺腫や眼球突出がある。また，誘因は，抗甲状腺薬の服用が不規則であること，上気道感染症や肺炎などの感染，手術，ストレスなどである。このような症候や誘因を念頭に，必ず甲状腺クリーゼの可能性を疑い，注意深い観察，早期の対応が必要である。

　甲状腺クリーゼの治療は，抗甲状腺薬，無機ヨウ素薬，副腎皮質ステロイド薬，β_1 選択性を有する β 遮断薬などによる薬物療法や治療的血漿交換をはじめ患者の状態に応じた治療が行われる。重篤な状態であることから，頻回なバイタルサインの測定と観察が必要である。

◆ アセスメント

　全身性，臓器，甲状腺基礎疾患に関連した症状についてアセスメントする。

▌ 主観的データ

（1）熱感

（2）呼吸困難感

（3）動悸

（4）病態や症状に対する不安

▌ 客観的データ

（1）以下の全身性症状の有無と程度

　　①意識障害

　　②ショック

　　③高体温

　　④発汗

　　⑤頻脈

　　⑥尿量

　　⑦中枢神経症状：不穏，せん妄，精神異常，傾眠，痙攣

（2）以下の臓器症状の有無と程度

　　①呼吸不全：息切れ，酸素飽和度の低下

　　②循環不全：心不全症状，不整脈（心房細動など）

　　③肝不全：黄疸，意識障害

　　④消化器症状：下痢，嘔吐

（3）バセドウ病など甲状腺基礎疾患症状の有無と程度

　　①甲状腺腫大

　　②眼球突出，眼瞼腫脹，結膜障害

（4）検査データ

①血液検査：fT$_3$値（上昇），fT$_4$（上昇），TSH（低下）

②全身状態の把握のための血液，生化学，電解質の検査

③胸部 X 線

④心電図

⑤超音波検査：心臓，甲状腺

◆ 看護目標

（1）甲状腺クリーゼ予防のための行動をとることができる。

（2）甲状腺クリーゼの病態がみられる場合，甲状腺クリーゼによる苦痛が軽減する。

◆ 看護活動

● **甲状腺基礎疾患管理への支援**　甲状腺クリーゼを引きおこす甲状腺基礎疾患のコントロールができるよう，患者を支援する。患者が抗甲状腺薬などの薬物療法を行っている場合，定期受診を欠かさず，自己判断で服薬を中止しないように説明する。服薬が不規則になっているときには，その理由を患者とともに考え，無理なく実行できる方法について支援する。また，上気道感染やインフルエンザなどの感染を予防するために，手洗いなど感染予防行動をとることや症状が出現した際は早めに来院することを説明する。

● **苦痛の軽減**　甲状腺クリーゼは，複数臓器が機能不全に陥った病態であり，高熱や頻脈，呼吸困難などの症状による身体的・精神的苦痛が強い。また，薬物療法などの治療とともに，クーリングや発汗時の衣類交換，患者の好む体位の保持，刺激を控える環境調整など症状や苦痛を軽減するための細かなケアが必要となる。患者に何度も声をかけて苦痛の有無や内容を聞き，それに合わせたケアをすることを繰り返す。

甲状腺クリーゼの致死率は高い。看護師は，医師への異常の報告，診療の補助を適切に行い，医師と連携をとってケアにあたる。

● **家族への支援**　患者だけでなく，家族も患者の状況に驚いていることがある。家族の訴えや不安の内容に耳を傾け，現在の状態や治療について理解が得られるように支援を行うとともに，家族の精神的な苦痛を軽減できるように支援する。

④ 副甲状腺疾患患者の看護

副甲状腺は，上皮小体ともいわれる内分泌腺である。通常，甲状腺背面の上下左右に 4 つ存在し，副甲状腺ホルモン（PTH）を産生している（● 22 ページ）。PTH の作用は，血液中のカルシウムの濃度を維持することであり，ヒトのカルシウム代謝において最も重要な役割を担う。また，カルシウムの濃度を高めるだけでなく，リンの濃度を低下させ，その尿中排泄量を増加させる。

副甲状腺に腺腫やがんが発生したり，副甲状腺が破壊されたりして，

PTH の産生が亢進あるいは分泌不全などがおこると，カルシウムおよびリンの代謝に異常をきたし，多様な症状を示す。

　副甲状腺疾患をわずらう患者は，痛みや知覚異常，消化管症状など多様な身体症状による苦しみがあると同時に，抑うつやイライラなど精神症状にも苦しみ，そのようななかで疾患や治療について理解し，生活していかなければならない。

1 副甲状腺機能亢進症患者の看護

　原発性副甲状腺機能亢進症は，副甲状腺に腺腫や過形成，がんなどが発生し，PTH が自律的かつ過剰に分泌する疾患である（ ● 114 ページ）。PTH の分泌が増加すると，骨からのカルシウムの遊離が促進されたり，ビタミン D₃の活性化によるカルシウムの吸収が促進されたりして高カルシウム血症がみられるとともに，リンの排出が促進されて低リン血症を示す。骨からのカルシウム遊離は，重症例では骨痛や病的骨折が出現する。高カルシウム血症となると，尿中へのカルシウム排泄量は増加し，腎結石，尿路結石が生じやすい。また，全身倦怠感や易疲労感，うつ状態，昏睡など多様な精神症状や吐きけ，食欲不振，潰瘍など消化器症状も生じる。

　現在は，このような多様な症状で来院する患者よりも，無症状であるが健康診断の一般検査で異常値を指摘され来院する患者が多い。このような患者は，たとえ血清カルシウムが高値であっても，徐々に生じてきたものであるので，自覚症状は軽い場合が多い。一方で，血清カルシウム値が高度に上昇し，重篤な中枢神経系障害や急性腎不全をきたす**高カルシウム血症クリーゼ**（ ● 130 ページ）を生じる場合もある。

　原発性副甲状腺機能亢進症の根治治療は，病的副甲状腺の摘出である。骨病変，尿路結石，自覚症状があり，画像検査で局在診断が合致した場合は，手術療法の適応となる。

◆ アセスメント

　副甲状腺機能亢進症の病態を考え，血清カルシウムの値やその推移，高カルシウム血症から生じる症状，超音波検査など画像検査の結果，患者の精神面などをアセスメントする。この疾患は頻度が高く，約 3：1 で女性に多くみられ，とくに中高年女性に多いと報告されている。無症状で来院し，本疾患と診断される患者も多いことから，疾患や治療についての理解度を確認し，患者の思いや不安など精神面のアセスメントをすることは重要である。

▎**主観的データ**

（1）以下の症状の有無と程度

　　①神経・筋系の障害：易疲労感，倦怠感，脱力，筋力の低下

　　②腎系の障害：口渇，腰背部痛

　　③消化管系の障害：吐きけ，食欲不振

　　④骨系の障害：骨痛，関節痛

（2）疾患・検査・治療についての患者と家族の理解度

（3）疾患・検査・治療についての患者と家族の思い

（4）疾患や今後の生活への不安

▊ 客観的データ

（1）身体的アセスメント

　　①腎系：尿量，脱水

　　②消化管系：嘔吐，便秘，食事摂取量，水分摂取量

　　③中枢神経系：抑うつ，意識障害

（2）検査データ

　　①血液検査：血清 PTH 値（上昇），血清カルシウム値（上昇），血清リン
　　　値（低下），血清アルブミン値（低下），血清アルカリホスファターゼ
　　　（上昇），骨代謝マーカー（上昇）

　　②尿検査：尿中カルシウム値（上昇），尿中リン値（上昇），カルシウムク
　　　リアランス，クレアチニンクリアランス（カルシウムクリアランスと
　　　クレアチニンクリアランス比の低下）

　　③骨密度測定

　　④カラードプラーを用いた頸部超音波検査，シンチグラフィ，CT，
　　　MRI

◆ 看護目標

（1）骨病変や高カルシウム血症による症状が軽減もしくは予防できる。

（2）高カルシウム血症性クリーゼの症状がみられない。

（3）薬物療法で，骨病変や高カルシウム血症による症状をコントロールする
　　ことができ，生活者として安楽に日常生活を送ることができる。

◆ 看護活動

● **骨病変による骨折の予防**　患者は，PTH の産生亢進により，骨からカル
シウムが遊離し線維性骨炎となり，骨折の危険性が高くなる。環境を整備し
たり，動作時は見まもりをしたりするなど状態に合わせた転倒予防，骨折予
防のケアが必要である。とくに，高齢者では筋力の低下も伴うので，無理な
動作を行わない，動作をゆっくり行うなど転倒を予防するポイントを説明す
るなど教育指導を行う。また，骨の形成を促すために，骨病変がないときは
歩行を推奨する。

● **高カルシウム血症による腎尿路結石の予防**　患者は，腎臓から尿中への
カルシウムの排泄量が増加し，尿路結石を生じる危険性が高くなる。水分摂
取により尿量を増やしてカルシウムの排泄を促し，結石が生じるのを予防す
ることが必要である。具体的には，再発予防のために 1 日尿量 2,000 mL 以
上となるように水分を摂取することが必要である。そのため，患者が食事以
外に 1 日 2,000 mL 以上の水分を摂取することができるように飲水指導を行う。

● **高カルシウム血症による精神症状の軽減**　高カルシウム血症により神経
系の興奮性は低下する。また，高カルシウム血症による骨痛や尿路結石が生
じた場合の疼痛など，患者は苦痛を感じることがある。患者の病室を頻回に

訪室して訴えを聞いたり，そばに寄り添ったり，疼痛を緩和するための鎮痛薬を用いたり，症状が一時的であることを説明したりして，患者が安心できるケアを行う。

● **高カルシウム血症による消化管症状の軽減・予防**　患者は，高カルシウム血症による吐きけ・嘔吐，食欲低下，腸蠕動の低下など多様な消化管症状に苦しむため，薬物療法や排便コントロールなどで安楽な生活を送れるようにケアを行うとともに，下血の有無を観察したり，吐物の性状を観察したりして，異常の早期発見に努める。

2　副甲状腺機能低下症患者の看護

副甲状腺機能低下症は，PTH 分泌不全によるものと，PTH に対する不応性を特徴とする偽性副甲状腺機能低下症，低マグネシウム血症に由来する分泌不足によるものに大別される（◯ 117 ページ）。

PTH 分泌不全，PTH に対する不応性により，低カルシウム血症や高リン血症が生じる。副甲状腺や腎尿細管にあるカルシウム感知受容体の活性化による副甲状腺機能低下症では，尿細管からのカルシウム再吸収も抑制される。

低カルシウム血症になると，カルシウムの骨への吸収は低下するとともに，**テタニー**（◯ 117 ページ）や全身痙攣，しびれ感などの知覚異常を生じる。テタニーとは筋痙縮をいい，手足の不随意的持続性筋収縮，痙攣および喘鳴などの症状をきたす。テタニーをおこした患者の手は，母指が掌側に曲がり，助産師手位をとる。徐々に生じてきた低カルシウム血症の場合は，比較的無症状のことも多い。

テタニーや全身痙攣がみられる副甲状腺機能低下症の治療は，カルシウム液がもれないようにしっかり血管を確保して，カルシウム製剤を経静脈投与する。副甲状腺機能低下症の治療は活性型ビタミン D_3 製剤の服用であり，生涯続く。血中カルシウムおよび尿中カルシウムの推移を観察し，調整していく。

◆ アセスメント

副甲状腺機能低下症の病態を考え，血清カルシウムの値やその推移，低カルシウム血症から生じる症状，薬物療法を継続する患者の精神面などをアセスメントする。

▌ 主観的データ
（1）以下の症状の有無と程度
  ①テタニーによるしびれ感，こわばり感（**トルーソー徴候**，**クボステック徴候**〔◯ 117 ページ〕による確認），知覚異常
  ②イライラ，落ち着かない
  ③視力低下
（2）疾患・検査・治療についての患者と家族の理解度
（3）疾患・検査・治療についての患者と家族の思い
（4）疾患や今後の生活への不安

■ 客観的データ

（1）身体的アセスメント

　①手足の不随意的持続性筋収縮，全身痙攣，喘鳴

　②皮膚の乾燥，色素沈着，毛髪の変化

　③偽性副甲状腺機能低下症の場合：体型の異常（円形顔貌，低身長，中手骨の短縮）

（2）検査データ

　①血液検査：血清 PTH 値（低下〜上昇），血清カルシウム値（低下），血清リン値（上昇），血清アルブミン値（補正），腎機能

　②尿検査：尿中カルシウム値（低下）

　③エルスワース–ハワード試験（外因性 PTH 機能検査，● 64 ページ），CT（大脳に異常石灰化像）

◆ 看護目標

（1）低カルシウム血症による症状が軽減もしくは予防できる。

（2）薬物療法により血中カルシウム濃度が維持でき，安全・安楽に日常生活を送ることができる。

◆ 看護活動

● **低カルシウム血症による症状への支援**　低カルシウム血症によるテタニーの症状は，運動神経よりも感覚神経障害のほうが最初にみられ，手・足・口周囲のしびれ感を伴う。患者には，このような症状があらわれたら，早期に看護師へ知らせるように説明する。テタニーや全身痙攣がみられる場合，カルシウム製剤を投与する治療が行われるので，治療に対し迅速に対応できるように準備する。また，テタニーの症状に対し，患者，家族とも不安を感じることが多いため，患者の訴えに耳を傾け，疾患や治療についてわかりやすく説明する。

　低カルシウム血症によるイライラや落ち着かない様子がみられる際は，患者の病室を頻回に訪室して訴えを聞いたり，そばに寄り添ったり，症状が一時的であることを説明したりして，患者が安心できる環境を整える。皮膚の乾燥などで身体に不快を感じる場合は，皮膚を清潔にしたり，保湿したりして患者の安楽に努める。

● **薬物療法を継続するための支援**　副甲状腺機能低下症の薬物療法は長期にわたり，血中カルシウム濃度を測定して投与量を調整していく必要がある。定期的に病院を受診することが必要であるため，治療を継続する必要性が理解できるよう説明する。また，薬物療法により，高カルシウム血症を生じることも多い。低カルシウハ血症だけでなく，高カルシウム血症の症状についても説明し，これらの症状について理解の程度を把握し，病院に受診するなどの対応がとれるように教育する。

　また，長期にわたる治療中に，患者は挫折感や困難感，疲労感を感じることがある。患者の話をよく聞き，患者とともに経過をふり返り，自己効力感

が高まるような支援を行う。

 ## 5　副腎疾患患者の看護

　副腎は，左右の腎臓の上の後腹膜腔にある内分泌器であり，皮質と髄質からなる。皮質では，ステロイドホルモン（アルドステロン，コルチゾルなど）を合成，分泌する。髄質は，カテコールアミンを合成，分泌する。

　副腎に腺腫やがんが発生したり，副腎が破壊されたりして，ステロイドホルモンやカテコールアミンが過剰に分泌されたり，分泌が低下したりすると，全身に多様な症状を示す。

　副腎皮質の疾患として，球状層からアルドステロンが過剰に分泌する**アルドステロン症**，コルチゾルが過剰に分泌する**クッシング症候群**，アルドステロンやコルチゾルなど副腎皮質ホルモンの分泌が低下する**副腎皮質機能低下症（アジソン病）**，副腎髄質などからカテコールアミンが過剰に分泌する**副腎髄質機能亢進症（褐色細胞腫）**などがある。

1　アルドステロン症患者の看護

　アルドステロンは副腎皮質から分泌される鉱質コルチコイドであり，ナトリウムと水の再吸収の促進と同時に，カリウムの排泄促進により，血圧上昇や循環血液量の増加，血中カリウムの低下をもたらす。

　若年者から中年者に多い**原発性アルドステロン症**は，副腎皮質の腺腫，がんなどの病変によりレニン-アンギオテンシン系に対してアルドステロンの自律的過剰分泌が生じ，ナトリウム貯留による高血圧，低カリウム血症，心肥大などアルドステロン過剰による臓器障害を示す疾患である。低カリウム血症により，筋力の低下や脱力，四肢麻痺といった神経障害や，腎臓での尿濃縮力障害，代謝性アルカローシスによるテタニーを生じることもある。

　原発性アルドステロン症の原因はほとんどが副腎腺腫であるが，両側性の副腎皮質過形成（特発性アルドステロン症）もある。病型により治療は異なるが，片側副腎病変の場合は手術療法が行われ，両側副腎病変の場合は薬物療法が行われることが多い。薬物療法では，アルドステロンの作用とアルドステロンの合成を阻害するアルドステロン拮抗薬やその他の降圧薬，カリウム製剤が用いられる。

◆ アセスメント

　アルドステロン症の病態を考え，血漿アルドステロン濃度や血圧，低カリウム血症による症状をアセスメントする。血漿アルドステロン濃度などホルモンの値は，日内変動がみられたり，体位による影響がみられたりするため，採血時間を決める，安静臥床後に採血をするなど，測定時に注意を要する。

■ **主観的データ**
（1）以下の症状の有無と程度
　　①頭痛，めまい

②筋力低下，脱力，四肢麻痺(周期性)，多飲，多尿

③テタニーによるしびれ感，知覚異常

(2)疾患・検査・治療についての患者と家族の理解度

(3)疾患・検査・治療についての患者と家族の思い

(4)疾患や今後の生活への不安

▌客観的データ

(1)身体的アセスメント

①血圧，筋力低下，手足の不随意的持続性筋収縮，全身痙攣

②食事・水分の摂取量，尿量，体重の推移

(2)検査データ

①血液検査：血漿アルドステロン濃度(上昇)，血漿レニン活性(低下)，血清ナトリウム値(上昇)，血清カリウム値(低下)

②レニン分泌刺激試験(カプトプリル試験，フロセミド立位試験，生理食塩水試験)，経口食塩負荷試験

③CT，シンチグラフィ，副腎静脈採血

④心電図異常(ST 変化，U 波)

◆ 看護目標

(1)高血圧，低カリウム血症による症状が軽減もしくは予防できる。

(2)治療を継続しながら，安全・安楽に日常生活を送ることができる。

◆ 看護活動

● **高血圧，低カリウム血症による症状の軽減**　薬物療法による降圧効果や低カリウム血症の改善には数日から数週間かかることが多い。高血圧による頭痛，めまいなどに対し，冷罨法やゆっくり行動するように促すなど患者が安楽に過ごせるケアを行う。また，低カリウム血症による筋力低下，脱力に対し，日常生活の介助を行い，安全な生活を送れるようにする。

● **水分・電解質に関する観察**　血圧の値や血液検査などから，水分・ナトリウム・カリウムの推移を把握する。高血圧，低カリウム血症を予防するために，ナトリウムを含んだ食品の摂取を控えるよう説明するとともに，カリウムを含む食品の摂取を促すことが必要となる。患者がこのような治療食について知識を得て，理解したうえで行動できるようにケアする。

● **薬物療法や食事療法を継続するための支援**　本疾患を長期的にみると，心肥大など臓器障害を生じることもまれではない。また，片側副腎の病変で摘出術を受けても高血圧が残存することがある。そのため，両側副腎の病変で薬物療法をうける患者だけでなく，手術を受けた患者も定期的に通院し，薬物療法や減塩食といった食事療法を継続できるように教育指導する。

2 クッシング症候群患者の看護

クッシング症候群は，ACTH 依存性，ACTH 非依存性のように分類され，腺腫，がん，副腎皮質過形成，ステロイド薬の長期投与による医原性などが

原因で，慢性的なコルチゾル過剰を呈する疾患である。良性の腺腫が原因であることが多い。コルチゾルの分泌は下垂体の副腎皮質刺激ホルモン（ACTH）により調整され，ACTH は視床下部の副腎皮質刺激ホルモン放出ホルモン（CRH）により調整されているため，診断ではこれらホルモンとの関連もみていく。

　コルチゾルの過剰分泌により，脂質，タンパク質，糖，骨の代謝異常による中心性肥満，満月様顔貌，筋力低下，糖尿病，骨粗鬆症など特徴のある多様な症状を生じる。また，下垂体性で ACTH の過剰分泌がおこる場合，皮膚の色素沈着やデヒドロエピアンドロステロン（DHEA）の過剰分泌による多毛，月経異常なども生じる。患者は肥満や色素沈着により自己のボディイメージに混乱をきたし，精神的にもつらい状況に陥りやすい。とくに，本疾患は思春期から中年期の女性にみられることから，ボディイメージの混乱に対する支援が必要である。

　クッシング症候群の治療は，原則，手術で病変を摘出する。

◆ アセスメント

　コルチゾルの過剰分泌による特徴的な身体状態についてアセスメントする。コルチゾルの値は，通常，早朝に高く，夜間は低いといった**日内変動**がみられたり，感染や手術など身体へのストレスによる影響がみられたりと特徴がある。早朝と夜間に採血をして日内変動が消失していないか確認する検査などが行われる。

▌ 主観的データ

(1) 以下の症状の有無と程度
　　① 体型，顔貌，皮膚についての認識
　　② 疲労感，筋力の低下
　　③ 月経異常，多毛
(2) ステロイド薬服用の有無と期間
(3) 患者と家族の疾患・検査・治療・症状についての理解度
(4) 患者と家族の疾患・検査・治療・症状についての思い
(5) 疾患や今後の生活への不安

▌ 客観的データ

(1) 身体的アセスメント
　　① 脂質異常，中心性肥満，満月様顔貌，水牛様脂肪沈着，筋萎縮
　　② 赤紫色皮膚線条，皮下溢血，糖尿病，高血圧，骨密度，抑うつなど
　　③ 免疫機能の低下による，発熱，倦怠感，のどの痛みなどの感染徴候
(2) 検査データ
　　① 血液検査：血清コルチゾル（上昇），血漿副腎皮質刺激ホルモン（ACTH）濃度（正常〜上昇）
　　② 尿検査：24 時間尿中遊離コルチゾル（継続的上昇），尿中 17-OHCS（上昇）
　　③ デキサメサゾン抑制試験

④CT，MRI，副腎シンチグラフィ

◆ 看護目標

（1）症状の程度に合わせて日常生活をコントロールすることができる。
（2）疾患や治療に対する不安やボディイメージの混乱について表出することができ，それらに対する対処行動がとれる。
（3）手術後，薬物療法を継続しながら，ストレスを軽減した日常生活を送ることができる。

◆ 看護活動

● **身体機能の低下や骨代謝異常による身体損傷の予防**　患者は脂質，タンパク質，骨の代謝異常から身体機能が低下し，転倒すれば骨折するような状態にある。患者の状態や症状を観察し，患者に合わせた身体損傷を予防する環境を整える必要がある。とくに，体型の変化からまわりの危険を認識できないことも考えられるため，安全な生活が送れるように支援する。

● **感染の予防**　患者はコルチゾルの過剰分泌により免疫機能が低下し，感染しやすい状態にあり，感染すると重症感染症となる場合もある。手洗い，マスクの装着など感染予防行動がとれるように教育指導するとともに，感染徴候の早期発見に努める。

　手術後，退院する患者に対しても感染予防行動を継続する必要性を説明し，感染徴候（発熱，のどの痛みなど）がみられた際は早期に病院を受診するように説明する。

● **精神症状による抑うつの軽減**　コルチゾルの過剰分泌やボディイメージの混乱により，患者は抑うつの傾向がみられ，精神的に不安定となりやすい。また，手術後も，薬物療法の影響で精神的に不安定な状態が長期間続くこともある。患者の悩みを聞き，落ち着ける環境を整え，病気による症状であることを繰り返し説明することにより，患者に安心感を与える。

● **薬物療法を継続するための支援**　患者は，手術後も，CRH，ACTH，コルチゾルのフィードバックが回復するまでコルチゾルを補充する薬物療法を長期間続けることになる。規則正しい服用を怠ると急性副腎不全（副腎クリーゼ）を生じることもあることから，薬物療法の必要性を理解し，行動できるように教育指導する。また，発熱や外傷など身体へのストレスが生じた場合，服用量を調整する必要がある。退院前に医師の指示を把握し，患者が正しく理解できているか確認する。

3 原発性副腎皮質機能低下症（アジソン病）患者の看護

　原発性副腎皮質機能低下症は，自己免疫・炎症・腫瘍などにより副腎皮質の機法が低下しておこり，副腎皮質から分泌されるコルチゾル，アルドステロン，副腎アンドロゲンの分泌低下をきたす。これらホルモンの分泌低下により，全身倦怠感や食欲低下など低コルチゾル血症から生じる症状や血圧の低下，腋毛・恥毛の脱落など多様な症状が生じる。また，コルチゾルが低下

すると下垂体へのネガティブフィードバックにより副腎皮質刺激ホルモン（ACTH）の分泌が亢進し，皮膚の色素沈着をきたす。

　副腎皮質ホルモンが著しく不足し，意識障害や低血圧，不整脈をきたす急性副腎不全（副腎クリーゼ）を生じる場合もある。副腎クリーゼは，全身の臓器に影響し，生命の危機的な状態である。絶対的に不足している場合や，感染や手術によって身体にストレスがある場合に副腎皮質ホルモンが足りずに生じる。急激に重症化するため，確実な観察を行い，早期発見，早期対応につなげる必要がある。

　原発性副腎皮質機能低下症の治療は，不足するホルモンの補充である。

◆ アセスメント

　コルチゾル，アルドステロン，副腎アンドロゲンの分泌低下とACTHの分泌亢進により生じる，多様な身体症状についてアセスメントする。

▌主観的データ
（1）以下の症状の有無と程度
　　①倦怠感，疲労感，脱力感，食欲低下，吐きけ，腹痛
　　②抑うつ，不安，月経異常，腋毛・恥毛の脱落
（2）結核の既往歴
（3）疾患・検査・治療・症状についての患者と家族の理解度
（4）疾患・検査・治療・症状についての患者と家族の思い
（5）疾患や今後の生活への不安

▌客観的データ
（1）身体的アセスメント
　　①筋力低下，無気力，低血糖，血圧の低下
　　②皮膚・口腔粘膜・爪の色素沈着
　　③食事摂取量，体重の推移
　　④急性副腎不全（副腎クリーゼ）の場合：腹痛・嘔吐など消化器症状，発熱，低血糖，意識障害，ショック症状
（2）検査データ
　　①血液検査：血清コルチゾル（低下），血漿副腎皮質刺激ホルモン（ACTH）濃度（上昇），好酸球（増加），好中球（減少），ナトリウム（低下），カリウム（上昇）
　　②尿中遊離コルチゾル排泄量
　　③ACTH機能検査，抗副腎抗体の測定，CT，超音波検査

◆ 看護目標

（1）急性副腎不全（副腎クリーゼ）を予防し，症状に合わせた日常生活を送ることができる。
（2）薬物療法を継続することやホルモン剤の副作用を理解し，適切な行動をとることができる。

◆ 看護活動

● **急性副腎不全（副腎クリーゼ）を予防する**　生命の危機的状態である副腎クリーゼを予防するために，患者に以下のことを教育指導する。

• ホルモンを補充する薬物療法を確実に行う。

• 感染症や手術などにより身体へのストレスがある場合はいつもの服用量では足りなくなるため，予備の薬物を確保しておく。

• 不慮の事故による外傷などに備えて，病名や医療機関の連絡先を記載したカードなどを身につける。

• 緊急時に備えて，家族や周囲の人に病気のことを伝えておく。

　また，副腎クリーゼは，急激に重症化するため，早期発見，早期治療ができるように，適切な観察を行うとともに，治療の準備を行う。

● **薬物療法を継続するための支援**　患者は，生涯にわたり副腎皮質ホルモン剤を内服しつづけていく必要がある。中断により副腎クリーゼを生じる場合もあることから，内服の必要性や副作用を理解し，発熱など身体にストレスが生じた際には服薬量を調整するために病院受診する必要があることを説明し，行動できているか確認をする。長期間治療を続けていくことは患者にとって精神的に苦痛であるため，患者の訴えに耳を傾け，苦痛や不安に寄り添う。

4 副腎髄質機能亢進症（褐色細胞腫）患者の看護

　褐色細胞腫は，副腎髄質，腹部大動脈周辺や膀胱部など傍神経節細胞に発生するカテコールアミン産生腫瘍で，高血圧や耐糖能異常を合併する疾患である。30〜50歳代に多くみられる。副腎の腫瘍はアドレナリンをおもに分泌し，副腎外の腫瘍はノルアドレナリンをおもに分泌する。このようなカテコールアミンの分泌により，交感神経系への刺激や肝臓でのグリコーゲンの分解促進などが生じる。

　褐色細胞腫による症状は，発作性ないし持続性の高血圧 hypertension，高血糖 hyperglycemia，代謝亢進 hypermetabolism，発汗過多 hyperhydrosis，頭痛 headache であり，症状の頭文字をとり 5H 病ともよばれる。動悸やふるえなど，そのほかにも多様な症状を示す。また，発症する割合が，副腎外，副腎両側，悪性，家族性であるものそれぞれ 10% であることから，10% 病ともよばれる。高血圧が持続すると，心臓や腎臓，眼底に障害をきたす。

　褐色細胞腫の治療は手術による腫瘍の摘出である。術前，術後の血圧や循環血液量のコントロールが重要である。

◆ アセスメント

▌主観的データ

（1）以下の症状の有無と程度

　　①頭痛，動悸，発汗，不安感

　　②吐きけ・嘔吐，四肢振戦，ふるえ，めまい

（2）疾患・検査・治療・症状についての患者と家族の理解度

（3）疾患・検査・治療・症状についての患者と家族の思い

（4）疾患や今後の生活への不安

▋ 客観的データ

（1）身体的アセスメント

　　①血圧, 脈拍

　　②体重の推移

（2）検査データ

　　①血中・尿中カテコールアミン（アドレナリン, ノルアドレナリン）（増加）, カテコールアミン代謝産物（メタネフリン, ノルメタネフリン）（増加）

　　②血糖

　　③クロニジン試験, 超音波検査, シンチグラフィ, CT, MRI

◆ 看護目標

　血圧をコントロールすることができ, 安全・安楽な日常生活を送ることができる。

◆ 看護活動

●**血圧をコントロールする**　褐色細胞腫患者の血圧は, くしゃみや排便, 腹部の診察, 精神的ストレスなどの誘因で発作的に上昇することがある。定期的に血圧や脈拍を測定するとともに, 患者が安心して生活できるように, 落ち着ける環境を整える, 診察やケアはすばやくていねいに行うなど血圧の上昇を予防する支援を行う。

　起立性低血圧をきたすこともあるため, 日常生活の動作はゆっくりと, 症状に合わせてできるように説明する。

●**精神的な安定のための支援**　患者は発作的な血圧の上昇の際, 頭痛, 発汗, 動悸などが生じ, 著明な不安感を感じる。患者が症状に驚かないように, 疾患や病気について説明し, 理解を促す。また, 患者が安心できる声かけをするとともに, つねに訴えに耳を傾け寄り添う。落ち着ける環境を整え, 発作性の高血圧が生じても, 動揺せずゆっくり身体を休めることができるようにケアする。

5 副腎摘出術を受ける患者の看護

　副腎からのホルモンが過剰に分泌されると体内のホルモンバランスがくずれ全身の臓器に影響を及ぼすため, 副腎を摘出する外科的治療が行われる。現在は, 体幹の深部にあり小さい臓器である副腎に対し, 全身麻酔で低侵襲である腹腔鏡下副腎摘出術が行われ, この手術手技はほぼ確立している。腫瘍が大きい場合などは腹腔鏡でなく, 開胸, 開腹での摘出が行われる。

　病変のある片側の副腎を摘出した場合, 健側の副腎は残るが, 病変のある副腎摘出前後にはホルモンによるさまざまな症状がみられることがある。術

前, 術中, 術後の対応がそれぞれ必要である。

◆ アセスメント

　病態を考え, 副腎摘出術をする前, 中, 後の副腎ホルモンによるさまざまな症状をアセスメントする。

▌主観的データ
(1) 以下の症状の有無と程度
　　①頭痛, 発汗, ふらつき
　　②創部痛, 発熱, 倦怠感, 脱力感, 不快感
(2) 疾患・検査・手術についての患者と家族の理解度
(3) 疾患・検査・手術についての患者と家族の思い
(4) 疾患や今後の生活への不安

▌客観的データ
(1) 身体的アセスメント
　　①意識レベル, 血圧, 顔色, ふるえ, 脱力
　　②水分摂取量, 食事摂取量
　　③術後合併症の有無
(2) 検査データ
　　①副腎からのホルモンに関する血液検査, 尿検査
　　②超音波検査, CT など

◆ 看護目標

(1) 手術前, 中, 後の副腎ホルモンが安定し, 日常生活を送ることができる。
(2) 全身麻酔に伴う術後合併症がおこらない。

◆ 看護活動

● **術前に, 副腎ホルモンに起因する症状をコントロールする**　安全に手術を行うために, 術前に, 血圧, 血糖, 血清カリウム, 循環血液量などを補正しておくことが必要となる。たとえば, クッシング症候群での副腎摘出術の際は, 術前から副腎皮質ホルモンの補充療法が欠かせない。薬物療法が主となるが, 患者が治療や副作用を理解し, 安心して安全な日常生活を送れるように支援する。また, 患者は術前に不安をいだいて当然である。患者の不安が軽減できるように支援する。

● **術中・術後に, 副腎ホルモンに起因する症状を早期発見・対応する**
　副腎からのホルモンが過剰に分泌される状態での手術であるため, 摘出前後はそのホルモンによるさまざまな症状が生じる。たとえば, 術中に高血圧となったり, 術後に低血圧となったり, 血圧のコントロールが困難になる。また, 低血糖に陥ることもある。定期的にバイタルサインを確認するだけでなく, 検査データや症状を注意深く観察し, 対応の準備をする。

● **全身麻酔に起因する術後合併症への予防と支援**　全身麻酔での手術のため, 術後合併症(出血, 循環器合併症, 呼吸器合併症, 麻痺性腸閉塞, 創感

染，深部静脈血栓症など）についての観察，予防するための支援を行う。

● **副腎不全の予防** 摘出後にコルチゾルの過剰分泌が突然なくなり，倦怠感や脱力など低コルチゾル血症から急性副腎不全（副腎クリーゼ）を生じることがある。そのため，副腎ホルモンに起因する多様な症状について観察し，早期発見，早期対応をしていく必要がある。

また，術後や退院後に，発熱など身体にストレスが生じた場合や薬を飲み忘れた場合にも副腎クリーゼを生じる可能性がある。患者が内服の必要性や副作用を理解し，発熱など身体にストレスが生じた際には服薬量を調整するために病院受診する必要があることを説明し，行動できているか確認をする。

● **退院後の生活支援** 副腎摘出術を受け病院を退院したあとも，患者はホルモンの補充が必要となる場合がある。とくに，両側の副腎を摘出した場合には，一生薬物療法を継続していかなければならない。また，アルドステロン症で副腎摘出術を受けても高血圧が持続する場合は，血圧が安定するまで薬物療法を継続する必要がある。定期的な病院受診や薬物療法継続の必要性を理解し，症状に合わせた日常生活が送れるように支援する。また，患者と家族の今後の生活への不安や苦痛に耳を傾け，心理的な支援を継続していく。

C 代謝疾患患者の看護

代謝とは，生命維持活動に必要なエネルギーの獲得や成長に必要な材料の合成のために生体内でおこるすべての生化学反応の総称である（●41ページ）。

代謝疾患には，インスリン作用不足を主体とする糖代謝異常の糖尿病，高LDLコレステロール血症などを病態とする脂質代謝異常，肥満症などの原因となるエネルギー代謝異常，痛風などを引きおこす尿酸代謝異常がある。本項では，代表的な疾患である糖尿病を中心に看護を学ぶ。

1 糖尿病患者の看護

a 疾患の特徴

糖尿病は軽い疾患ととらえられることもあるが，重症化したり，ときには救急対応が必要となることもある疾患である。

糖尿病のうちもっとも代表的な2型糖尿病では，膵臓のβ細胞の機能低下がおこり，診断時にはすでに機能は半分程度まで低下しているといわれている。機能低下が進行し，インスリン分泌が不足すると血糖の管理が難しくなり，治療はインスリン注射なども含み，複雑になる。

糖尿病は合併症で有名な疾患でもある。血糖が高い状態がつづくと慢性合併症が進行し，それによって生活の質（QOL）が大きく低下することもある。とくに，糖尿病網膜症，糖尿病性腎症，糖尿病性神経障害を，糖尿病の三大合併症という。三大合併症のうちの糖尿病網膜症では，失明することもあり，

糖尿病性腎症では透析治療にいたることもある。また，低血糖やケトアシドーシスなどの急性合併症は，意識障害をもたらし，生命に危険を及ぼすこともある。

b 患者の特徴

　糖尿病は症状があらわれにくい疾患である。高血糖が持続しないと明確な症状はあらわれない。そのときどきの血糖値の数値がどの程度なのかは，体調からでは推測をすることもできない。自己血糖測定をしている人は血糖値を把握することができるが，測定をしない限り，血糖値の状態は把握することがむずかしい。1〜3か月に1回受診をした際に，HbA1c値をみることで，その間の血糖管理がよかったかわるかったかが判断される。

　糖尿病歴が長期にわたると，細小血管障害や大血管障害が進行して全身に影響を及ぼす。しかし，長期間で少しずつ身体におきている変化は感覚としてとらえにくいため，糖尿病が身体に与えている影響を実際に理解することはむずかしく，合併症が進行していたとしても軽くとらえがちである。糖尿病は，現在の医療では生涯治癒することができない疾患であり，インスリン注射や経口糖尿病薬などによる薬物療法にはいたらなくても，食事・運動療法を継続し，定期的な受診で検査をしつづけることが必要な疾患である。受診や治療を中断することがないよう，初診時に十分な説明をしておくことや継続した教育・支援が求められる。

1 身体的な特徴

◆ 1型糖尿病・2型糖尿病をもつ人の特徴

●1型糖尿病　1型糖尿病は，自己免疫性もしくは特発性に膵臓β細胞の破壊がおこり，短期間のうちにインスリン欠乏に陥る疾患である。風邪をひいたことが誘因となっての発症や，近年ではがん治療による免疫チェックポイント阻害薬投与後の発症もみられている。若年発症が多く，以前は成人期以降は発症しにくいと考えられていたが，発症のリスクは高齢者を含めすべての年代にある。好発年齢は8〜12歳で，思春期に発症のピークがある。

　発症後短期間でインスリン依存状態に陥るため，糖尿病性ケトアシドーシス（●157ページ）を発症して発覚することもある。治療後一時的にインスリン非依存状態となる寛解期を経て，その後，完全にインスリン依存状態となり，生涯インスリン注射を行っていかなければならなくなる。小児期に発症することが多いため，成長や発達という視点で，十分な栄養素の摂取や運動などの活動を行っていく必要があり，インスリン量や補食量をうまく調節して低血糖を防ぎながら血糖管理をしていくことが求められる。学校生活や部活動，受験，就職といった日常生活やライフイベントに対応しながら，糖尿病がない児童・生徒と同様の活動ができるよう支援体制を整える。

●2型糖尿病　2型糖尿病は，以前は「成人病」といわれ，成人以降に生活習慣や環境因子により発症するものといわれていた。しかし，小児肥満症の

増加で，小学生でも2型糖尿病を発症する症例がみられるようになってきた。いずれも，インスリン分泌がある程度保たれているにもかかわらず，インスリン抵抗性などの病態により，インスリン作用が不足して発症する。2型糖尿病でも，最終的にインスリン分泌が枯渇したインスリン依存状態となり，インスリン注射が必要になる場合も存在するが，基本的には，食事療法・運動療法を行っていくことが治療の主体となる。食事療法・運動療法を行っても血糖値の低下が不十分な場合には，経口血糖降下薬などの薬物療法が開始される。

◆ 合併症のリスク

● **慢性合併症**　糖尿病による高血糖状態の持続は血管の機能を障害し，さまざまな慢性合併症を引きおこす。慢性合併症としては細小血管障害により生じる**糖尿病網膜症**，**糖尿病性腎症**，**糖尿病性神経障害**が代表的であり，これらは糖尿病の三大合併症ともいわれている。

　これらのリスクを早期に発見するためには，定期的な検査が重要である。とくに糖尿病網膜症は既に進行していたとしても，眼科受診をして散瞳したうえで眼底検査をしない限り気がつかないことが多い。そのために，糖尿病の診断を受けた場合はまず眼科受診をして網膜症の状態を確認し，異常がなくとも半年から1年に1回の定期検査を受けることが必要となる。また，糖尿病性腎症は進行すると透析治療が必要となるため，定期的な微量アルブミン尿の検査を行い，早期に発見することが重要である。

　三大合併症のほかにも，糖尿病による動脈硬化の進展が心血管障害，脳血管障害といったいわゆる大血管障害を引きおこしたり，神経障害・動脈硬化が原因となって足の壊疽や潰瘍が生じたりするリスクがある（糖尿病性足病変）。また，歯周病は血糖管理と密接に関連した重要な合併症といわれているほか，白内障や認知症，がんなども，糖尿病をもたない人に比べて発症リスクが高いことがわかっている。

　いずれの合併症も高血糖の影響を受けることから，合併症の進展予防のために適切に血糖を管理することが最も重要となる。

● **急性合併症**　糖尿病をもつ人は，血糖値の著しい変動による急性合併症のリスクもかかえている。高血糖状態が持続した際の急性合併症としては，**糖尿病性ケトアシドーシス**（●157ページ）と**高浸透圧高血糖状態**（●158ページ）があり，前者は1型糖尿病に，後者は2型糖尿病に多くみられる。いずれも重症時は意識障害をおこし致命的となるので注意が必要である。

　また，糖尿病の治療中において多くみられる**低血糖**は，すみやかな救急対応が必要な緊急状態である。糖尿病をもつ人は1型・2型を問わず低血糖のリスクをかかえているので，日ごろから適切な血糖管理で予防を心がけることが重要である。

◆ 高血糖による身体症状

　血糖値が高くなると，腎臓での再吸収能が追いつかず，尿中に糖が漏れ出

す。血糖値が 160 mg/dL 以上となると, 尿中に糖が排出され, 浸透圧利尿で尿量が増加する。尿量の増加により脱水状態となり, 口渇が出現し, 多飲行動をとる。この, **口渇・多飲・多尿**が高血糖の主徴となる。また, インスリンが不足するとエネルギー源として糖が使用できず, 脂肪組織やタンパク質の分解が亢進し, **体重減少**が発生する。同時に, **易疲労感**や**倦怠感**などが生じる。

また, 血糖値が 180〜200 mg/dL をこえてくると, 好中球の遊走能や貪食能の低下など, 白血球やリンパ球の機能障害などから免疫機能が低下し**易感染性**が高まる。

2 心理・社会的な特徴

● **発症時の心理的問題**　糖尿病は多くの人がかかる病気だが, なかには糖尿病であることをみとめられない・受け入れたくない人もいる。そうした人にとっては, 糖尿病の発症は危機的な状況であり, 危機のプロセスに類似した反応を示すこともある(◐表6-3)。

はじめは糖尿病になったことをなかなか受けとめられなくても, 少しずつ自分の考えや価値観がかわったり, さまざまなできごとを体験したりするなかで, 徐々に受け入れていけることもある。しかし, 一度受け入れたとしても, つらい体験などをきっかけに再び否認したくなる❶など, 心情は複雑に揺れ動く。とくに若い女性は糖尿病が受け入れられないことが多く, 人には言いたくない, 知られたくないという思いをもつ人も多い。また, 高齢者は糖尿病を発症した事実を比較的受け入れやすいようにも思われがちだが, 糖尿病の管理をがんばっている高齢者であっても, 診断時には自殺を考えてしまうほどに事実に対して拒否的であったり, ショックに思ったりしていることもある。糖尿病をもつ人たちは, そうしたさまざまな心理的障壁をのりこえ, 自己管理に向き合っている。

● **糖尿病の管理におけるストレス**　糖尿病の管理においては, 生活者として仕事や生活上のストレスがあるうえに, 糖尿病を発症したことにより, 長年にわたって形成された生活習慣の変容を求められることがストレスともな

◐**表6-3　フィンクの危機プロセスの各段階**

衝撃の段階	心理的ショックの時期。強烈な不安, 無力, パニックの状態。統合的思考が崩壊し, 混乱状態となる。おこっていることを把握できず, 状況に対処するような計画がたてられない。
防衛的逃避の段階	危機の原因となるものから自分を守る時期。現実を回避・否定して, 願望的思考にふける。情緒的にはむしろ安定し, 非現実的な多幸症を示すことがある。危機を取り巻く現実の問題に対処しようとしない。
承認の段階	危機の現実に直面する時期。「もはや以前の自分と同じではない」ことを認識し, 自己を卑下する。自己・イメージの喪失, 深い抑うつ, 悲痛を体験する。回避できない現実を変化としてみとめ, 自己を再調整していく。
適応の段階	建設的な方法で積極的に対処する時期。修正した自己イメージと新たな価値観を築いていく。現実の限界と可能性を対照しながら試行していく。新たな満足感を体験し, 徐々に不安と抑うつが減少する。

(松木光子編集企画：看護理論とその実践への展開. p.181-182, 金原出版, 1990 をもとに作成)

りうる。糖尿病の進行がどの程度までになるか，合併症が出るのか出ないのか，などといったことの見通しがつかないことも心理的負担となる。血糖管理は一生続き，1か月がんばって目標値になったとしてもそれで終わりではない。とくに食事療法については，食事という，生活における重要度が高く，基本的な欲求（食欲）にかかわる営みを制限されるため，心理的負担やつらさはより強く感じられる（◐表6-4）。また，周囲から制限されたり，管理されたりすることもストレスとなる。毎回の受診時には，血糖やHbA1cといった数値での結果によって，自分の努力が評価されてしまう。療養行動では，注射や血糖測定など痛みも伴うことを頻回に行わねばならない心理的負担も大きい。これらは，誰にでもおこる日常的なストレスである。

　こうした日常の管理によるストレスが蓄積し，それを発散しようとして暴飲暴食をしてしまい，結果的に血糖値が極端に上がってしまうケースもある。

● 低血糖への恐怖　低血糖で意識消失をおこすことや，意識が混濁して暴れだすなどの異常行動をとってしまうことは大変こわいことである。低血糖で倒れている人を見たことがあったり，自分が経験したことがある人はなおさら恐怖心が強い。高所作業を伴う仕事をしている人やバスの運転手など，低血糖発作が職業上の大きな失敗や危険につながる可能性がある人も恐怖心が強い。そうした人は，無意識のうちに血糖を高めに維持してしまったり，血糖値が200 mg/dLを下回らないように調節したりするなど，高血糖での目標設定をする傾向がある。また，そうした不安や恐怖を話すことで血糖値を下げるように指導されることを恐れ，医療者に話さない患者も多い。

● 糖尿病とスティグマ　スティグマの語源は「その印を携えている者が倫理的に何か異常で悪いものがあることを表すためにつけられた身体上の印」であり，日本語では「恥もしくは不信用の印」や「負の烙印」などを意味する。烙印を押されるということは，何かを決めつけられて，失格者やだめな人であることを決定づけられた状態を意味する。

◐表6-4　食事療法における負担感の例

• 次の食事を待っている間の空腹感がつらいと感じる。
• 食事によって充分に空腹が満たされないつらさを感じる。
• 好物のものや旬のものなどを充分に味わえないつらさを感じる。
• 食べることの自由を奪われ人生の半分を損したように感じる。
• 糖尿病の食事療法の大変さが家族や友人に理解してもらえないことで疎外感を感じる。
• 食事療法をしていることで友人とのコミュニケーションの場まで制限されたと感じる。
• 食事療法のために自由に外食できないことがつらいと感じる。
• 食事療法をまもるために生活範囲が狭くなったと感じる。
• 糖尿病になったのはわるい食習慣を続けてきたからだと周囲の人から思われているのではないかと感じる。
• 食事療法をしていることで周囲の人が楽しんで食べられないのではないかと感じる。
• すすめられた料理を断ることに罪悪感を感じる。
• 食事療法を続けているのに検査結果がわるいことにストレスを感じる。
• 血糖のコントロールがわるいと医師から見はなされるのではないかと不安に感じる。
• 食べ物を捨てることに罪悪感を感じる。
• 食事療法がまもれず食べてしまった自分がいやだと感じる。

（多留ちえみほか：2型糖尿病患者の食事療法負担感尺度の開発. 糖尿病 48〔6〕：438, 2005 をもとに作成）

　糖尿病をもつ人は，自己管理ができない人というレッテルをはられがちであり，「太っている人が多い」というステレオタイプなイメージをもたれていることが多い。自分が糖尿病を発症する以前に，糖尿病にそのようなイメージをもっていると，発症後はまわりの人が自分のことをそのように思っていると内在的に認識し，自分自身にスティグマを与えてしまうことがみられる。そうした内在したスティグマや他者から付与されたスティグマを体験すると，自分が糖尿病であることを受け入れられなくなり，他者に糖尿病であることを知られたくないという思いをもち，それが自己管理に影響を及ぼすことがある。

C　看護の実際

1　アセスメント

　糖尿病をもつ人にかかわる際に，対象となる患者・家族にどういうニーズがあるのかを見きわめることが必要である。なかには医療者にかかわってもらいたくないと思っている人もいるので，いままでの体験をふまえ，医療者に対し，また，糖尿病に対し，どのような認識をもっているのかを確認してからかかわるようにする。

◆　主観的データ

（1）自己管理の状態
　①薬物療法の内容と実施状況（経口薬の服薬状況，インスリン注射の実施者，注射方法）
　②食事療法の内容と実施状況（指示エネルギー量，塩分制限・タンパク質制限の有無と指示量，食事の準備者，食事内容）
　③運動療法の内容と実施状況（運動療法の指示，運動制限の有無，医学的評価〔メディカルチェック〕の結果の把握，実施内容と時間・方法）
　④眼科・歯科受診の有無と結果，次回受診予定
　⑤合併症の認識と対応（糖尿病性腎症，糖尿病網膜症，糖尿病性神経障害，そのほかの合併症の存在をどう認識し，対応しているか）
　⑥糖尿病教育歴（教育入院歴，外来糖尿病教室の参加歴，受けてきた指導の内容）
　⑦糖尿病と合併症についての知識と理解度
（2）生活
　①仕事と通勤手段：仕事での活動状態，座位時間，通勤での歩行や自転車などの運動
　②育児や家事などの活動状況，運動実施状況
　③食事時間や食習慣（外食・中食・弁当などの食事の形態や食事をつくる人，頻度が高い食事など），間食の有無と内容
　④睡眠時間と休息
　⑤ストレスとコーピング

　（3）心理的負担

　　①糖尿病の受けとめ

　　②治療への負担感

◆ 客観的データ

（1）身体的アセスメント

　①糖尿病の型（タイプ）

　②糖尿病歴

　③インスリン分泌能の残存状態

　④血液検査の結果（HbA1c，食前食後の血糖値）

　⑤高血糖症状（口渇，多飲，多尿，倦怠感，体重減少）

　⑥合併症の状態（糖尿病性神経障害，糖尿病性腎症，糖尿病網膜症の状態）

　⑦血圧，脂質，体重（BMI）

　⑧併存疾患の有無とその状態，治療内容

（2）社会的サポート

　①家族構成と同居家族，家族との関係性

　②家族のセルフケア能力

　③家族の支援体制

　④介護保険とケアマネジャーの存在

　⑤訪問看護などの支援の有無と支援内容

2　看護目標

（1）継続可能な自己管理方法で血糖マネジメントが行える。

（2）自分なりの自己管理方法を習得することができる。

（3）自己概念を阻害することなく，安定した自己管理を行うことができる。

（4）自分で血糖を管理できるという自信をもつことができる。

（5）その人の望む生活が実現できる。

3　看護活動

◆ 心理・社会的な側面における援助

● **患者へのかかわり方**　糖尿病にまつわる心理・社会的問題は先述したように多岐にわたり，それらの問題を長期間にわたってかかえていることが多い。そうした問題をかかえた患者にかかわるには，援助関係を形成することが重要である。医療者がストレスを与えるのではなく，支援者となり，患者がいまなにに困り，なにに苦悩しているのかに関心を寄せ，積極的に傾聴する。患者が糖尿病を受け入れられない，または療養行動をしたくないというような拒否的な反応を示している状況であっても，患者の状況や体験をそのまま受けとめ，共感的にかかわっていく。患者にとって「この人は私のことをわかろうとしてくれている」「わかってもらえた」と思えることが重要であり，受けとめてもらえることが，患者との良好な関係の構築と正常な自己

概念の回復につながっていく。

　食事や運動，薬物療法においても患者の意思が第一であり，強要をしてはならない。患者の望む人生や生活が送れるように，どのような療養をすることがよいのかをともに考え，共同目標を設定し，協働していく患者と医療者の関係が望まれる。

● **スティグマとアドボカシー活動**　糖尿病の療養にスティグマが影響することは先述した。糖尿病をもつ人に対するスティグマを放置すると，糖尿病をもつ人が社会活動で不利益をこうむるのみならず，糖尿病であることを周囲に隠すことで適切な治療の機会を損失することから重症化をまねき，医療費が増大することで社会保障がおびやかされる，という悪循環を生じる。このように，スティグマを放置することは個人から社会全体のレベルまで，さまざまな影響を及ぼす。日本糖尿病学会と日本糖尿病協会は，糖尿病の正しい理解を促進する活動を通じて，糖尿病をもつ人が病気のことを隠さずに安心して社会生活を送り，人生 100 年時代の日本でいきいきと過ごすことができる社会形成を目ざす活動（アドボカシー活動）を展開している（●図6-7）。

　看護師をはじめとする医療従事者自身も，糖尿病をもつ人や肥満の人などに対し，「自己管理ができていない」「生活習慣がだらしない」のような考えを無意識のうちにいだいていないかを見つめなおし，そうした偏見をもたないよう心がけることが重要である。

● **経済的問題による受診の抑制**　糖尿病をもつ人が，経済的困窮などで受診ができなくなる場合もある。近年，社会情勢に伴い，失業問題をかかえる人やうつ病などの発症により仕事ができなくなる人も増えている。糖尿病ではとくにインスリン治療をしている場合に医療費が高額となりやすく，中断によって生命の危機にさらされたり，失明や足壊疽などの大きな影響が発生することもある。こうした問題にも早めに相談にのれるような支援体制が必要となる。

◆ 患者・家族への教育的アプローチ

● **診断時の初期教育**　糖尿病の診断を受けたときに，どのように受けとめたかを確認したうえで，糖尿病という病気の正しい知識を伝える。糖尿病は定期的に受診をし，検査結果を確認しながら治療を続けていくことで糖尿病がない人と同様に人生を送ることができる病気であること，合併症を予防していくためにも血糖管理をしていくことが大事であることなどを伝える。

　初期教育の項目は，糖尿病とはどういう病気なのかという話のほか，三大合併症や低血糖，シックデイについての説明や，眼科受診の必要性や食事・運動・薬物療法，フットケアについての説明など，多岐にわたる。初期教育は，教育入院や外来の糖尿病教室，個別の自己管理支援で行われる。上記のような基本的な知識提供は集団教育で行うのが一般的である。

● **教育入院**　糖尿病と診断された時点で，糖尿病と治療に関する知識・技術を本人に習得してもらうことが望ましい。そのため，入院にて食事や運動療法，血糖測定などの技術を体験しながら知識習得をする機会を各病院が提

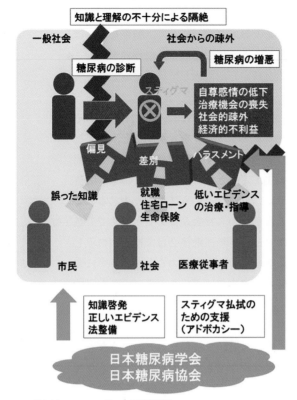

a. 糖尿病のスティグマの環境構造

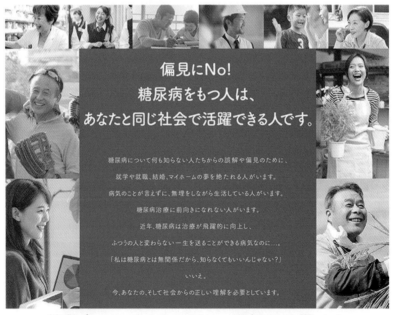

b. 日本糖尿病学会・日本糖尿病協会合同のアドボカシー活動のリーフレット

◉図 6-7 糖尿病におけるスティグマとアドボカシー活動

（画像提供：公益社団法人日本糖尿病協会）

○表6-5　教育入院のプログラム例

	医療チームの協働	午前のプログラム	糖尿病講座 14〜15 時
水曜日	カンファレンス	入院当日 血糖測定指導	「糖尿病とは」（医師）
木曜日			「食事療法」（管理栄養士）
金曜日			「運動療法」（理学療法士）
土曜日・日曜日		リハビリ室での運動	
月曜日		リハビリ室での運動	「日常生活の注意点」（看護師）
火曜日	テストで評価	リハビリ室での運動	「フットケア」（看護師）
水曜日	サマリー作成	退院後の計画立案	

供している。3日間〜14日間までさまざまな日程とコースがあるが，年々期間は短縮傾向にある。

　知識提供は教室形式で集団的に行われることが多く，教室終了後に看護師が個別に理解状況を把握する。理解に不足や誤解があれば，看護師が個別に補足説明を実施する。

　教育入院では，食事療法の体験もできる。いろいろな食材を食べてよいことと，適切な食事の量，調理方法の工夫など，実際に見て食べることで体験し，今後の食事療法にいかすことができる。また，運動療法を体験するプログラムもある（○表6-5）。ウォーキングを体験し，準備運動や歩く速度，負荷の程度などを体験することができる。自宅でできる体操を教えるプログラムなどもある。

　集団教育では，患者どうしで話し合いをするタイプのプログラムもあり，受け身になってしまいがちな医療従事者からの講義とは異なり，自分の経験や考えを述べながら患者どうしで話し合うことで，積極的に学びを深めることができる。

●**外来での糖尿病教室**　糖尿病と診断されても，仕事を休んで教育入院することがむずかしい場合が多い。その場合は外来の診察室で医師から説明を受けて糖尿病の治療を開始することが大半であるが，外来において糖尿病教室が実施されていれば，そこに参加して糖尿病と治療に関する知識と技術を習得する。外来での糖尿病教室は，初期教育用の教室と，長期にわたる療養を支援し知識の追加などを行う応用編の教室が存在する（○表6-6）。

●**外来での療養支援**　糖尿病に関する有資格者である，慢性疾患看護専門看護師や糖尿病看護認定看護師，日本糖尿病療養指導士などが糖尿病療養指導外来や看護外来を開設し，外来での指導や療養支援を実施している。診療報酬上で自己注射をしている人などが対象となっている在宅療養指導管理料算定者に対し，30分以上の指導を実施した場合に，療養指導料が算定できることになっている。

●**問題発生時の対処ができるような自己管理支援**　糖尿病をもちながら生活する長期の療養では，合併症が出現したり，治療方法がかわったり，また

◖表6-6　応用編の糖尿病教室の年間プログラム例

	講義内容
4月	「運動をはじめましょう」（理学療法士）
5月	「糖尿病と目の病気」（眼科医）
6月	「減量は糖尿病治療の出発点」（糖尿病内科医）
7月	「糖尿病と腎臓」（腎臓内科医）
8月	「糖尿病の神経障害」（神経内科医）
9月	「フットケアをしましょう」（看護師）
10月	「歯周病の予防と治療」（歯科医）
11月	「感染症の予防とシックデイの過ごし方」（看護師）
12月	「宴会時の食べ方とおせち料理のヒント」（管理栄養士）
1月	「糖尿病のくすり」（薬剤師）
2月	「糖尿病と心臓の合併症」（循環器内科医）
3月	「災害に備える」（看護師）

血糖管理がうまくいかなくなったりする時期などがある。血糖管理がうまくいかなくなる要因にはさまざまなものがあり，仕事が多忙になり睡眠や食事の時間が不規則になったり，親の介護で生活が変化したりなど，人生上のイベントや生活の大きな変化によって，それまでうまくいっていた血糖管理が乱れてしまうことがある。また，糖尿病の進行とともに，食事や活動，生活状況に変化がないにもかかわらず，いままでの経口血糖降下薬のみでは血糖が下がらなくなるなど，同じ治療のみでは血糖の管理がむずかしくなることもある。このように治療を継続するなかで問題が生じたときは，原因を本人や家族とともに分析し，必要に応じてそれぞれのおかれた状況に合わせた自己管理方法に変更できるよう支援する。

● **治療変更時の教育支援**　食事療法，運動療法のみで血糖が下げられない場合に，薬物療法が開始される。経口血糖降下薬による治療を開始する際には薬によって生じる可能性のある低血糖の対処の教育やシックデイの教育を行う。とくに SGLT-2 阻害薬の使用が開始される場合は，水分摂取や保清などの教育を行う。また，経口血糖降下薬を使用しても血糖を下げることができなくなると，GLP-1 受容体作動薬の注射やインスリン注射などを実施することがある。注射開始時には，患者の思いを確認しながら，注射方法のみならず，血糖測定方法や記録方法を説明し，低血糖の症状や対処，シックデイなどの知識も再確認する。

◆ 治療における患者と家族のかかわりに対する支援

　糖尿病の管理は生活と密着しており，患者は生活者として日常の生活や仕事をおこないながら療養を続ける。そのなかで生活をともにし，療養を支援する役割を期待される家族とは相互に複雑に関係する。

● **家族のなかでの役割と自己管理の調整**　糖尿病をもつ人自身も，家族に

おいてはなんらかの役割をもつことが多い。たとえば患者が女性の場合，家庭では妻や母親としての役割が期待され，本人もそれに対して責任を感じていることが多い。このような場合，自分の治療よりも家族役割を優先してしまい，夫や子の生活時間に合わせて生活することで食事時間が遅れたり，子供の食事の嗜好に合わせた献立にすることで摂取カロリーが過剰になったりすることは多々みられる。

　医療者は，糖尿病をもつ人が今後も家族のなかでの役割を果たしていくためには自己の健康管理が大事であることを再認識してもらい，役割と治療の調整ができるようにはたらきかけていく。

● **家族への情報提供**　患者は定期的な受診のなかで，自身の糖尿病の状態やそれらに対する医療者の考えや評価を知ることで，適切な自己管理の実践方法を感覚的につかむことができる。しかし，家族はそうした機会を得ることが少なく，実施している管理が適切かどうかを把握し，調整をしていくことがむずかしい。そのため受診の際に家族が付き添っている場合には，管理方法の評価や療養に必要なポイントなどを家族も理解できるような情報提供を心がける。

● **食事管理と家族の支援**　糖尿病の治療において，家族に期待される最も大きな役割は，食事管理である。とくに調理者の役割を担う家族は，生涯にわたる療養の継続，おもに食事管理に対して不安やストレスをいだくことが多い。カロリーを計算し栄養バランスに留意した食事を準備したにもかかわらず，食事に満足できない患者本人が外食や家での間食の摂取などにより管理を乱してしまい，調理者が支援をする気力を失ってしまうこともある。

---

plus	**糖尿病看護に関する資格**

　糖尿病をもつ人を支援する専門的な資格は多く，糖尿病看護に関する資格を有する看護師の層は厚い。管理栄養士や薬剤師，理学療法士などの職種も糖尿病をもつ人の教育や支援に携わっているが，看護師は多くの資格を活用しながら支援に貢献している。

　最も身近な資格は，各都道府県で地域ごとに資格認定を行っている「地域糖尿病療養指導士」（CDEL）である。自分の地域で研修や認定試験を受けることができ，地域ごとに条件は異なるものの受験できる職種や資格の幅も広く，認定がとりやすいように設定されている。一方，日本糖尿病療養指導士認定機構が資格認定を行っているのが，「日本糖尿病療養指導士」（CDEJ）である。糖尿病の療養指導を通算 1,000 時間以上行った実績など受験資格を得るための要件が厳しく，資格の更新にも多数の研修を受講して単位を取得するなど努力を要する。両療養指導士の資格とも，糖尿病の治療と療養に関する知識を修得していることで

専門資格として認定されており，専門的知識をもっているという自信をもちながら，自施設での患者支援に携わることができる。

　また，日本看護協会が資格認定を行っているのが，「糖尿病看護認定看護師」である。2023（令和 5）年現在東京の研修学校 1 校のみが養成を行っており，特定行為研修と組み合わせ 1 年間の研修を受講し，認定試験に合格すると認定を受けることができる。職域では，糖尿病に関するエキスパートとして活躍している人が多い。

　同じく，日本看護協会が認定している「慢性疾患看護専門看護師」のなかでも，糖尿病を専門として活動をしている人々がいる。専門看護師は，専門看護師課程のある大学院で学び，認定試験に合格することが必要であり，スペシャリストとして 6 つの役割（実践・相談・調整・倫理調整・教育・研究）を果たす。

　一方，家族が食事管理を厳格にしすぎることで，治療に過干渉になり，患者と家族の相互にストレスが生じることもある。食べている場面を見ると厳しく注意するなどといった管理的態度が患者から家庭でのやすらぎや自由を奪い，不快や苦痛を生じさせる。こうしたいきすぎた管理は家族への反発をまねき管理の乱れにつながるため，注意が必要である。

　食事管理に協力する家族に対して医療者は，その苦労をねぎらう一方で，食事を制限されるつらさや患者なりの努力，厳しすぎない制限の姿勢の重要性を伝え，患者を擁護することも必要である。患者・家族双方にとって食事管理を継続していくことは大変むずかしいことなので，努力を相互にねぎらいながら長期に継続できる食事管理を目ざすよう支援していく。そのためにも，家族間のコミュニケーションを促進していくことが重要となる。

●**発達課題やライフイベントに関連した問題への対応**　家族の病気や介護，あるいは転勤や受験など，家族に関するさまざまなライフイベント（できごと）や発達課題が原因となり，糖尿病管理に支障をきたすことがしばしば発生する。これらによるストレスは血糖管理に多大な影響を及ぼしたり，人によっては，糖尿病の管理どころではないという時期が生じたりする。たとえば，子どもの教育に熱心すぎるあまり，試験期間や受験のたびに血糖値がはね上がる母親の患者もみられる。

　家族としての変化やイベントはどの年代にも存在し，それらの課題をのりこえられるようサポートしていくことも重要な看護支援である。発達課題に対応しながら，糖尿病の状態も悪化せずに身体状況を安定させられるように考えていく必要がある。

◆ 健康な食（食事療法）に関する援助

　糖尿病の治療は，食事療法，運動療法，薬物療法が3つの柱となっている。糖尿病の食事療法では食べてはいけないものはないので，エネルギー量を制限したなかでバランスよくいろいろなものを食べることが基本となる。エネルギー摂取量は，目標体重を基本に活動量を考慮して設定している（●表6-7）。

　栄養素のエネルギー比率は，炭水化物：40～60％，タンパク質：20％以下，脂質：25％以下を目安にとる。また，塩分は過剰にならないよう，食塩摂取量として男性7.5 g/日未満，女性6.5 g/日未満を目標にする。

●**食品交換表の利用**　エネルギー制限のなかで栄養バランスよく食べるために日本糖尿病学会が推奨している食事療法として，「**食品交換表**」を使用した食事療法がある。食品交換表では食品をおもな栄養素ごとに4群に分け，Ⅰ群とⅡ群をさらに2つに細分化して計6グループに分けている（●表6-8）。食品交換表では80 kcalを1単位として，食品ごとの1単位分の重量と目安量が記載されている。そのため1日のエネルギー量を指示された際，細かいエネルギー量を計算しなくても各表から何単位ずつ摂取すればよいのかがわかるようになっている。また，メニューを変更したい場合は，同じ表の中の同じ単位数の食品を交換するだけですむので，エネルギー量の計算が不要で

▶表6-7　エネルギー摂取量の目安

エネルギー摂取量＝目標体重×エネルギー係数
＜目標体重の決め方＞
65歳未満：身長(m)²×22
65〜74歳：身長(m)²×22〜25
75歳以上：身長(m)²×22〜25
※75歳以上の高齢者では現体重に基づき，フレイル，ADL低下，併発症，体組成，身長の短縮，摂食状況や代謝
　状態の評価をふまえ，適宜判断する。
＜エネルギー係数＞
軽い労作（大部分が座位の静的活動）：25〜30 kcal/kg 目標体重
普通の労作（座位中心だが通勤・家事，軽い運動を含む）：30〜35 kcal/kg 目標体重
重い労作（力仕事，活発な運動習慣がある）：35〜kcal/kg 目標体重

（日本糖尿病学会編・著：糖尿病治療ガイド 2022-2023. p.49-50，文光堂，2022 をもとに作成）

▶表6-8　食品交換表

食品の分類			食品の種類	1単位(80 kcal)あたりの栄養素の平均含有量(g)		
				炭水化物	たんぱく質	脂質
Ⅰ群	炭水化物を多く含む食品	表1	穀物，いも，炭水化物の多い野菜と種実，豆（大豆を除く）	18	2	0
		表2	くだもの	19	1	0
Ⅱ群	たんぱく質を多く含む食品	表3	魚介，大豆とその製品，卵，チーズ，肉	1	8	5
		表4	牛乳と乳製品（チーズを除く）	7	4	4
Ⅲ群	脂質を多く含む食品	表5	油脂，脂質の多い種実，多脂性食品	0	0	9
Ⅳ群	ビタミン，ミネラルを多く含む食品	表6	野菜（炭水化物の多い一部の野菜を除く），海藻，きのこ，こんにゃく	14	4	1
調味料			みそ，みりん，砂糖など	12	3	2

（日本糖尿病学会編・著：糖尿病食事療法のための食品交換表，第7版. p.13，日本糖尿病協会・文光堂，2013 による，一部改変）

ある。各表から必要な単位数を選ぶことで，制限エネルギーのなかでさまざまな食品を摂取できるようになっているため，献立を作成する際にも役だつ（▶図6-8）。

● **食事療法のさまざまな実施法**　また，食事のバランスをとる方法として，主食・主菜・副菜を組み合わせて食べると，複雑に考えなくともバランスのよい栄養素やビタミンなどを摂取することが可能となる（▶図6-9）。食品交換表の活用がむずかしい場合には，こうした指導を行うことも多い。

　そのほかの食事療法の方法としては，血糖値に最も影響する糖質のみを計算する，**カーボカウント法**がある❶。食事をしたあとに血糖値の上昇に影響するのは，ほぼ炭水化物中の糖質のみである（▶図6-10）。決められた糖質量に制限して食べる方法と，摂取する糖質量にあわせてインスリン量を決定する2種類の方法がある。

● **食事療法の実施におけるポイント**　食事指導のポイントとしては，日本糖尿病学会より以下の点が推奨されている。

（1）朝食，昼食，夕食を規則正しく食べ，間食を避ける。

□ NOTE
❶炭水化物には食物繊維が含まれているが，食物繊維は血糖値に影響せず，糖質のみが影響するため，糖質のみで計算を行う。

献立のたて方（20単位・1600キロカロリー／炭水化物55%）

	毎食食べる食品			1日に食べる食品			
食品交換表	表1 9単位	表3 5単位	表6 1.2単位	表5 1.5単位	調味料 0.8単位	表2 1単位	表4 1.5単位
食品の種類	・穀物 ・いも ・炭水化物の多い野菜と種実 ・豆（大豆を除く）	・魚介 ・大豆とその製品 ・卵，チーズ ・肉	・野菜（炭水化物の多い一部の野菜を除く） ・海藻 ・きのこ ・こんにゃく	・油脂 ・脂質の多い種実 ・多脂性食品	・みそ，みりん，砂糖など	・くだもの	・牛乳と乳製品（チーズを除く）
朝食	3単位 ・麦ごはん 150g （米と押し麦1：1）	1単位 ・納豆 40g	0.3単位 ・ほうれんそう 30g　・オクラ 30g ・ごぼう 30g　・こんにゃく 10g ・しめじ 15g ・にんじん 10g	0.3単位 ・植物油 3g （小さじ）	0.3単位 ・みそ 10g 0.1単位 ・砂糖 1.5g	0.5単位 ・バレンシアオレンジ 100g	
昼食	3単位 ・ごはん 150g	1.5単位 ・豚ロース 60g 0.5単位 ・鶏卵 25g	0.4単位 ・たまねぎ 10g　・ブロッコリー 30g ・パセリ　　　・さやいんげん 40g ・しょうが 5g ・レタス 10g ・トマト 30g	0.6単位 ・植物油 6g 0.2単位 ・ごま 3g	0.1単位 ・みりん 2g		
夕食	3単位 ・ごはん 150g	1.5単位 ・まぐろ （赤身）60g ・たい 30g 0.5単位 ・生あげ 30g	0.5単位 ・とさかのり 20g　・しその葉 ・穂じそ　　　　　・にんじん 10g ・だいこん 20g　　・さやえんどう 5g ・わさび 5g　　　　・エリンギ 20g ・しいたけ 10g ・なす 50g ・きゅうり 50g	0.4単位 ・植物油 4g	0.1単位 ・みりん 3g 0.1単位 ・オイスターソース 6g 0.1単位 ・砂糖 2g		
間食						0.5単位 ・りんご 75g	1.5単位 ・牛乳 180ml

◎図6-8　献立に食品交換表を使用した食品の組み合わせ方

（日本糖尿病学会編・著：糖尿病食事療法のための食品交換表，第7版.p.20-21，日本糖尿病協会・文光堂，2013による，一部改変）

（2）腹八分目とし，ゆっくりよくかんで食べる。

（3）食品の種類はできるだけ多く，バランスよく摂取する。

（4）脂質と塩分の摂取を控えめにする。

（5）食物繊維を多く含む食品（野菜，海藻，きのこなど）を，積極的に，かつ，できるだけ食べはじめにとる。

（6）肥満のある場合は，まず現体重から3%の減量を目ざす。

　間食は，避けたいものではあるが，制限しすぎることで食べることの楽しみを喪失した「喪失体験」となり，糖尿病の療養行動の心理的な負担感を強めてしまうこともある。前向きに治療を行っていくためにも，うまく間食を

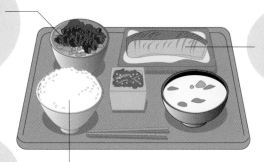

副菜
各種ビタミン，ミネラルおよび食物繊維の供給源となる野菜，イモ，マメ類(大豆を除く)，きのこ，海藻などを主材料とする料理

主菜
タンパク質の供給源となる肉，魚，卵，大豆および大豆製品などを主材料とする料理

主食
炭水化物の供給源であるごはん，パン，めん，パスタなどを主材料とする料理

◉図 6-9　主食・主菜・副菜を組み合わせた食事
(農林水産省：「『食育』ってどんないいことがあるの？」を参考に作成＜https://www.maff.go.jp/j/syokuiku/evidence/togo/html/part 4-3.html＞＜参照 2023-09-12＞)

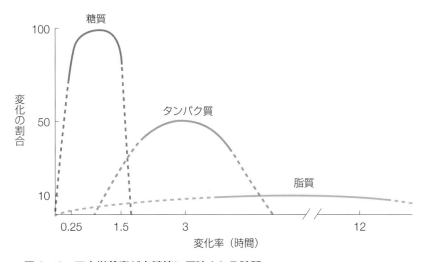

◉図 6-10　三大栄養素が血糖値に反映される時間
(日本糖尿病学会編・著：糖尿病専門医研修ガイドブック　改訂第 9 版．p213，診断と治療社，2023 をもとに作成)

していくことも求められる。

　間食をする際のポイントとしては，食べるタイミングを考えて，寝る前は避け，3 食の食事に加えてみるなどの工夫をするとよい。できるだけ低カロリーなおやつを選び，エネルギー量や糖質の多いものは量を調節する。ひと口で食べてしまわず，ゆっくりと味わって食べる(無意識に食べない)ようにする。

◆ 活動的な生活(運動療法)への援助

　運動は，カロリーの消費，肥満の改善，インスリン抵抗性の改善，体力の

向上，生活の質を高めるなどさまざまな効果がある（◉表6-9）。

● **推奨される運動と強度の目安**　すすめられる運動は，ウォーキング，水泳，自転車などの有酸素運動で，負荷が高すぎない中程度の強度のものが適している。運動強度の中程度を判断する目安に，心拍数を用いる方法がある。年齢や安静時心拍数から運動強度を算出する**カルボーネン法**があり，「（220−年齢−安静時心拍数）×運動強度（％）＋安静時心拍数」で求められる（◉表6-10）。頻度は，週に3日以上行うことが効果的であり，運動をしない日が3日以上続かないようにする。

　運動の実施時間は，脂質代謝の観点からは1回に15〜20分が効果的だが，短時間の運動の繰り返しでも血糖を下げる効果はあり，日常生活でもまめに動くように指導する。運動療法として行う時間は，血糖値が上昇する食後1時間〜1時間半が理想的である。

　前述のような身体活動・運動に加え，レジスタンス運動（筋力トレーニング）も組み合わせることがすすめられる。筋力は，一定の負荷をかけることによって維持・向上する。以前は，高齢者の運動といえば，ウォーキングや健康体操などの心肺機能や柔軟性を高めるような運動が中心だったが，これらの運動だけでは，筋力の低下をくいとめることはむずかしい。そこで，自分の体重やチューブ，ダンベルを利用したレジスタンス運動が推奨されている。週に2回以上，自分の体重を負荷して腹筋，背筋，腕立て伏せなどを行う。ダンベルやチューブ，機械を使って負荷をかけると，より効果的である。

　また，家事などの日常生活行動を積極的にすることも推奨される。厚生労働省では，女性の身体活動が低下しがちなことから，身体活動として運動のみでなく，生活活動を取り入れることを推奨している。強度が3メッツ以上の身体活動を週に計23メッツ取り入れるよう推奨している（◉表6-11）。

● **運動をするときの注意点**　運動を始めるにあたっては，メディカルチェックを忘れずに行うことが重要である。糖尿病の合併症の状態によっては，運動によって狭心症をおこすリスクがあり，腎症・網膜症の状態によっては激しい運動を制限する場合もある。運動を長期に続けるためにも関節などに異常がないことなども確認し，運動療法によって体調をくずすことがないように気をつけなければいけない。運動量は，ウォーキングの場合，1日の歩行量として，1万歩が目安とされている。

　また，運動をするときの注意点として，無理をしないことと，低血糖を防

◉**表6-9　運動療法の効果**

1.　運動の急性効果として，ブドウ糖，脂肪酸の利用が促進され血糖値が低下する。
2.　運動の慢性効果として，インスリン抵抗性が改善する。
3.　エネルギー摂取量と消費量のバランスが改善され，減量効果が期待できる。
4.　加齢や運動不足による筋委縮や，骨粗しょう症の予防に有効である。
5.　高血圧や脂質異常症の改善に有効である。
6.　心肺機能が向上する。
7.　運動能力が向上する。
8.　爽快感，活動気分など日常生活のQOLを高める効果も期待できる。

（日本糖尿病学会編・著：糖尿病治療ガイド 2022-2023．p.53，文光堂，2022 による）

▶表6-10　運動強度の参考心拍数

運動強度	最大	強い	中等度		軽い
割合(%)	100	80	60	40	20
20〜29歳	190	165	135	110	100
30〜39歳	185	160	135	110	100
40〜49歳	175	150	130	105	95
50〜59歳	165	145	125	100	80
60歳以上	155 (26)	135 (23)	120 (20)	100 (17)	80 (13)

▶表6-11　生活活動のメッツ表

メッツ	3メッツ未満の生活活動の例
1.8	立位(会話, 電話, 読書), 皿洗い
2.0	ゆっくりした歩行(平地, 非常に遅い=53 m/分未満, 散歩または家の中), 料理や食材の準備(立位, 座位), 洗濯, 子どもを抱えながら立つ, 洗車・ワックスがけ
2.2	子どもと遊ぶ(座位, 軽度)
2.3	ガーデニング(コンテナを使用する), 動物の世話, ピアノの演奏
2.5	植物への水やり, 子どもの世話, 仕立て作業
2.8	ゆっくりした歩行(平地, 遅い=53 m/分), 子ども・動物と遊ぶ(立位, 軽度)

メッツ	3メッツ以上の生活活動の例
3.0	普通歩行(平地, 67 m/分, 犬を連れて), 電動アシスト付き自転車に乗る, 家財道具の片付け, 子どもの世話(立位), 台所の手伝い, 大工仕事, 梱包, ギター演奏(立位)
3.3	カーペット掃き, フロア掃き, 掃除機, 電気関係の仕事:配線工事, 身体の動きを伴うスポーツ観戦
3.5	歩行(平地, 75〜85 m/分, ほどほどの速さ, 散歩など), 楽に自転車に乗る(8.9 km/時), 階段を下りる, 軽い荷物運び, 車の荷物の積み下ろし, 荷づくり, モップがけ, 床磨き, 風呂掃除, 庭の草むしり, 子どもと遊ぶ(歩く/走る, 中強度), 車椅子を押す, 釣り(全般), スクーター(原付)・オートバイの運転
4.0	自転車に乗る(≒16 km/時未満, 通勤), 階段を上る(ゆっくり), 動物と遊ぶ(歩く/走る, 中強度), 高齢者や障がい者の介護(身支度, 風呂, ベッドの乗り降り), 屋根の雪下ろし
4.3	やや速歩(平地, やや速めに=93 m/分), 苗木の植栽, 農作業(家畜に餌を与える)
4.5	耕作, 家の修繕
5.0	かなり速歩(平地, 速く=107 m/分), 動物と遊ぶ(歩く/走る, 活発に)
5.5	シャベルで土や泥をすくう
5.8	子どもと遊ぶ(歩く/走る, 活発に), 家具・家財道具の移動・運搬
6.0	スコップで雪かきをする
7.8	農作業(干し草をまとめる, 納屋の掃除)
8.0	運搬(重い荷物)
8.3	荷物を上の階へ運ぶ
8.8	階段を上る(速く)

(厚生労働省 e-健康づくりネット:生活活動のメッツ表・運動のメッツ表<https://e-kennet.mhlw.go.jp/tools_physical/><参照 2023-11-09>による)

ぐことがあげられる。体調がわるい，血圧や脈拍がいつもと違うなどと感じる日は無理せずに運動を休み，体調を観察する。血糖が高すぎるときも，運動をすることが危険につながる場合があるため，医師と相談してから開始することが必要である。また，低血糖を予防するために，食前・空腹時の運動は避けたほうがよい。早朝や深夜の運動も好ましくない。薬物療法を行っている人は低血糖の対処ができるよう，運動時にはブドウ糖などを必ず携帯する。また，運動を開始する前，および実施後には準備体操・整理体操，ストレッチなどをし，十分な水分補給を行う。

◆ 薬物療法のある生活への支援

　糖尿病の薬物療法は糖尿病の病態や合併症の有無，患者の生活状況に応じて最も適した方法が選択され，患者がその効果を知ることが内服方法や副作用の管理にいかされる。薬物療法は投与方法によってさらに経口薬療法と注射薬療法にわけられる。それぞれ管理方法だけでなく，注射薬療法は薬剤の使い方の修得が重要となってくる。

▌経口血糖降下薬による治療への支援

● **治療の適応と開始時の支援**　経口血糖降下薬は，食事や運動療法などの生活習慣の見直しをしても血糖値の改善が期待できない場合に開始する。おもには2型糖尿病が適応となるが，すべての経口薬とGLP-1受容体作動薬は妊娠中あるいはその可能性が高い場合には2型糖尿病であっても使用しない。

　治療の切りかえの際は，食事・運動療法の継続上にある治療としてとらえられるよう，食事・運動療法の重要性も伝えることが必要である。患者によっては経口血糖降下薬の導入に対して否定的な感情をいだくこともある。また，食事・運動療法に努めてきた場合，その方法がわるかったのではないかと自責の念にかられる場合もある。このような場合は，これまでの自己管理をねぎらい，新たな治療を取り入れていく時期であるという理解を得る必要がある。このように経口血糖降下薬を導入する際は，患者の状態や反応を把握しながら支援する。

● **薬剤の種類と作用機序**　経口血糖降下薬は，作用機序により**インスリン分泌促進系**と**インスリン分泌非促進系**に分けられる。インスリン分泌促進系はさらに，血糖値の上昇に伴ってインスリン分泌が増加する**血糖依存性**のものと，血糖値の上昇に関係なくつねに膵臓の β（B）細胞を刺激してインスリン分泌を高める**血糖非依存性**のものに分けられる。血糖依存性の薬剤としてはDPP-4阻害薬やGLP-1受容体作動薬などがあり，血糖非依存性の薬剤としてはスルホニル尿素（SU）薬やグリニド薬がある。一方，インスリン分泌非促進系には a-グルコシダーゼ阻害薬，SGLT2阻害薬，チアゾリジン薬，ビグアナイド薬がある。

　多岐にわたる薬剤は糖尿病の病態にそって投与されるため，それぞれの薬剤の性質や効果を患者が理解できるように説明することが重要である。たとえば，a-グルコシダーゼ阻害薬は食後に高血糖がみられるときに糖の消

化・吸収を遅らせて血糖値を是正することや，SGLT2阻害薬は近位尿細管での糖の再吸収を抑制することで尿中に余分な血糖を排泄させ，血糖値が改善されることなどを伝える。

●**服薬管理の支援**　経口血糖降下薬による治療では，さまざまな服用方法や副作用の管理が必要となる。正しい用量・用法をまもることが安全な服薬の管理であり，その自己管理への支援を行う。患者が日常生活のなかで薬の管理を行っていけるよう，食事時間などの生活パターンを聴取し，時間軸にそって書きあらわしながら服用時間を説明すると具体性が増す。また，家庭以外の場で服用する場合は，薬を持参し忘れないようにする工夫が必要である。食後や食直前，空腹時などの服用は，その根拠を伝え，効果的に服用できるよう支援する。

　副作用は，薬剤によって異なるため，特徴的な副作用は事前に伝える必要がある。とくに低血糖は，食事との間隔や活動量によって出現する場合があり，患者の生活パターンから低血糖の予測ができる場合は，運動を避ける時間帯などの具体的な調整方法を伝える。低血糖をおこした場合，患者は強い不安から，治療に対して抵抗を示すこともある。低血糖をおこしたときの状況を詳しく聴取し，その原因が管理上のものであれば，服薬管理の見直しをはかることが低血糖の予防につながる。

　経口血糖降下薬の投与を開始後，血糖値の改善や高血糖に伴う症状の緩和がみとめられた場合は，それをともに確認することで患者が治療の効果を実感でき，その治療の必要性の理解が深まる。

■ 注射薬による治療への支援

　注射薬には**インスリン製剤**と**GLP-1受容体作動薬**，**持効型溶解インスリン**と**GLP-1受容体作動薬の配合注射薬**がある。患者は注射に対して恐怖や不安感をかかえながら治療を導入していく。その気持ちに寄り添いながら，それぞれの注射薬の必要性を理解したうえで，確実に実施できるよう援助する。

●**注射製剤の種類**　注射製剤の形態は，大きく**バイアル型製剤**と**ペン型製剤**に分かれる（◐図6-11）。バイアル製剤は，インスリン用シリンジを用いる。ペン型製剤には，注入器にインスリン製剤をセットして用いる**カートリッジ製剤**と，あらかじめインスリン製剤がセットされている**プレフィルド製剤**がある。ペン型製剤は，ペン型であるため外観がスマートで，携帯に便利である。バイアル型は，注射としては最も基本的なかたちだが，インスリン用のシリンジを用いるため，持ち運びや注射手技が簡便でない。

　そのほか，携帯用小型インスリン持続注入ポンプによって皮下に持続的にインスリンを注入する**持続皮下インスリン注入療法（CSII❶）**がある（◐図6-12）。持続式グルコースモニタリング（CGM）の機能がついたCSIIも導入されている。

●**導入時の心理的支援**　注射療法の導入に伴い，患者は抵抗感をいだくことが多い。「飲み薬ではだめか」などと注射療法に対して十分な理解が得られない場合は，患者の思いを十分に聞いたうえで，糖尿病の状態から食事や

□NOTE
❶**持続皮下インスリン注入療法**
CSII : continuous subcutaneous insulin infusion

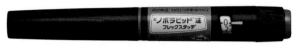

a. ペン型製剤

a. ペン型プレフィルド製剤の例。はじめからインスリン製剤がセットされており，開封直後から使用可能。
b. バイアル型製剤の例。インスリン用シリンジを使って注射する。

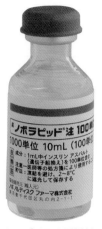

b. バイアル型製剤

◉図6-11　インスリン製剤
（写真提供：ノボ ノルディスク ファーマ株式会社）

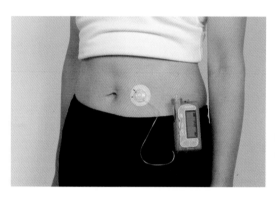

◉図6-12　持続皮下インスリン注入療法（CSII）
携帯用小型インスリン注入ポンプを用いて，皮下にインスリンを持続的に注入する。
（撮影協力：日本メドトロニック株式会社，株式会社八神製作所）

運動療法，経口血糖降下薬での治療では困難なことが理解できるように支援する。注射療法開始後の身体症状や血糖値の変化で，注射薬が効果をあらわしていると感じられることで患者は治療の必要性を実感できるようになる。「自分にできるのだろうか」「痛いのでは」などの注射器使用に対する不安を示す場合には，使用が簡便なペン型製剤や細い針（34 G）を紹介するなどして，不安を少しでも軽減する。このように，注射に対するさまざまな感情を受けとめる姿勢でかかわることが，導入時の最初に必要な援助となる。

●**手技習得の支援**　注射手技の指導は実際に注射器を見ながら説明すると具体性が増す。それぞれの注射器には使用の注意点があり，その根拠を交えて説明する。可能であれば，実際に手に取って使ってもらうと使用感が伝わりやすい。注射手技の指導は，患者の理解力や身体機能，精神的な状態に留意して行う。高齢者で理解力や視力，手指の巧緻性が低下している場合は，一連の手技を一度に説明するのではなく段階を追って説明して混乱を避けること，視力低下を補うために拡大鏡の使用や明るい部屋での使用をすすめること，手指の巧緻性を補うために使用しやすい注射器の選択や補助具を提供するなどの支援が必要になる。さらに，家族の支援や社会的資源の活用を考慮することも重要である。自身の身体に注射することは誰もが緊張すること

である。そのため，まずは練習用のパットに注射し，慣れることから始める。また，実際に注射を行う前に，練習用の注射器で練習することをすすめる。実際の注射時に手がふるえる場合は，看護職者が手をとり支え，少しでも緊張がとけるようにかかわる。

● **注射薬の自己注射の基本**　注射療法を導入する際は手技習得の支援に加え，次のような基本事項についても説明する。

　[1] **注射製剤の保存**　インスリンや GLP-1 受容体作動薬，配合薬の成分はタンパク質である，未使用時は冷蔵庫で，使用中のものは常温で保存する。薬液をセットしたあとのカートリッジ式ペン型注射器および使用開始したプレフィルド式注射器は，水滴がつくなどの故障の原因となるので，直射日光や高温になる場所は避けて常温で保管する。冷蔵庫内でも冷気が強い場所は凍結の可能性が高いため，扉部分に保管するとよい。注射薬を持ち歩く場合は，とくに暑い時期は注意が必要である。車内など高温になる場所に置き忘れることがないよう，気をつける。

　[2] **投与時間**　投与時間は各インスリン製剤の作用発現時間を考慮して決める。食事によって上昇する血糖値を抑制するためのインスリン製剤は食前に投与するが，食事時間と投与時間との間隔に注意しないと低血糖の原因になる。速効型インスリン製剤は発現時間が 30 分のため，投与時間は食事 30 分前となる。超速効型インスリン製剤は発現時間が 10〜20 分のため，投与時間は食直前となる。

　[3] **投与回数と量**　インスリン製剤の投与回数は 1 日 1 回の場合から頻回に注射する場合（強化インスリン療法）までさまざまである。GLP-1 受容体作動薬は 1 日 1 回法や 2 回法，週 1 回法などで使用され，配合注射薬は 1 日 1 回法で用いられるなど，製剤によって投与回数が異なる。投与量も血糖値によって異なり，決められた量を間違えないためにも，紙面に残すなどの対策が必要である。

　[4] **注射に適した部位**　注射に適した部位は，上腕外側部，腹部，殿部，大腿部である（●図 6-13）。インスリンの吸収は部位によって異なり，吸収の早い順に，腹部，上腕部，殿部，大腿部である。注射前後に入浴をしたり，大腿部に注射したのちに大腿部を使った運動をしたりすると吸収が速くなるので注意する。腹部は，吸収速度が安定していることや注射部位の変更に広範囲を選択できることからすすめられる。毎日の注射部位は，指 1 本分，約 2 cm 離して注射するのが原則とされているが，前回の注射部位がわからなくなることや，利き手側や注射しやすい部位などに集中することが多い。同一部位に注射を続けると，脂肪組織の萎縮（いしゅく）・硬結をきたすことがあるので注意する。1 日 1 回投与であれば，カレンダーの曜日にそろえて腹部を 7 分割して位置をずらしていく方法や，1 日の投与回数が多い場合は注射部位を記録に残しながら部位が重ならないようにする工夫が必要である。

　[5] **低血糖の対策**　インスリン製剤や配合注射剤の場合は，作用発現時間と最大発現時間を考慮し，注射と食事のタイミングや運動時間を考慮したり，投与量を間違えないようにしたりなどの注意が必要である。GLP-1 受容体

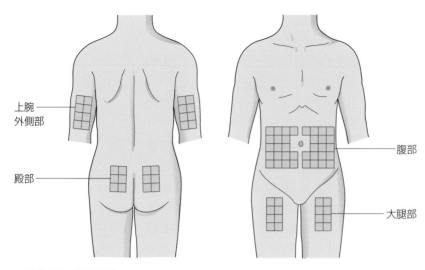

上腕
外側部

殿部

腹部

大腿部

▶**図 6-13　注射部位**

作動薬の場合，インスリン製剤や経口血糖降下薬との併用で低血糖をおこす
可能性があるため，併用薬の作用に注意する。

● **自己注射の手順**　自己注射はおもに次の手順で実施する。

（1）流水のもとで手を洗う。

（2）必要な物品をそろえる：インスリン注射器，専用針，消毒綿，廃棄ボッ
　　クス。

（3）中間型・混合型のインスリン製剤は，使用前に数回程度，上下にゆっく
　　り振り，中に入っているガラス球で均一に混和してから使用する（▶図
　　6-14-①）。製剤によっては，手のひらで水平に転がす。混和がしっかり
　　されていないと薬剤の効果が十分でなくなるため，明るい場所で液を光
　　に通し均一に混和されているか確認しながら行う。

（4）インスリン注射器に注射針を取り付ける（▶図 6-14-②）。

（5）空打ちをし，インスリンが正常に出ることを確認したのち，ダイアルを
　　まわして単位を設定する（▶図 6-14-③）。

（6）指示量のインスリンを皮下注射によって正確に投与する。皮下の脂肪層
　　と筋肉層との間に注射針を穿刺し，注入ボタンを押してインスリンを注
　　入する（▶図 6-14-④）。

（7）注射針は1回ごとの使い捨てであり，使用後はキャップをつけて安全に
　　廃棄する。

● **継続上の支援**　注射薬を導入後も患者が正しく自己管理できているか確
認する必要がある。導入当初は正しい手技であっても，経過とともに手技が
雑になる場合もあり，それが血糖値に影響を及ぼすこともある。手技だけで
なく管理方法も見直す継続的な援助で，患者は安全に治療が継続できる。

■ **血糖自己測定（SMBG）の実施の援助**

　血糖自己測定 self-monitoring of blood glucose（**SMBG**）の目的は，日常生活に
おける血糖値の変動や低血糖の判断や，体調不良時のシックデイルールの判

断に用いて適切な管理につなげることである。実施方法として，指先の毛細血管から血液を採取し，小型血糖測定器で血糖値を測定する方法があり，注射療法中の患者の場合は保険診療内で実施することができる。

　血糖自己測定には血糖値をはかる測定器と針を刺す穿刺器具を用いる。それぞれの使用方法があるため，自己注射よりも覚える手技が多い。おもな実施の手順は次のとおりである。

（1）流水のもとで手を洗う。

（2）必要な物品をそろえる：血糖測定器，血糖測定器センサー，消毒綿，穿刺器具，専用針，廃棄用ボックス，血糖測定ノート

（3）穿刺器具に専用針を装着する。

（4）穿刺部位（指先など）を消毒する。

（5）消毒部位を乾燥させたのち，採血器具で穿刺する（◎図6-15-①）。

（6）センサーに血液を触れさせて，吸引する（◎図6-15-②）。

（7）測定後，結果が表示される（◎図6-15-③）。

（8）消毒綿で止血し，測定結果を記録する。

　注射と同様に，血糖自己測定の必要性を理解したうえで，正しく安全に測定できるよう，患者の理解力や身体機能，精神状態にも注意して手技指導を

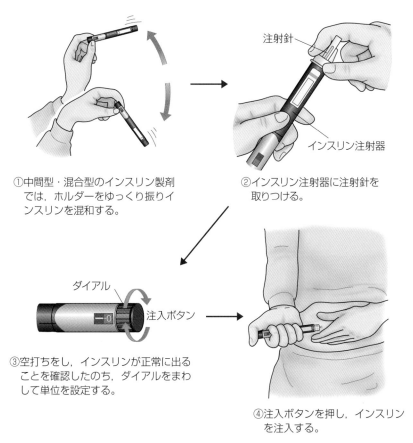

①中間型・混合型のインスリン製剤では，ホルダーをゆっくり振りインスリンを混和する。

②インスリン注射器に注射針を取りつける。

③空打ちをし，インスリンが正常に出ることを確認したのち，ダイアルをまわして単位を設定する。

④注入ボタンを押し，インスリンを注入する。

◎**図6-14　インスリン自己注射の手順（ペン型製剤の例）**

MOVIE

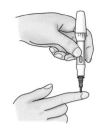
①消毒部位を乾燥させたの
ち，採血器具で穿刺する。

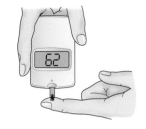
②センサーに血液を触れさせ
吸引する。

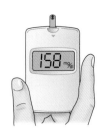
③測定，結果の表示

◉**図6-15　血糖自己測定の手順**

進めていく。

　測定することだけに専念するのではなく，本来の目的をいかせるよう支援する。血糖値は，食事や身体活動および注射手技の正確さなどにより変化する。なぜ通常より高かったのか，低かったのかをふり返ることで，以降の自己管理につなげていくことができるよう支援する。

　血糖自己測定器は，患者が使用するモニタリング用の機器で，医療機関で使用するものとしては精度が不十分であるといわれている。医療従事者では，医療機関用の測定器（POCT機器）の活用が推奨されている。

● **連続式グルコースモニタリング** continuous glucose monitoring（CGM）

　皮下にセンサーを留置して，組織間液中のグルコース濃度を測定する方法で，血糖自己測定では把握しきれない細かな日内変更が明らかとなり，治療にいかすことができる。上腕に付けたセンサーに専用の機器をかざすことで血糖変動を確認できる，間欠スキャン式のCGM（intermittently scanned continuous glucose monitoring〔**isCGM**〕）も広く用いられている（◉図6-16）。

　CGMはインスリン製剤の自己注射を1日1回以上行っている患者には保険診療内で実施できる。CGMの使用においては皮下に留置するセンサーと血糖値を読みとる機械，それぞれの使い方が正しくできるよう指導を行う。CGMのデータはレポートとして表示することができ，測定期間中の血糖変動がグラフ化される（◉図6-17）。このグラフによって，低血糖の危険性や血糖値が目標範囲にどの程度あるのか，血糖値がどのように変動しているのか，血糖値の高低差が大きい時間帯はいつごろなのかといったことが分かる。レポートを使いながら患者が生活から自己管理をふり返り改善点を見つけていくよう支援する。

◆ **検査を受ける患者の看護**

　糖尿病における検査は，糖尿病の診断のための検査，糖尿病の成因分類の検査，糖尿病の経過を評価するための検査，および合併症の診断や評価のための検査などがある。いずれにおいても検査が必要な理由，どのような検査であるかについて十分に説明することが重要である。

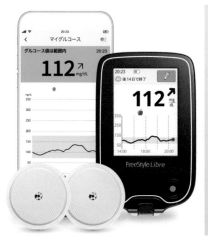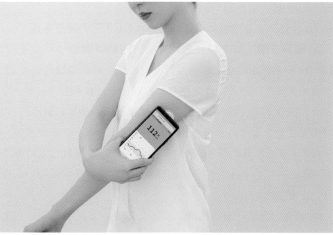

◉**図6-16　isCGM**
（写真提供：アボットジャパン）

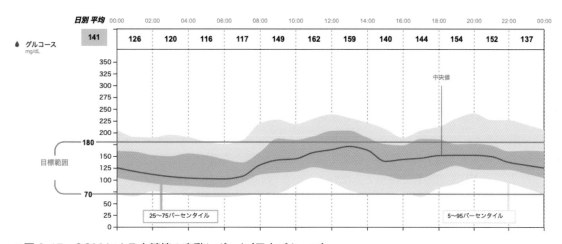

◉**図6-17　CGMによる血糖値の変動レポート（日内パターン）**
（写真提供：アボットジャパン）

▌75g経口ブドウ糖負荷試験（75g OGTT）

● **適応**　75g OGTT は糖尿病の診断に必須の検査ではない。自覚症状など
から明らかな高血糖が推測される場合には，まず空腹時血糖値または随時血
糖値の測定が行われる。著しい高血糖で本検査を行うと，さらに高血糖を引
きおこすので注意が必要である。

　本検査が強く推奨される場合は，空腹時血糖値が110〜125 mg/dL，随時
血糖値が140〜199 mg/dL，HbA1c が6.0〜6.4％の場合（ただし明らかな糖
尿病の症状が存在するものを除く）とされている[1]。

　また，妊娠期には，初診時およびインスリン抵抗性が高まる妊娠中期に随
時血糖値が100 mg/dL 以上の場合や，糖代謝異常の危険因子をもつ場合に
75g OGTT を施行する場合がある。検査の目的を十分に説明し，安全かつ

1）日本糖尿病学会編・著：糖尿病治療ガイド 2022-2023. p.25, 文光堂, 2022.

安楽に検査が受けられるよう援助する。

● **75g 経口ブドウ糖負荷試験(75g OGTT)の検査手順**

　1 **事前準備**　検査の目的・方法・開始時間について十分に説明する。10〜14時間以上の絶食状態で行うため，一般的には前日の21時ごろまでに夕食をすませ，その後は少量の水のみとし，お茶やコーヒーなども飲まないように説明する(内服薬などについては医師の指示に従う)。この検査は2時間程度を要するため，午前9時ごろに開始されることが多い。検査前3日以上は，1日あたり糖質を150g以上含む食事を摂取していることが原則で，食事がとれているか，食事に制限のある検査の予定はないかなどを確認することが必要である。

　2 **検査の実施**　事前に検査の流れについて説明を行い，次の手順で検査を実施する。

　　①空腹の状態で採血を行い，検査する(空腹時血糖値)。
　　②ブドウ糖液(ブドウ糖75gを含む250〜350mLの溶液：トレーラン®G)の飲用を促す。服用の時間は5分以内とする。
　　③検査終了後まで，喫煙・運動は控えるよう説明し，安静が保てるように援助する。
　　④ブドウ糖負荷後30分，60分，120分に採血を行う。採血時間を説明し，時間が遅れることがないようにする。
　　⑤120分後の採血が終了した時点で検査が終了したことを伝え，体調を確認する。
　　⑥検査結果を確認する。また，検査結果について医師から説明されたこと，および説明内容で理解できないことがないかを確認し，必要に応じて説明を加える。

HbA1c

　HbA1cは1，2か月間の平均血糖値を反映する検査で，糖尿病の経過を評価する。血糖管理の指標にも活用されている。注意点は，血糖値の細かな変化は確認できないことや，実際の血糖値と乖離した値になる場合があることであり，患者の状態を把握しながら値を評価する必要がある。

◆ 合併症予防に対する援助

　糖尿病の合併症には**急性合併症**と**慢性合併症**がある。それぞれの特徴を把握して，その予防にはたらきかける必要がある。

急性合併症と予防

　糖尿病の急性合併症には**低血糖**と**糖尿病性ケトアシドーシス**，**高浸透圧高血糖状態**，感染症がある。

● **低血糖**　低血糖はインスリン療法を行っている患者や，インスリン分泌促進薬・速効型インスリン分泌促進薬を内服している患者に，食事量の不足や食事時間の遅れ，アルコールの多飲，過剰な運動の実施，インスリンの過剰投与などでおこる。とくに腎不全患者では薬物の代謝が遅延し，空腹時の糖産生が低下するため低血糖をおこしやすい。自律神経障害のある患者も無

自覚性低血糖がおこりやすいため，注意が必要である。

1 **低血糖の症状**　低血糖の症状は発汗，手指振戦，不安，空腹感，動悸といった交感神経系の症状と，めまい，かすみ目，混乱，異常行動，意識消失，痙攣などの中枢神経系の症状に分類される。低血糖を体験したことがない患者は症状の説明を受けても想像しにくいため，実際に低血糖をおこした人の体験談を伝えると実感しやすい。たとえば発汗の症状については「額だけでなく全身に汗をかいた」との体験談を伝えると，発汗症状は全身に及ぶことの具体性が増す。

2 **低血糖への対応**
①経口摂取が可能であれば，ブドウ糖 10 g または砂糖 20 g やそれに相当するジュースなどの糖質を含むものを摂取する。α-グルコシダーゼ阻害薬を内服中の患者は，吸収が阻害される砂糖ではなく，ブドウ糖を摂取する。
②糖質を摂取し，約 15 分後に自覚症状が改善していなければ，再度同じものを摂取する。
③意識障害があり経口摂取が困難な場合は緊急の対応が必要となる。低血糖は特徴的な症状があらわれるが，必要に応じて血糖測定器などで測定を行う。CGM を使用中の場合，測定されているのは間質液中のブドウ糖濃度であり，血液中のブドウ糖濃度とは同じでないことから誤差が生じるため注意する。

低血糖の対応方法は本人だけでなく家族にも説明し，緊急時の協力を求める。たとえば経口摂取が困難な場合の対応として，グルカゴン点鼻粉末剤の点鼻またはグルカゴン注射液の筋肉内注射を行うので，これらの使用方法を家族に指導することが必要である。また，自動車を運転する場合は，とくに注意が必要である。低血糖を疑った場合はすぐにハザードランプを点灯させ車を停車させたのち，糖質を摂取し，けっして運転を継続しないよう，念を押すことが必要である。

低血糖をおこした患者のなかには，今後の治療に不安を訴え，治療をこばむ人もいるので，低血糖の原因が治療によるものであればその予防に努め，患者が安全に治療にのぞめるよう支援する。

3 **低血糖の予防**　薬物療法中の患者はその管理方法，食事や運動療法のバランスがくずれると低血糖を発症することがある。そのため，低血糖をおこした場合は，これらに原因がないかをふり返る必要がある。運動などの身体活動が多くなるような活動の際は，低血糖にも対応できるように準備する。

低血糖時の備えとして，ブドウ糖や砂糖 10 g に見合った食品を携帯する。持ち歩くためのかばんや財布を用意し，自動車に乗る場合は車内に常備しておくとよい。さらに，糖尿病患者用 ID カード（緊急連絡用カード）を携帯しておくことで，緊急時に周囲の人に糖尿病であることを知らせることが可能になる。

アルコールは肝臓での糖新生を抑制するので，低血糖になりやすく改善もしにくい。また，酩酊状態の場合，低血糖との鑑別が困難になる。とくに薬

物療法中の患者は，低血糖の予防のためにもアルコールは禁止する。

● **糖尿病性ケトアシドーシスと高浸透圧高血糖状態**

　□1□ **糖尿病性ケトアシドーシス**　インスリンの絶対的欠乏状態で，インスリン注射の中止や減量，感染症の発症や手術などによる心身のストレスが加わると発症する。

　著しい高血糖やケトーシス，脱水が特徴で，症状は著しい口渇，体重減少，全身倦怠感，消化器症状である。身体所見は脱水，クスマウル大呼吸，アセトン臭，血圧低下，意識障害などが出現する（○図6-18）。

　□2□ **高浸透圧高血糖状態**　著しい高血糖と脱水により高浸透圧血症をきたし，ケトアシドーシスはあっても軽度である。2型糖尿病をもつ高齢者に多く，感染症や高カロリー輸液，経管栄養，ステロイド薬の投与，手術などによる高血糖が誘因で発症する。身体所見は意識障害，高度脱水，神経症状（痙攣，片麻痺），ショックなどをみとめる。

　□3□ **予防**　糖尿病性ケトアシドーシスや高浸透圧高血糖状態を予防するためには，血糖値のモニターを頻回に確認したり，高血糖による自覚症状や身体所見の出現には十分に注意したりすることで，異常の早期発見に努めることが重要である。

　□4□ **救急時の対応の留意点**　糖尿病性ケトアシドーシス，高浸透圧高血糖状態のいずれも，治療にはインスリン投与や輸液が必要になる。投与時には，投与速度や投与量の調整とともに，症状の観察も重要となる。高浸透圧高血糖状態には医原性のものもあり，糖尿病をもつ人が高血糖をきたしやすい薬剤を使用する場合は，注意が必要である。

● **感染症**　糖尿病をもつ人は細菌に対する抵抗力が低下しているため，尿路感染症や皮膚感染症，呼吸器感染症などの感染症にかかりやすい。感染症による発熱はインスリン拮抗ホルモンを増加させ，インスリン作用不足から

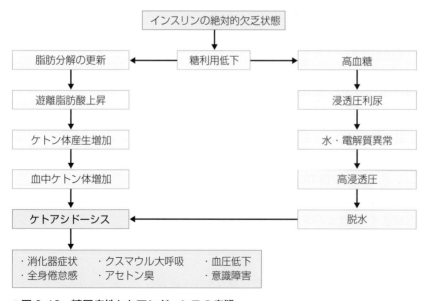

○**図6-18　糖尿病性ケトアシドーシスの病態**

高血糖状態となる。予防のためには血糖マネジメントだけでなく，皮膚や口腔内などの清潔ケアやワクチン接種が推奨される。

このように糖尿病をもつ人が感染症などによる発熱や下痢・嘔吐による体調不良をきたした状態のことを，**シックデイ**という。シックデイのときは血糖値が乱れるため，急性合併症を予防するために状態に応じた適切な対策（シックデイルール）が必要である（○図6-19）。シックデイルールは，インスリン療法中の患者がシックデイで食事ができないとき，インスリン治療を中断しないことや血糖自己測定を頻回に行い血糖値の把握をするなどの対策をすることである。このシックデイルールは，患者だけでなく家族にも指導し，体調不良のときだからこそ家族の協力が得られるようにしておく。

▌慢性合併症と予防

慢性合併症は，高血糖が長期に持続することによって発症の可能性が高くなり，合併症予防のための血糖管理の目標は HbA1c 7.0%未満であることが望ましいといわれている。慢性合併症は大血管障害と細小血管障害とに分かれ，大血管障害には冠動脈疾患，末梢動脈疾患などの**動脈硬化性疾患**があり，細小血管障害には三大合併症といわれる**糖尿病網膜症**，**糖尿病性腎症**，**糖尿病性神経障害**がある。これらの合併症は無症状で進行するため，早期発見のためには，それぞれの合併症に応じて定期的に検査を受ける必要がある。また合併症の存在が明らかになった場合でも，病期に応じた適切な治療を行うことで進行を予防できるため，合併症の状態も検査で把握する必要がある。

● **動脈硬化性疾患（冠動脈疾患，脳血管障害，末梢動脈疾患）**　動脈硬化症の血管内には 粥 腫（プラーク）が蓄積され，糖尿病や高血圧症，脂質異常症，喫煙などによりさらに増大し，冠動脈疾患や脳血管障害を発症しやすい。冠動脈疾患は糖尿病発症前の境界型の時期から発症のリスクが高く，早期から注意が必要である。無症候性の場合もあり，定期的な心電図検査で早期発見に努める。脳血管障害は脳梗塞が多く，再発を繰り返し脳血管性認知症にいたることがある。また，末梢動脈疾患は糖尿病をもつ人に高頻度に合併する

体調不良のときの注意点

風邪をひいて発熱したときや，食欲がないときの状態をシックデイといいます。シックデイのときは，身体にストレスがかかり，血糖値は上がりやすくなります。そのようなときは次のようなことに気をつけましょう。

✓ 安静にして身体を休め保温に努めましょう。
✓ できるだけ消化のよい食事や水分をとりましょう。
✓ インスリンは自己判断で中止しないようにしましょう。
✓ 血糖値をこまめにはかりましょう。
✓ 血糖値が異常に高くなるときは早めに受診しましょう。

○**図 6-19　シックデイパンフレットの例**

とされ，下肢の冷感やしびれ感，皮膚温の低下などに注意して観察する。これらの動脈硬化性疾患の発症を予防するために，血糖マネジメントだけでなく，血中脂質や血圧のコントロール，禁煙指導を行う必要がある。

● 糖尿病網膜症　糖尿病網膜症の病期は正常の状態も含めると4期に分類され，自覚症状なく進行する。糖尿病連携手帳❶にある眼科のページを活用しながら病期に応じた定期受診の重要性を説明する必要がある。また，糖尿病網膜症は，血糖マネジメント以外に血圧の管理も重要である。

● 糖尿病性腎症　糖尿病性腎症の病期は5期に分類される。腎症も自覚症状なく進行するため，定期的な検査で早期発見する必要がある。とくに微量アルブミン尿の検査は，陽性であれば腎症の第2期と判断でき厳格な血糖管理と血圧管理で，その量を減らすことが可能になる。しかし，進行すれば持続性タンパク尿が出現し，腎症3期に進行する。この時期からは食事療法にタンパク質制限が加わり，血糖や血圧管理がより厳格となる。腎症4期はタンパク質制限と，状態に応じてカリウム制限の食事療法が必要になり，厳格な血糖，血圧管理も継続していく。腎症5期はさらに腎症が進行し，透析療法が必要な時期になる。このように病期に応じた治療が必要となることから，腎症の状態を適切に把握することが重要である。

● 糖尿病性神経障害　糖尿病性神経障害には多発神経障害と単神経障害がある。多発神経障害は下肢遠位部から左右対称性に出現する感覚障害・運動神経障害や自律神経障害が，単神経障害は単一神経麻痺が出現する。感覚障害は，自発痛と異常知覚（ジンジン・ビリビリなどのしびれ感，足底の違和感，冷感など）があり，そのほかに手足の感覚喪失（振動覚，触覚，温度覚）がある。自発痛が出現する有痛性神経障害は，痛みによる睡眠障害をきたすことがある。自律神経障害は起立性低血圧や無自覚性低血糖，胃無力症，便秘，下痢，排尿障害，発汗異常，勃起障害など多発性に障害があらわれ，それぞれの症状に対する対処が必要になる。単神経障害としては外眼筋麻痺や顔面神経麻痺があらわれ，複視や目が閉じない，口角が垂れ下がるなどの症状が出現するので，患者の不安は大きい。糖尿病性神経障害の発症を予防するためには，血糖マネジメントや禁煙指導が重要である。

● 足病変とフットケア　糖尿病性神経障害による足の知覚異常により気づかないうちに足部に外傷を負っていることがあり，さらに下肢血流の循環障害があると小さな外傷でも治癒しにくく悪化することがある。壊死あるいは壊疽にいたると，切断を余儀なくされることがある。足病変のハイリスク状態（◯表6-12）にある場合は，足部を日ごろから観察しケアするフットケアが必要である（◯図6-20）。そのためには，まず患者に糖尿病性神経障害があり足病変がおこりやすいことや，痛みを感じにくい状態であることの理解を促すことが重要である。

　フットアセスメントでは，足部の視診を足背から足底まで順次行い，足底などは鏡を使い観察する。視力障害がある患者は自身で観察が困難なため，家族にも観察方法を説明し，協力を得る。次にベッドサイドでの検査も行い，血流状態や神経障害の有無を観察する（◯表6-13）。

NOTE
❶糖尿病連携手帳
　糖尿病地域連携パスに従い，円滑に質の高い糖尿病診療が受けられるように，日本糖尿病協会が作成した患者用手帳。検査結果や治療内容などが記載される。

◉表6-12　足病変のハイリスク状態

1. 末梢神経障害がある。	6. 足の衛生保持が不十分。
2. 末梢循環障害がある。	7. ヘビースモーカーである。
3. 視力障害がある。	8. 腎障害で透析を受けている。
4. 血糖管理が不十分。	9. 高齢者のひとり暮らし。
5. 職業上, 外傷を受ける機会が多い。	10. 足病変の既往がある。

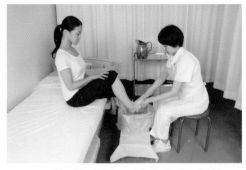

a. 足浴の様子(外来など座位が可能な場合)

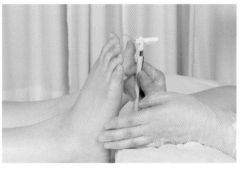

b. フットアセスメント(タッチテスト)

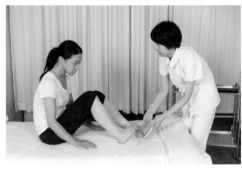

c. フットアセスメント
(鏡を用いて患者とともに確認)

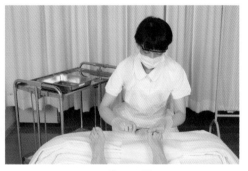

d. 爪切りの様子

◉図6-20　フットケア
フットアセスメントでは, ほかにアキレス腱反射や振動覚, 動脈触知などが行われる。アセスメント後, 爪や角質のケアをしたのち, 保湿クリームを塗付する(動画参照)。

MOVIE

　これらの観察や検査を行うことで個別性のあるフットケアの説明ができ, 足病変の予防につながる。足病変予防のためには, 次のことに留意して説明を行う。

　1 足の観察　素足になり足をいろいろな方向から見て異常がないかを観察する(◉表6-13)。異常徴候がみられるときは, すぐに看護師に相談するよう説明する。白癬症があるときは, すぐに治療を開始する。

　2 足の清潔　趾間部も清潔にする。足を洗ったあとは, 乾燥予防のために保湿クリームを塗布する。趾間部は, 白癬予防のために塗布しない。

　3 爪切り　爪は深爪しないように整え, 爪の異常をみとめた場合は看護師に相談するよう説明する。高齢で手指機能が低下している場合や視力低下のある場合は, 自分で行わずに, 家族や看護師に相談するよう説明する。

◖**表6-13 ベッドサイドでの足の観察点**

観察部位・方法		観察内容
部位	足の外観, 足趾	左右のバランスや変形の有無
	皮膚	乾燥・脱毛・浮腫・白癬症・外傷・潰瘍・炎症の有無
	趾間部	白癬症の有無, 潰瘍や炎症の有無
	爪	爪の形や厚み, 白癬・変形・陥入爪・深爪の有無
	足底, 内側, 外観	皮膚の色・かたさ, 乾燥・ひび割れ・鶏眼・胼胝・外傷の有無
方法	動脈触知 (足背動脈, 後脛骨動脈, 膝下動脈)	触知できるか 左右差がないか
	アキレス腱反射	アキレス腱に打腱器をあてて指先の反応を確認する。
	振動覚	音叉を足の内果にあてて振動が感じなくなるまでの時間を測定する。
	タッチテスト	モノフィラメントを足のテストポイントにあててその感覚を確認する。

◖**表6-14 靴選びのポイント**

1. 足の甲が圧迫されない。
2. 踵のカーブが足の形に一致している。
3. 踵があまり高くない。
4. つま先があたらず締め付けがない。
5. サイズの調整がしやすいよう, 面ファスナーやひもがある。

　④**靴の選択**　足のサイズと形に合った靴(◖表6-14)を選ぶよう説明する。また素足は避け必ず靴下を着用するよう習慣づける。

　⑤**暖房器具の注意点**　熱傷・低温火傷を防ぐため, 暖房器具は皮膚から離す。

◆ 手術を受ける患者の看護

　周術期の患者は手術のストレスによりインスリン拮抗ホルモンが増加し高血糖状態になりやすい。高血糖状態は感染のリスクが高くなり, 創傷治癒が遅くなる。さらに周術期は絶食になったり, 食事が開始されても摂取が困難であったりと安定しない状態も血糖管理に影響する。糖尿病をもつ人が手術を受ける際には, 手術侵襲に伴う身体的・心理的な変化に応じた援助に加え, 血糖マネジメントのための援助, および, 高血糖状態におこりやすい手術合併症予防に対する援助が必要となる。

● **手術前の援助**　糖尿病の病型(1型・2型・妊娠糖尿病・その他), 罹病期間と合併症の状態(長期に罹患している場合には合併症が進行している可能性が高い), 治療内容(食事療法のみか, 薬物療法も行っているのか, インスリン療法の内容), 血糖マネジメント状態などを把握し, 治療計画をたてる。

　周術期は, 空腹時血糖値100～140 mg/dL, または食後血糖値160～200 mg/dL, 尿ケトン体陰性の状態を目標とする。目標の状態にしていくために計画的に治療を進めていくことと, 内服治療を行っている患者にはインスリン治療への変更の説明とその指導が重要である。

● **手術後の援助**　術後は手術侵襲に伴うストレスなどにより血糖管理が困難になりやすい。安定して経口摂取ができるようになるまでは輸液が投与されるため，高浸透圧高血糖状態を予防するためには血糖値への影響を観察する必要がある。インスリン治療は，時間ごとに血糖測定を行い，測定値によりインスリン単位数を調整するスライディングスケール法や，インスリンを持続注入し，血糖値に応じて注入量を調整する治療法がある。いずれの治療法も，血糖測定時間やインスリン投与量の調整を確実に行っていくことが重要である。さらに感染対策として，創部の観察や清潔保持，呼吸器合併症予防のための口腔ケア，ドレーンチューブの管理や排液の観察なども重要である。

2 脂質異常症患者の看護

　厚生労働省の「平成 29 年患者調査」によると，日本において脂質異常症をもつ人は 220 万人以上と推定されており，年齢階級別受診率をみると 40 歳代後半から急激に上昇している。若年期からのライフスタイルの影響が，壮年期に脂質異常症としてあらわれているとみられる。若年期から的確な保健指導を実施し，体重管理，危険因子の管理が継続できるような食生活と身体活動の具体策を提案することが望ましい。

1 患者の特徴

　脂質異常症そのものは症状をほとんど示さないことから，健康診断やほかの疾患の検査・治療によって指摘されることが多い。脂質異常症をもつ人は肥満や糖尿病などのリスクをあわせもっていることがあり，その場合は動脈硬化性疾患のリスクが高くなる（◉ 163 ページ，「脂質異常症」）。そのため，検査値の異常を指摘されたときから，食生活や日々の身体活動などを見直し，より健康なライフスタイルに変化させることが求められる。

2 アセスメント

　脂質異常症の程度，および動脈硬化性疾患とその危険因子の保有状況，脂質異常症の進行につながる食生活や日々の身体活動などのこれまでのライフスタイルを明らかにする。とくに具体的な食事内容を把握する方法としては聞きとり，食事記録，質問表などがあり，対象者の状況や希望によって決定する。食事記録は対象者に負担が大きいが，対象者の協力が得られる場合は，対象者の記憶に依存しないため精度が高く，使用されることが多い。また，脂質異常症には家族性の高コレステロール血症などのように遺伝の関与がみられたり，甲状腺機能低下症などによる二次性発症もみられたりすることから，対象者の既往歴・家族歴・随伴症状などについては十分に話を聞く。

● **対象者の語りを傾聴する**　対象者が感じている問題や感情，経験を理解するために，外来や地域で対象者が安心して話せる環境を設ける。人々は病気を指摘されることで「健康である自分」と「病気である自分」を比較して

ネガティブな自己評価をしてしまい，その結果，自尊感情が低下する可能性もある。したがって，脂質異常症を指摘されたときや現在の思いを傾聴することで，対象者がどのような病（やまい）の経験をしているのか，どのような自己評価をしているのかを理解する。

　また，対象者が健康行動として実践していることや工夫していること，困っていることなどを傾聴することで，対象者の脂質異常症に対する理解やイメージ，健康の維持増進のための考え，行動を続けるために妨げになっていることなどの情報を収集し，脂質異常症の管理に影響する因子をアセスメントする。

◆ 主観的データ

(1)病気についての認識：脂質異常症を指摘されたときの思い，医療職からどのような説明を受けたか，生活においてどのような工夫をしているか（薬の服用を含む），など。

(2)食生活：1日の平均的な食事パターン（食事時間と食事の内容），食事の準備や摂取における困難点，脂質や糖質の多い食品の好み・摂取状況，間食や外食の必要性や状況，食行動の特徴（早食いなど），飲酒習慣（好み・摂取状況）

(3)身体活動：1日の平均的な身体活動パターン（いつ，どのような身体活動をしているか），特定のスポーツの実施状況

(4)ストレスとコーピング：日々どのようなストレスを感じているか，対処方法で工夫していること，ストレスの対処での困難点

◆ 客観的データ

(1)身体的アセスメント
　　①バイタルサイン：とくに高血圧（130/85 mmHg 以上）の有無
　　②肥満の程度：身長・体重・肥満度（BMI）
(2)血液検査データ（脂質異常症の診断基準については，● 170 ページ，表5-23）

---

plus	「言いづらさ」をふまえた支援

　慢性の病（やまい）においては，他者への「言いづらさ」が存在する。「言いづらさ」は，本人の認識にかかわらず，「言わない」「言えない」「言いたくない」といった「言う」ことに抵抗や苦痛が生じている状況を意味し，他者への気づかい，傷ついた体験，仕事への影響の懸念，病気の理解がむずかしい，言葉が見つからない，社会的偏見との遭遇などとともにいだかれるとされる。それをふまえ，慢性の病（やまい）をもつ人をケアするときは，以下のことが重要となる。①慢性の病（やまい）における本人・家族の個人史の重要性に気づく。②「言いづらさ」の先行体験や帰結について知る。③本人・家族の語りを傾聴する「時と場」を日々のケアに取り入れる。④「大切にされている」という思いを本人・家族がいだくことができるように配慮する。⑤健康生活をみずからつくることができるように支える。⑥自身のケアのふり返り（reflection）を行う[1]。

---

*1 黒江ゆり子編：クロニッククイルネスにおける「言いづらさ」と実践領域モデル．みらい，2022.

（3）既往症や併存疾患の状況

　①冠動脈疾患，糖尿病，慢性腎臓病（CKD），脳梗塞（おもにアテローム血栓性脳梗塞），末梢動脈疾患（PAD）の既往とその重症度，②耐糖能異常：空腹時血糖（110 mg/dL 以上）。

　冠動脈の動脈硬化は高血圧・脂質異常症・糖尿病といった危険因子の累積によって促進される。冠動脈疾患の既往を有する対象者のなかでも，急性冠症候群，家族性高コレステロール血症，糖尿病，アテローム血栓性脳梗塞（明らかなアテロームを伴うその他の脳梗塞）の4病態を合併する場合には，とくに発症リスクが高いため，厳格なコントロールが必要となる。

3 看護目標

（1）脂質異常症を指摘されたときの思いや現在の思い，および自身が工夫していること，困っていることなどを語ることができる。

（2）脂質異常症のコントロール・マネジメントが，健康状態の改善と合併症の予防につながることを理解する。

（3）血圧や体重，血糖値などのモニタリングの重要性を理解し，継続的なセルフモニタリングができる。

（4）定期的な受診を継続できる。

（5）食生活の改善や自分に適した身体活動の継続のための方法を，必要に応じて医療者に相談しながら自分自身で決定できる。

4 看護活動

　動脈硬化性疾患の既往や高血圧，糖尿病といった動脈硬化の危険因子をあわせもっている人は，血圧や体重，血糖値などのセルフモニタリングが継続できるよう支援する。また，薬物療法が開始された場合は，長期的に脂質異常症の進行や動脈性疾患の発症予防につながることを説明し，医師や薬剤師，管理栄養士などと連携しながら受診行動が継続できるように支援する。

● **セルフマネジメントに必要な学習を支援する**　看護師は，脂質異常症のコントロール・マネジメントへの取り組みに対して「自立性」を高めることを目的とし学習支援を行う。「○○してください」など，一方向的な情報の提供やライフスタイルの変更の指示ではなく，対象者自身が健康なライフスタイルへの変更の必要性に関心をもち，主体的に取り組めるように促すかかわりが必要である。そのためにも看護師には，対象者の身体状態だけでなく，家族関係や社会的役割などの生活背景，対象者の価値観・人生観を理解し，対象者が望むセルフマネジメント方法を決定できるような支援が求められる。

● **セルフモニタリングを習慣づける**　セルフモニタリングは，自身が行う予防的および治療的なセルフケア活動を修正・改善するために有効である。血圧や体重，血糖値，服薬状況，運動量，食事内容などを自己管理ノートやウェアラブル端末などを用いて記録する。負担にならない方法を選択できると継続しやすい。看護師は対象者が長期にわたって予防的および治療的なセルフマネジメント行動を自律して継続できるよう支援する。

● **食生活の援助**　食生活の欧米化に伴って，脂質異常症は増加傾向にある。食生活の改善はライフスタイルの見直しの柱であり，摂取エネルギーの適正化と適正なバランスでの栄養素の摂取が推奨される。タンパク質や脂質を肉類や卵よりも魚や大豆製品からとる，コレステロールとアルコールの摂取を制限する（○表6-15），食物繊維を多く含む食品の摂取を増やすなど，食習慣の改善をすすめる。

食生活のアセスメントをふまえて，摂取エネルギーが適正か，栄養素のバランスがとれているか否かを判断し，過不足があれば，是正のためにどのような具体的行動が可能かを対象者と話し合う。また，必要性を見きわめながら，家族，とくに調理を担っている人の協力が得られるようなはたらきかけも行う。それぞれの生活のなかで具体的に取り組めるように動機づけを行い，より実行しやすい方法をともに考えるなど継続的に支援することが求められる。

1 肥満を伴う場合　肥満者では，目的なく食べる，早食い，食べたことを意識しないなど食行動に問題がある場合が多い。食行動を記録することで，過剰摂取❶を認識できるよう支援する。通常，目標体重に体重維持エネルギーをかけて1日の摂取エネルギーを決定する（○詳細は179ページ，「肥満症の治療」）。

2 動脈硬化を予防する食事　脂質異常症をもつ人への食生活の援助は，動脈硬化性疾患の予防にも有効な The Japan Diet（○173ページ）が推奨される。動脈硬化を予防する食事について日本動脈硬化学会は，○表6-15 のようにまとめている。

▭ NOTE

❶エネルギー摂取量がエネルギー消費量を上まわると過剰なエネルギーは脂肪として蓄積され過体重（肥満）となる。体重1kgの増減は6,000～7,000 kcal のエネルギーの蓄積・消費に相当する。1日 250 kcal 程度の過剰摂取で1か月に約1kg体重が増える計算になる。

○**表6-15　動脈硬化性疾患予防のための食事指導**

1	過食に注意し，適正な体重を維持する。
	●総エネルギー摂取量(kcal/日)は，一般に目標とする体重(kg)×身体活動量(軽い労作で25～30，普通の労作で30～35，重い労作で35～)を目ざす。
2	肉の脂身，動物脂，加工肉，鶏卵の大量摂取を控える。
3	魚の摂取を増やし，低脂肪乳製品を摂取する。
	●脂肪エネルギー比率を20～25%，飽和脂肪酸エネルギー比率を7%未満，コレステロール摂取量を200 mg/日未満に抑える。 ●n-3系多価不飽和脂肪酸の摂取を増やす。 ●トランス脂肪酸の摂取を控える。
4	未精製穀類，緑黄色野菜を含めた野菜，海藻，大豆および大豆製品，ナッツ類の摂取量を増やす。
	●炭水化物エネルギー比率を50～60%とし，食物繊維は25 g/日以上の摂取を目標とする。
5	糖質含有量の少ない果物を適度に摂取し，果糖を含む加工食品の大量摂取を控える。
6	アルコールの過剰摂取を控え，25 g/日以下に抑える。
7	食塩の摂取は6 g/日未満を目標にする。

[注]一般に目標とする体重は18歳から49歳：[身長(m)]²×18.5～24.9 kg/m²，50歳から64歳：[身長(m)]×20.0～24.9 kg/m²，65歳から74歳：[身長(m)]²×21.5～24.9 kg/m²，75歳以上：[身長(m)]²×21.5～24.9 kg/m²とする。

（日本動脈硬化学会編：動脈硬化性疾患予防ガイドライン2022年版. p.101, 動脈硬化学会, 2022 による）

また，具体的には以下のことに留意した食生活の改善を推奨する。

- コレステロールは，鶏卵や魚卵などの卵類，肉類，レバーなどの内臓類に多く含まれている。1回に食べる量や食べる頻度を控える。
- n-3系多価不飽和脂肪酸は必須脂肪酸の一種で，調理油などに含まれているα-リノレン酸，青魚類の脂肪に多く含まれるイコサ（エイコサ）ペンタエン酸（EPA）やドコサヘキサエン酸（DHA）などがある。日本動脈硬化学会は，トリグリセリドの低下を目的に，n-3系多価不飽和脂肪酸のうち魚油摂取量を増やすことを推奨している。食事による魚油の摂取を増やすことを提案する。
- トランス脂肪酸は，マーガリンやショートニングなどを使った食品や洋菓子や工場生産された揚げ物などに含まれている。揚げ物類やスナック菓子，洋菓子類の過剰摂取は控える。
- 血中コレステロールを上げる動物性脂質（飽和脂肪酸）は，肉類の脂身や鶏肉の皮，ラード，バター，乳脂肪，ココナッツミルクなどに多く含まれるため摂取を控える。
- 繊維製食品はコレステロールの吸収を抑制することから，野菜や海藻，大豆製品などの摂取を増やす。
- 果糖，ショ糖は食後の高脂血症を悪化させることが知られており，高トリグリセリド血症がある場合には，主食や菓子類，甘い果物，ジュースなど糖質を多く含む食品の摂取量を控える。

③飲酒習慣改善の支援　また，アルコールの摂取量は1日25gまでを目安とし，休肝日を設けるなど多量飲酒が控えられるよう支援する。アルコール20gに相当するアルコール飲料ごとの量を○表6-16に示す。個々の飲酒習慣によって個別化をはかる必要があるが，肝疾患や合併症などがある場合は禁酒が望ましい。アルコールの過剰摂取が心身や社会生活に及ぼす影響の学習，自身の飲酒習慣のふり返り，減酒の目標設定を支援し，定期的に減酒の取り組み状況を確認しながら目標を見直し飲酒行動の改善につなげる。

● 身体活動の援助　高血圧や糖尿病などの合併症を有する個人および高齢者では，運動の制限や中止が必要な場合もあるため，運動前のメディカルチェックおよび主治医の運動処方，個人の運動機能などを考慮し，適切な運動強度や量，頻度を指導する。厚生労働省は2013年，「健康づくりのための身体活動基準2013」および「健康づくりのための身体活動指針（アクティブガイド）」を策定しており，まずは「プラステン（＝今の生活に10分の運動時間を加える）」から始め，成人では中強度（3〜5.9メッツ）以上の活動を1

○表6-16　アルコール20g程度に相当する酒類

酒類	ビール（中瓶1本500 mL）	清酒（1合180 mL）	ウイスキー・ブランデー（ダブル60 mL）	ワイン（2杯弱200 mL）	チューハイ（100 mL あたり）
アルコール度数	5%	15%	43%	12%	3〜9%
純アルコール量	20 g	22 g	20 g	20 g	2.4〜7.2 g

日 60 分，週 23 メッツ・時（メッツと時間との積）以上行うことを目標としている。脂質異常症をもつ人を支援するときも，この基準を参考にして計画の作成や指導などを行う。

　また，レジスタンス運動の併用の効果も報告されており，禁忌でない場合は週に 2〜3 回の実施が推奨される。現在の身体活動量・運動習慣を確認し，とくに運動習慣がなければ徐々に軽い運動や短時間の運動から実施することが推奨される。

　有酸素運動は，必ずしもトレーニングウエアに着がえて行うというものだけではなく，通勤や買い物などの日常生活のなかで定期的，規則的に取り入れられる運動を実行するなど，活動度を高める工夫をする。また，身体活動量を高めるために，休憩時間に少し遠くのトイレまで歩く，階段を積極的に利用する，立ち歩く用事をつくるなど，いまよりも座って過ごす時間を減らし，立位・歩行活動の時間を増やす。スマートフォンなどの歩数計機能の利用は自身の身体活動を手軽に確認する楽しみにつながることがある。身体を動かす趣味や好きな運動種目で仲間をつくることや，運動指導者をつくることも継続性を高める。ゲーム性の高い方法を採用する工夫も有効である。運動の効果は検査値などで示し，モチベーションの維持をはかる。

● **薬物療法を実施する際の援助**　食生活や身体活動を見直しても脂質コントロールが不十分な例では薬物療法が選択される。薬物治療開始後は薬剤の効果，副作用，飲み忘れに注意するように説明する（一般には最初の 3 か月は毎月，そのあとは少なくとも 3 か月ごとの検査が望ましい）。

● **定期的受診継続への支援**　脂質異常症の管理においては日常的な自己管理に加え，健康診断や，必要に応じて血液検査を受けるなどの受診行動を継続することも重要である。とくに，糖尿病や高血圧など併存疾患がある場合は，厳格な LDL コレステロールのコントロールと血糖や血圧の管理が動脈硬化性疾患の発症リスクを抑制することが報告されている。

　看護職者は脂質，血糖値，血圧など総合的に自己管理状況を確認しつつ，医療職者によるフィードバックの重要性を伝えるなどして継続的な受診行動を支援する。

3　肥満患者の看護

● **肥満症の特性**　肥満とは体脂肪組織に脂肪が過剰に蓄積し，BMI≧25 のものをいう。肥満は，成因によって，基礎疾患がなく原因不明の原発性肥満（単純性肥満）と，肥満を一症候とする基礎疾患が存在する二次性肥満に分類される。肥満症は，「肥満に起因ないし関連する健康障害を合併するか，その合併が予測され，医学的に減量を必要とする疾患」と定義されている（◉ 176 ページ）。

● **肥満への対策と近年の動向**　世界保健機関（WHO）は肥満予防の「食事，運動，健康に関する世界戦略」を 2004 年に採択しており，肥満はグローバルな課題となっている❶。

◻ NOTE
❶ 肥満は 2020 年以降に流行した新型コロナウイルス感染症（COVID-19）においても重症化因子として注目された。

近年，わが国では，高度肥満症を対象として外科療法が保険収載されたり，2021 年には新たな肥満症治療薬が登場したりするなど，肥満症の診療を取り巻くさまざまな進歩がみられている。

1 患者の特徴

● **身体的特徴**　肥満症では，耐糖能障害，高血圧，脂質異常症，高尿酸血症を合併することが多く，動脈硬化性疾患を発症しやすい。また，変形性膝関節症や変形性脊椎症などの運動器疾患，閉塞性睡眠時無呼吸症候群 sleep apnea syndrome（SAS）を合併することが多い。

● **心理・社会的特徴**　肥満や肥満症の発症には，ほかの慢性疾患と同様に遺伝的な要因，生育や発達における要因，社会的要因などさまざまな要因が関係する。しかし，社会では食習慣など個人の生活上の要因が必要以上に問題視される傾向があり，肥満者は健康上の問題をこえて，しばしば「自己管理能力が低い」という偏見にもさらされる。そのため，肥満や肥満症をもつ人々は，社会の認識不足や誤解に起因するスティグマに苦しむことが多く，それらは生活の質（QOL）の低下につながる。このような社会的スティグマに加え，肥満を自分自身の責任と考える個人的スティグマ（セルフスティグマ）も存在し，医療者の認識との間に差が生じやすい。このような肥満者に対するスティグマは，心理的負担や社会的不利益をもたらすだけでなく，「自己管理の問題であって，医療を受ける対象ではない」という誤った理解を引きおこし，適切な治療の機会が奪われることにもつながる。医療者は，肥満症は適切な治療で改善することを伝え，適切な治療を継続して受けられるようにする必要がある。

また，肥満症の人々はこうした社会文化的・心理的な影響や代謝に関する問題などが複雑に絡み合い，生活リズムが乱れていることが多い。そのため，いったん減量に成功し健康障害の改善がみられてもリバウンド❶しやすく，再悪化しやすい。リバウンド防止のためには，対象者のパーソナリティを把握し，食事，運動などライフスタイルを変更する行動を促すための支援が重要となる。

2 アセスメント

肥満の程度の判別，2 型糖尿病，脂質異常症，高血圧，高尿酸血症・痛風，冠動脈疾患などの肥満に起因ないし関連する健康障害の保有状況，体重増加に関連するこれまでのライフスタイル，減量によるストレス，環境や人間関係上のストレス，ボディイメージの変化に伴う精神的苦痛，肥満に関するスティグマなどの心理的な負担を明らかにする。

◆ 主観的データ

（1）病気についての認識：肥満・肥満症について医療職からどのような説明を受けたか，生活においてどのような工夫をしているかなど
（2）ボディイメージ：身体の変化についてどのように感じ，考えているか，

□ **NOTE**
❶ **リバウンド** rebound
　元来ははね返りを意味するが，肥満におけるリバウンドは，減量した後に，減量開始前の体重に戻ってしまったり，以前より体重が増えたり，体脂肪率が増加することを意味する。減量とリバウンドを繰り返すと体重のコントロールが一層むずかしくなるとされている。

自己の身体をどのようにみているかなど

(3) 食生活：1日の平均的な食事パターン（食事時間と食事の内容），食事の準備や摂取における困難点，脂質や糖質の多い食品の好み・摂取状況，間食や外食の必要性や状況，食行動の特徴（早食いなど），飲酒習慣（好み・摂取状況），砂糖入り甘味飲料の量，アルコールの種類と量・摂取状況，外食の利用状況，どのようなときに食べたくなるか，食費で経済的負担が生じているかなど

(4) 身体活動：1日の平均的な身体活動パターン（いつ，どのような身体活動をしているか），特定のスポーツの実施状況，肥満による日常生活への影響

(5) 睡眠・休息：覚醒時あるいは日中の疲労感，就寝時間や起床時間，入眠困難，覚醒回数などの睡眠状況と休息のとり方

(6) 役割・関係：仕事などの社会的な役割と家族役割，および地域社会や家族との関係やコミュニケーションの状況

(7) ストレスとコーピング：日々どのようなストレスを感じているか，ストレスへの対処方法で工夫していること，ストレスの対処での困難点

◆ 客観的データ

(1) 身体的アセスメント
①バイタルサイン：とくに高血圧（130/85 mmHg 以上）の有無
②肥満の程度：身長・体重・肥満度（BMI）・ウエスト周囲長（● 179 ページ，図 5-39）

(2) 肥満に起因ないし関連する健康障害の有無と程度：耐糖能障害（2型糖尿病・耐糖能異常など），脂質異常症，高血圧，高尿酸血症・痛風，冠動脈疾患，脳梗塞・一過性虚血発作，非アルコール性脂肪性肝疾患，月経異常・女性不妊，閉塞性睡眠時無呼吸症候群・肥満低換気症候群，運動器疾患（変形性関節症：膝関節・股関節・手指関節，変形性脊椎症），肥満関連腎臓病

(3) 服用中の薬物：糖尿病治療薬，向精神薬，抗うつ薬，ステロイド薬などは，空腹感や食欲亢進作用を伴うことがある。

(4) 合併症に関する検査データ：血圧，心電図検査，血液検査など

3　看護目標

(1) 減量の必要性を指摘されたときの思いや現在の思い，および自身が減量のために工夫していること，困っていること，ボディイメージなど気持ちや考えを語ることができる

(2) 減量が健康障害の予防につながることを理解する。

(3) 減量のためのライフスタイルの変更とマネジメントの具体策を決め，開始できる。

(4) 日々感じているストレスの内容と対処行動について語り，家族や医療職者と対処方法を話し合うことができる。

4　看護活動

　看護活動においては摂取エネルギーを減らすことに重点をおいて減量を目ざすだけではなく，食のたのしさを共有しつつ，身体活動なども含めたライフスタイルを変化させることに重点をおく必要がある。体重増加の原因となる行動に本人が気づき，改善していけるよう支援していく。

● **セルフマネジメントへの支援**　ライフスタイルの見直しには，対象者が自身の生活を把握することが大切であり，モニタリングと記録がその基本となる。生活については，**グラフ化生活日記❶**を対象者に記録してもらうとよい。記録には負担が生じるため，対象者が「これなら記録できそうだ」と選択できるよう記録例を複数示して動機づけをする。

　また，肥満症の人は，体重が増えたことを責められたり自分の責任と感じたりする心理的負担から，体重測定を避けたり，習慣化していない場合がある。対象者が安心して体重測定ができるよう，測定場所，時間，方法，回数などを対象者と一緒に検討する。測定記録は紙面記録だけではなく，スマートフォンアプリやウェアラブル端末など対象者が取り入れやすい方法の情報を提供する。体重記録は，糖尿病や高血圧，脂質異常症などの検査値とあわせてふり返ると本人が自身の状態を把握しやすく，習慣づけにつながりやすい。

　ライフスタイルを変更するための方法を行動に移しはじめたら，減量による体型変化や，健康指標の改善を肯定的に受けとめられるようなはたらきかけを行う。

● **健康な食への援助**　過度な減量はリバウンドにつながることが多いので，必要な栄養素を摂取しながら無理のない減量（目安は1か月で2〜3kgの減量）を目ざす。一般食で食事療法を行う場合は，医師の指示のもと1日の摂取エネルギーを1,000〜1,800kcalとする。高度肥満（BMI≧35）や急に減量を要する際には，600kcal/日の超低エネルギー食 very low calorie diet（VLCD）が用いられる。また必要タンパク質量として，標準体重1kgあたり1.0〜1.2gを確保する。残りのエネルギー成分のうち，糖質は45〜55%とする。各種必須ビタミン，微量ミネラル類は，十分量を確保できるように支援する。

　① **食事内容・食行動の把握と支援**　対象者の食事内容や食行動を把握する方法としては，聞き取りや食事記録，**食行動質問表❷**などがある。食行動質問表の利用は，対象者自身の食行動❸の問題や食習慣の感覚，食行動の癖や思考の特徴を把握し，食行動の修正を動機づけることに有効である。荒がみや早食いなどの行動は体重増加をまねきやすいため，咀嚼法と調理方法について説明し，咀嚼回数の増加や時間をかけて食事をすることを習慣づけられるよう支援する。

　② **リバウンドへの対応**　リバウンドは，旅行や宴会などをきっかけにおこることが多い。これらの予定がある場合には，事前に，対応方法について一緒に計画しておく。計画が十分に実行されなかった場合には，体重増加の初期に，食事量の増加などの誘因を確認し，具体的な対応方法を見つける。

● **身体活動への援助**　身体活動は，エネルギー消費量を増加させるなどの効

□ NOTE
❶グラフ化生活日記
　エネルギー代謝にかかわる生活イベント（睡眠，食事，間食）や生活活動（通勤，通学，勤務時間，入浴時間，運動習慣）について，1日におけるそれぞれの所要時間が視覚的にわかるようグラフ化した記録。

□ NOTE
❷食行動質問表
　「早食いである」「コンビニをよく利用する」など，食習慣に関する55項目の質問に対し，該当レベルを4段階で回答してもらうことで，対象者の食習慣を分析する表。
❸職業人では，摂食行動が仕事上の制約と深く結びついている場合があり，どのような対策が可能であるかを話し合う必要がある。

果により，体重を減量できる。肥満症をもつ人は運動が苦手なことが多いため，減量および減量した体重の維持には，臨床心理士などによる認知行動療法が有効なこともある。合併症がある場合は，安全のために運動前の健康診断を受けることも重要となる。現在の健康状態や職業などの条件に適合する運動方法を一緒に見つけるために，運動に対する個人の考え方や好みを聞く。

　筋力の強い人は自重負荷や筋力トレーニングなどレジスタンス系の運動に，筋力の弱い人はリズム体操，ウォーキング，ランニングなどに取り組むとよい。ウォーキングやランニングでは，自宅周辺のコースを一緒に考えて，計画を具体的にし，その日からでも取り組めるものにすることと，天候のわるいときにはどうするかという代替案も一緒に考えることが重要である。そのほか，膝の痛みや腰痛などをもつ人には，関節への負担を考慮し水中運動や自転車運動をすすめる。また，座位でのダンベル運動，上体のみの運動などレジスタンス（筋力）トレーニングの併用もすすめる。

　運動時間をなかなか確保できないという人には，日常生活のなかでの意識的な運動をすすめる。通勤・通学時は徒歩や自転車の利用を心がけることや，駅や建物では階段を利用すること，昼休みを活用したウォーキングなどを推奨する。そのほかにも家事・育児を積極的に行うなど，日常生活における座位時間を減らし，少しでも身体活動を増やせるような提案をする。

　対象者が自主的に運動を継続していくには，運動後の爽快感や満足感などが得られるよう支援する必要がある。また，運動による睡眠の質の改善や，一緒に運動をする仲間ができるといったことなども，継続していく要因になる。

● **ストレスマネジメントへの援助**　肥満症をもつ人は，不安や抑うつ状態のストレスが食行動異常に結びついている場合がある。そのため，まずは対象者が，ストレスと食行動異常に関連があるという事実と，過食が誘発される過程について気づくように促す。そして，ストレスとうまく付き合えるよう，ストレスマネジメントの具体策を決定し，挑戦できるよう支援する。認知行動療法などの心理療法とあわせた支援も必要である。また，状況に応じて地域のサポートグループを紹介する。

● **薬物療法・外科療法への援助**　高度肥満症と診断され，ライフスタイルの見直しなどでは効果が不十分な場合は，薬物療法または外科療法が選択肢となる。薬物療法では肥満症治療薬として食欲抑制薬（マジンドール）が使用される。外科療法では腹腔鏡下スリーブ状胃切除が実施され，術前のメンタルヘルス評価などが必要である。いずれの場合も，多職種によるチーム医療体制で長期的に継続支援とフォローアップを行う必要がある。

4　るい痩(やせ)患者の看護

　日本肥満学会およびWHOの定義では，BMI18.5未満がるい痩（やせ）と判定される。1年で10％以上あるいは半年間で5％以上の体重減少がみられる場合は臨床的に注意が必要となる。るい痩は骨格筋量と体脂肪の双方が減少した状態である。るい痩をきたす疾患は，摂取エネルギーの減少をきたす疾

○**表 6-17　るい痩をきたす疾患**

1. 摂取エネルギーの減少	
食欲低下に関するもの	うつ病，神経性やせ症/神経性無食欲症，統合失調症，脳腫瘍など
	口腔内疾患，食道・胃・小腸・大腸などの消化管の炎症や潰瘍，悪性腫瘍などの疾患，慢性膵炎，膵臓がん，肝硬変など
	感染症，悪性腫瘍，消耗性疾患
消化吸収障害に関するもの	消化酵素分泌低下(肝・胆道・膵疾患)，慢性下痢(腸結核などの腸管感染症，クローン病，AIDS など)，膵腫瘍(ゾーリンジャー・エリソン症候群)
2. エネルギー代謝・利用障害	
インスリン分泌低下を伴う糖尿病	
3. エネルギー消費亢進	
甲状腺機能亢進症，褐色細胞腫，発熱性疾患(肺結核，AIDS など)	
4. その他	
アルコール依存症，筋萎縮性疾患	

(矢崎義男総編集：内科学，第 11 版．p101-102，朝倉書店，2017 をもとに作成)

患やエネルギーの代謝・利用を障害する疾患など多岐にわたる(○表 6-17)。

1　患者の特徴

　るい痩(やせ)は本人が体重減少を自覚し，異常であると認識していることが多い。おもな訴えは体重減少であり，随伴症状は原因により多彩であるが，栄養障害を伴っていることが多い。咀嚼・嚥下機能障害や消化器症状などの身体的な問題や，経済的困窮や社会的孤立といった社会的・経済的問題をかかえている場合もある。

2　アセスメント

　るい痩の程度と栄養障害の程度，低栄養障害の進行につながる病態や治療状況，身体状況，社会経済的状況，ストレスやボディイメージなどの心理的状況などを明らかにする。対象者が特有の心理的ストレスをかかえ体重減少が進行している場合もあるため，体重減少の経過とともに，契機になったできごとや現在の生活状況，ストレスに感じていることなども確認する。
● **対象者の語りを傾聴する**　るい痩の人々は，体重減少を自覚し，自身の身体になにか異変がおきているのではないかという不安や悩みを感じている。摂取エネルギー量が減少する理由が精神的苦痛による食欲不振である場合は，対象者が安心して話せる環境を設けて語りを傾聴し，対象者の不安や悩み，苦しみを緩和するよう支援する。対象者は「言いづらさ」をいだいていることもあるので，十分に配慮する。また，対象者が摂取エネルギー量を増やすために実践していることや工夫していること，困っていることなども傾聴し，体重減少に影響する因子をアセスメントする。

◆ 主観的データ

(1) 病気についての認識：るい痩を指摘されたときの思い，自分の体重や体型に関しての思い，家族や周囲に対する思い，医療職からどのような説明を受けたか，生活においてどのような工夫をしているか（薬の服用を含む），今後に対する思いなど。

(2) 体重減少の経過の把握：いつごろから体重が減少したか，体重減少が始まった時期から現在までの体重の変化

(3) 食生活：1日の平均的な食事パターン（食事時間と食事の内容），食事の準備や摂取における困難点，食事摂取量，食欲の変化（食欲不振など），摂食機能や咀嚼・嚥下機能障害の有無と程度

(4) 身体活動：1日の平均的な身体活動パターン（いつ，どのような身体活動をしているか）

(5) ストレスとコーピング：日々どのようなストレスを感じているか，対処方法で工夫していること，ストレスの対処での困難点

◆ 客観的データ

(1) 身体的アセスメント
　①バイタルサイン，意識レベル
　②顔貌（眼瞼のおちこみ，皮膚の張りやつや）
　③皮膚，粘膜，爪の状態
　④体重減少の程度と経過：身長・体重・BMI（18.5 未満はやせ）
　⑤体脂肪量減少の程度：上腕三頭筋部，肩甲骨部の皮下脂肪厚

(2) 血液・尿検査データ
　血清カリウム値（K），血清ナトリウム値（Na），ヘモグロビン濃度（Hb），ヘマトクリット値（HCT），総リンパ球（TLC），血糖値，アルブミン（Alb），トランスフェリン（Tf），血清尿素窒素（BUN），血清クレアチニン（Cr），総コレステロール（TC），トリグリセリド（TG），血清亜鉛（Zn），尿ケトン体

(3) 月経歴（女性）

(4) 既往症や併存疾患の状況

• 消化器疾患（食欲不振，通過障害，吸収障害，神経・筋の異常による嚥下異常）

• 悪性腫瘍（炎症性サイトカインの関与による異化亢進）

• 内分泌・代謝障害（糖尿病，甲状腺機能亢進症，褐色細胞腫，下垂体機能低下症，副腎皮質機能低下症）

• 精神神経疾患（神経性やせ症/神経性無食欲症❶，うつ病，認知症）

• 感染症（結核，肺非結核性抗酸菌症，細菌性心内膜炎，HIV 感染症，等）

• 非感染性発熱疾患（関節リウマチ），呼吸器疾患（換気障害によるエネルギー消費量増大）

• 高齢者のフレイル（口腔機能の低下，食事摂取量低下）

NOTE

❶神経性やせ症/神経性無食欲症

　神経性やせ症/神経性無食欲症には，摂食制限型と過食・排出型があり，DSM-5-TRでは食行動症および摂食症群に含まれている。

　おもに 10〜20 代の女性に多く見られ，体重が増えることへの強い恐怖心や，やせているにもかかわらず太っていると感じるボディイメージから食行動に問題が生じ，るい痩（やせ）となる。貧血や月経異常などで一般外来を受診する場合が多いが自分の症状や感情を表出しないこともあり，治療拒否や治療中断が生じやすい。看護職は共感的，受容的な態度で接することが重要となる。わが国では令和 4 年に 4 か所（宮城，千葉，静岡，福岡）に「摂食障害治療支援センター（現：摂食障害支援拠点病院）」が設置され，摂食症の治療支援体制の拡充が進められている。

3 **看護目標**

(1) るい痩を指摘されたときの思いや現在の思い，および自身が工夫していること，困っていることなどを語ることができる。

(2) 栄養状態の改善が，健康状態の改善および合併症の予防につながることを理解する。

(3) 栄養状態改善へのコントロール・マネジメントの具体的な方法について知り，取り組むことができる。

(4) 体重，脂肪・筋肉・骨のモニタリングの重要性を理解し，継続的なセルフモニタリングができる。

(5) 定期的な受診が継続できる。

(6) 適切な体重になったら，その維持のための方法を，必要に応じて医療職者に相談しながら自分自身で決定できる。

4 **看護活動**

● **栄養状態改善の支援**　るい痩は栄養障害を伴っていることが多い。体重減少において，消費エネルギー量の増大に関連する要因と摂取エネルギー量の不足に関連する要因を医学的根拠に基づき医師・管理栄養士と協働して評価し，栄養状態が改善するための方法を対象者に提案する。対象者には栄養状態の改善のための方法を生活に取り入れる必要性が理解できるように説明し，対象者の判断で選択できるよう支援する。

　また，なんらかの事情で食事の量を十分に増やせない場合には，高エネルギー・高タンパク質・高ビタミンの栄養補助食品などを紹介する。摂食嚥下障害に対しては，食事姿勢，食具の選択，一口量と食事のペース，食べる順番，食形態，嚥下方法，口腔ケアについて，適した方法を学習や訓練によって習得できるよう支援する。

● **合併症予防の支援**　るい痩により骨突出や長時間の臥床が生じる場合があり，合併症として褥瘡を引きおこすリスクがある。予防策として，除圧方法，皮膚の保清・保護などの必要性を説明する。また，筋力低下や貧血により転倒リスクも高まるため，療養環境や動作を見直して転倒を予防する。低タンパク質血症が生じている場合は，免疫機能の低下を伴い，感染をおこしやすい状態にあるため，感染予防についても説明を行う。

5 尿酸代謝異常患者の看護

　尿酸の代謝異常により生じる高尿酸血症（●182 ページ）により，急性関節炎をおこした状態を痛風という。痛風の人は経年的に増加し，2019 年の国民生活基礎調査では約 125 万人，高尿酸血症の人も約 1000 万人と推定されている。とくに 30 歳以上の日本の成人男性では高尿酸血症をもつ人は 30% に達すると推定されており，現在も増加傾向にある。

1 患者の特徴

　無症候性高尿酸血症では，自覚症状がほとんどないことから，健康診断などで血液検査値の異常が発見されても受診・再受診行動に結びつきにくい。しかし，高尿酸血症では，高率に肥満症の合併がみられ，内臓脂肪型肥満症の約40％に尿酸産生過剰型をみとめることも報告されている。さらに，脂質異常症，糖尿病，高血圧などを伴うことが多く，総じて食生活や日々の身体活動などのライフスタイルが疾患の背景にあることが多い。急性関節炎や尿路結石などの合併症が生じるケースもある。

2 アセスメント

　高尿酸血症の程度，および急性関節炎の状況と既往，高尿酸血症の進行につながる食生活や日々の身体活動など，これまでのライフスタイルを明らかにする。アセスメントにおいては対象者が感じている治療に対する不安や疾患を指摘されたときの思いなどを聴くことで，対象者が何に価値をおいているか分析する。また，健康行動として実践していることや困っていることなども聴き，高尿酸血症に対する理解やイメージ，健康の維持増進のための考え，行動を続けるために妨げになっていることなどの情報を収集し，高尿酸血症の管理に影響する因子をアセスメントする。

◆ 主観的データ

（1）病気についての認識❶：高尿酸血症を指摘されたときの思い，医療職からどのような説明を受けたか，生活においてどのような工夫をしているか（薬の服用を含む），など。
（2）食生活：1日の平均的な食事パターン（食事時間と食事の内容），食事の準備や摂取における困難点，脂質や糖質の多い食品の好み・摂取状況，間食や外食の必要性や状況，飲酒習慣
（3）身体活動：1日の平均的な身体活動パターン（いつ，どのような身体活動をしているか），特定のスポーツの実施状況
（4）ストレスとコーピング：日々どのようなストレスを感じているか，対処方法で工夫していること，対処するうえでの困難点

◆ 客観的データ

（1）身体的アセスメント
　　①バイタルサイン
　　②肥満の程度：身長・体重・肥満度（BMI）
　　③関節の疼痛と腫脹の程度
（2）血液検査データ：血清尿酸値が7 mg/dL以上を高尿酸血症と定義し，6 mg/dL以下を治療目標値とする。
（3）既往症や併発症の状況
　　①慢性腎臓病（CKD），尿路結石，肝機能障害，肥満症，高血圧，心血

▭ NOTE

❶急性関節炎の再発作の場合は，炎症が緩解した時期に，これまでの病の体験や療養を継続するために妨げとなったこと，今後の療養生活に対する思いなどを傾聴する。

○表6-18　食品中のプリン体含有量（100 g あたり）

極めて多い （300 mg〜）	鶏レバー，干物（マイワシ），白子（イサキ，ふぐ，たら），あんこう（肝酒蒸し），太刀魚，健康食品（DNA/RNA，ビール酵母，クロレラ，スピルリナ，ローヤルゼリー）など
多い （200〜300 mg）	鶏レバー，牛レバー，カツオ，マイワシ，大正エビ，オキアミ，干物（マアジ，サンマ）など
中等度 （100〜200 mg）	肉（豚・牛・鶏）類の多くの部位や魚類など ほうれんそう（芽），ブロッコリースプラウト
少ない （50〜100 mg）	肉類の一部（豚・牛・羊），魚類の一部，加工肉類など ほうれんそう（葉），カリフラワー
極めて少ない （〜50 mg）	野菜類全般，米などの穀類，卵（鶏・うずら），乳製品，豆類，きのこ類，豆腐，加工食品など

（日本痛風・核酸代謝学会ガイドライン改訂委員会編：高尿酸血症・痛風の治療ガイドライン，第3版．p.142，診断と治療社，2018による）

管障害，糖尿病，脂質異常症などの既往とその重症度
②服薬治療の有無

3　看護目標

（1）高尿酸血症を指摘されたときの思いや現在の思い，および自身が工夫していること，困っていることなどを語ることができる。
（2）高尿酸血症のコントロール・マネジメントに取り組むことが，自身の健康状態を高めること，および高尿酸血症の進展を抑制し，心筋梗塞や狭心症，脳血管障害などの発症予防につながることを理解する。
（3）日々の生活におけるモニタリングの重要性を理解し，継続的なセルフモニタリングができる。
（4）定期的な受診を継続できる。
（5）食生活の改善や身体活動の継続のための方法について，必要に応じて医療職者に相談しながら，自分自身で決定できる。

4　看護活動

　減量による高尿酸血症の改善の効果が報告されていることから，血清尿酸値の管理のほかに，血圧や体重，血糖値などの管理・セルフモニタリング行動が継続できるよう支援するとともに，食生活と身体活動の具体策を提案することが望ましい。
　また，薬物療法が開始された場合は，急性関節炎の鎮静化や尿路結石などの発症予防につながることを説明し，医師・薬剤師・管理栄養士などと連携しながら受診行動が継続できるように支援する。
● **食生活の援助**　食生活行動では，適正にプリン体を摂取する必要がある。プリン体含有量の多い食品やメニューについて理解できるよう管理栄養士と一緒に学習を支援する（○表6-18）。アルコール摂取量が過剰な場合は，適正なアルコール摂取量を示し，血清尿酸値の上昇を抑えられるよう支援する。また，尿酸の排泄を促すために，十分な飲水を推奨する。

⬛ work 復習と課題

❶ 下垂体の手術を受ける患者にはどのような看護のかかわりが考えられるか。術前と術後に分けて列挙しなさい。

❷ バセドウ病患者への心理的援助にはどのようなものがあるか述べなさい。

❸ 甲状腺クリーゼの誘因をあげなさい。また予防するための支援としてなにが考えられるか述べなさい。

❹ 副甲状腺機能亢進症患者への看護活動として，どのようなことが考えられるかあげなさい。

❺ 内分泌疾患における急性増悪状態への対応をまとめなさい。

❻ 内分泌疾患をもつ患者とその家族への教育的アプローチについてまとめなさい。

❼ 糖尿病をもつ人の心理・社会的な問題にはどのようなものがあるかあげなさい。またそれぞれへの看護の対応についてまとめなさい。

❽ 糖尿病をもつ人への教育項目とその内容についてまとめなさい。

❾ インスリン自己注射を行う患者が感じる困難さにはどのようなことがあるか列挙しなさい。

❿ 血糖自己測定を行う患者への指導を想定して，実際にその手順をクラスの仲間に指導しなさい。

⓫ 糖尿病をもつ人へのフットケアで留意する点はなにか，あげなさい。

⓬ 脂質異常症・肥満・るい痩・尿酸代謝異常患者への生活指導の要点をそれぞれまとめなさい。

第 **7** 章

事例による
看護過程の展開

A　バセドウ病患者の看護

　原発性甲状腺機能亢進症の代表疾患であるバセドウ病は，動悸・頻脈などの甲状腺中毒症状，びまん性甲状腺腫，眼球突出などの眼症状といった多彩な症状を示す。そのため，患者は，動悸や不整脈を訴えて循環器科クリニックを受診したり，体重減少から消化器科クリニックを受診したりして，内分泌科を受診するまでに時間がかかることがある。患者にとっては，症状が改善しない期間が長くなり，苦痛をかかえての初回受診となることがあるため，安静を保つことができ，落ち着ける環境を整えることが重要である。

　また，甲状腺腫や眼球突出などの眼症状は，外観に変化が生じやすく，患者が悩みをもつ場合もある。治療とともに，患者の精神面に対する看護が求められる。

　バセドウ病の治療は，薬物療法のほか，放射線療法や外科的治療がある。抗甲状腺薬は副作用があるため，看護師は，患者が副作用についての十分な知識をもち，対応できるように看護を行う必要がある。とくに，無顆粒球症については，のどの痛みなどの感染症状がみられた場合，すぐに受診するように教育が必要である。また，バセドウ病の男女比は 1：5〜10 と女性に多い。抗甲状腺薬のなかには催奇形性が報告されている薬もあることから，患者の生活スタイルや気持ちを把握して治療を継続できるよう支援する必要がある。

1　患者についての情報

1 患者プロフィール

- **年齢・性別**：A さん(27 歳, 女性)
- **診断名**：バセドウ病
- **家族構成**：両親(父：50 歳代後半，母：50 歳代前半)と弟(20 歳代前半)の 4 人暮らし。弟は大学 3 年生。
- **職業**：大学卒業後，認知症対応型共同生活介護施設(認知症グループホーム)に介護福祉士として勤務している。
- **主訴**：イライラ感，易疲労感，不眠，動悸，体重減少
- **既往歴**：とくになし
- **家族の病歴**：父親は高血圧症で，降圧剤を服用している。

2 受診までの経過

　4 か月前くらいから仕事中に，イライラしたり，すぐに疲労を感じたりするようになった。また，同じ頃より，同僚との人間関係に悩むようになり，夜にドキドキして眠れず，体重が減少したため，自宅近くの精神科クリニックを受診した。抑うつ剤の服用を開始したが症状の改善がみられず，3 か月後には月経不順となった。婦人科クリニックを受診し，いくつかの検査を行った結果，医師より，「甲状腺の病気が疑われるため，内分泌専門病院を紹介する」と説明があった。その後，母親とともに内分泌専門外来を受診した。

③ 内分泌専門外来受診時の状態

- **身体所見**：身長 157.0 cm，体重 45.0 kg，4 か月の間に体重は 5 kg 減少した。頸部腫脹軽度あり（比較的やわらかく，表面は平滑）。眼球突出軽度あり。眼瞼腫脹あり。皮膚はあたたかく，湿潤している。
- **バイタルサイン**：体温 37.3℃，血圧 135/70 mmHg，脈拍数 102 回/分，心拍動増強。
- **血中甲状腺ホルモン**：fT_3 10.4 pg/mL，fT_4 4.1 ng/dL，TSH 0.01 μIU/mL 未満，TRAb 9.4 IU/L
- **甲状腺超音波検査**：甲状腺のびまん性腫大あり。甲状腺内の血流は増加している。
- **テクネシウムシンチグラフィ**：摂取率高値。甲状腺内の分布はびまん性であった。

④ 再診時の状態

- **バイタルサイン**：体温 36.5℃，血圧 115/80 mmHg，脈拍数 70 回/分
- **血液検査**：AST 92 U/L，ALT 102 U/L，TBil 1.5 mg/dL

▼ 情報収集のポイント

- □ **検査データ**：検査値からどのようなことが読みとれるか
- □ **ボディイメージの変化**：患者は外観の変化をどのようにとらえているか。それに対し，どのような援助が必要であるか。
- □ **診断と治療に対する本人の受けとめ**：患者は診断をどのように受けとめているか。それに対し，どのような援助が必要であるか。
- □ **服薬についての理解**：服薬継続の必要性や，注意すべき副作用について十分に理解しているか。
- □ **症状による生活への影響と健康管理能力**：患者は生じている症状により生活に困難を抱えているか。症状に合わせた対処方法がとれるか。

---

2 看護過程の展開

a 受診時

1 アセスメント

● **受診時の本人と家族の状況**　A さんは，母親とともに診察室に入室し，医師にこれまでの経過を淡々と説明した。説明時，発汗は著しく，何度もハンカチで汗をふいた。また，ときおり，手指のふるえがみられた。母親は，娘の様子を心配そうに見まもっていた。

　医師が診察の際に「目が少し突出しているね」と話すと，A さんは，突然，ポロポロと涙を流し，「目が……そうなのですね。いろいろとネットで

調べていたら，甲状腺の病気や症状がたくさん出てきて……。体重も減らさないように多めにご飯を食べたのに，減っていくし。もともとからだの病気とは考えていなかったので，どうしたらいいのかわからない。」と話した。

また，医師から，病名と治療が必要であることを伝えられると，Aさんは落ち着かない様子で，「結婚が決まっています。私は，結婚してもふつうの生活を送れるのでしょうか。子どももできればすぐにほしいと思っています。子どもは産めるのでしょうか。」と話した。母親はAさんのそばに寄り添い，「だいじょうぶよ。落ち着いて。」と声をかけていた。医師から，心身に負担のかからない生活が望ましいことや妊娠や授乳時も治療を継続できることを伝えられると，ほっとした様子をみせた。

Aさんは抗甲状腺薬（チアマゾール 15 mg/日）の薬物治療を開始し，2週間後に再度受診することとなった

● **健康管理**　Aさんには，動悸などの甲状腺中毒症状や甲状腺腫，眼球突出といった所見がみられている。また，血中の甲状腺ホルモンの値など検査所見も不安定である。そのようななか，病名を告げられたばかりのAさんと家族は，病気についての知識が不足している。

また，抗甲状腺薬の副作用は，薬疹，かゆみ，無顆粒球症，肝障害などである。無顆粒球症や肝障害の発症時期は服薬開始後3か月以内が多く，Aさんと家族に副作用，副作用出現時の対処方法についての十分な知識をもってもらうことが必要である。

治療期間は長期となることが多い。Aさんは，結婚，出産を考えているため，生活や身体の変化にも対応した無理のない治療計画が必要である。

● **ボディイメージ**　Aさんは，20歳代の若い女性であり，医師から眼球突出の症状を告げられると，涙を流した。Aさんは，これまでに，外観に変化が生じやすい体重減少にも気を配っている。若い女性にとって，病気によって外観上の変化が生じることは受け入れがたいことが多い。Aさんが自分の姿かたちをどのようにとらえているか確認するなど，Aさんが安定した生活を送るための看護が必要である。

● **栄養の摂取と消費のバランス**　バセドウ病は，代謝をつかさどる甲状腺ホルモン，交感神経系のカテコールアミンが過剰になるため，栄養の摂取と消費のバランスがくずれ，体重が減ることが知られている。Aさんも，実体験から，「多めにご飯を食べたのに体重が減る」「汗が多い」ことを認識している。食事摂取量や水分量を把握し，脱水や電解質異常の症状はないか，栄養状態が低下していないか，ていねいな観察が必要である。

2 看護問題の明確化

#1　知識不足と治療計画に関連した非効果的な自己健康管理

#2　病気に関連したボディイメージの混乱

#3　生物学的要因に関連した，栄養の摂取と消費のバランス異常による摂取エネルギー量の不足

3 看護目標と看護計画

#1　知識不足と治療計画に関連した非効果的な自己健康管理

▌ **看護目標**

(1) 病気や治療について患者自身が説明できる。

(2) 薬物療法の必要性と抗甲状腺薬の副作用について患者自身が説明でき，対処方法がとれる。

▌ **看護計画**

(1) バセドウ病の主要症状や身体所見などを観察し，A さんに説明する。

- 動悸，頻脈，多汗，手指振戦，体重減少，易疲労感など甲状腺中毒症の有無と程度
- 甲状腺腫の有無と程度
- 眼球突出や眼瞼腫脹など眼症状の有無と程度
- 血中甲状腺ホルモンの数値
- 甲状腺超音波検査やテクネシウムシンチグラフィの結果

(2) 抗甲状腺薬の副作用と対処方法について説明する。

- 薬疹，かゆみの有無と程度
- 服用開始後 3 か月以内は，無顆粒球症を発症する可能性があるため，発熱や咽頭痛に注意し，これらの症状がみられた場合，早期に病院受診するよう説明する。
- 肝障害や血管炎が考えられるため，定期的な受診を欠かさないよう説明する。

(3) 治療計画をふまえ，身体的および心理社会的に安定した生活が送れるよう支援する。

- 日々の病気や症状に対する思い，治療の必要性に対する認識を把握し，A さんの思いや認識にそった支援を行う。
- 家族や友人からの支援の程度の把握
- 心身のストレスの有無と程度の把握
- 休息の有無と程度の把握

#2　病気に関連したボディイメージの混乱

▌ **看護目標**

　外観上の変化について，病気の症状であることが理解できる。

▌ **看護計画**

　バセドウ病による外観上の変化に対し，A さんの反応にそった支援を行う。

- 甲状腺腫，眼球突出，体重減少，発汗などの外観上の変化について，A さんがどのような反応を示しているか観察する。たとえば，「鏡を見ないようにする」「友人と会わないようにする」など否定的な反応を示す場合は，A さんが感情を表出できるよう支援する。
- A さんが自身のペースで変化を受け入れられるよう，病気や外観上の変

化についての思いを傾聴する機会をつくる。

- サングラスやマフラー，スカーフなどでカバーできることを伝える。
- バセドウ病による外観上の変化は，治療により改善することを説明する。

#3　生物学的要因に関連した，栄養の摂取と消費のバランス異常による摂取エネルギー量の不足

▋ **看護目標**

次回の受診まで，体重が減少しない。

▋ **看護計画**

(1) 食事摂取量や水分摂取量を把握し，症状に合わせた行動，食事摂取ができるように支援する。
(2) 動悸，頻脈，易疲労感など甲状腺中毒症状が著しい場合は，休息をとり，安静にするように説明する。
(3) 高エネルギー食やバランスのとれた食事が摂取できるよう支援する。
(4) 発汗が著しい際は，電解質も補充できる水分摂取を促す。

4　実施と評価

#1　知識不足と治療計画に関連した非効果的な自己健康管理

● **実施**　医師の診察後，看護師はAさんと家族とともに控室(個室)に移動した。Aさんは，かばんから水筒を取り出し，水分を摂取した。飲み終えると，「すっきりしました。婦人科クリニックで甲状腺の病気かもと伝えられてから，緊張していました。でも，長い間苦しかったから，病名がわかってよかったのかもしれません。」と話した。看護師は，Aさんと家族の表情を確認し，「そうですね。緊張が少しとけた表情をされているように感じます。からだの負担がなければ，私のほうから，病気や生活について少しお話したいと思いますが，よろしいですか。」と話すと，Aさんと家族はともに落ち着いた様子でうなずいた。

看護師は，内分泌専門外来で用いている甲状腺とバセドウ病に関するパンフレットとAさんの検査データを提示し，甲状腺の機能，バセドウ病について説明した。また，Aさんとともに，症状1つ1つを確認した。Aさんと家族は，「それも病気の症状だったのか。」「体全部に症状が出ますね。」などと言い，うなずきながら傾聴する様子がみられた。病院では，1か月に1回程度，血中甲状腺ホルモンの数値を確認することを伝えると，Aさんは「私もいただいたチェックシートで症状を確認します。」と話した。さらに，看護師は，Aさんの仕事の状況やストレスの程度をたずね，心身に負担がかからない生活と症状に合わせた休息が必要なことを説明した。

次に，看護師は，内分泌専門外来で用いている甲状腺疾患の治療薬に関するパンフレットを提示し，Aさんの服用する抗甲状腺薬(チアマゾール)について，おもに副作用と対処方法を説明した。とくに，抗甲状腺薬を服用中の38℃以上の発熱は無顆粒球症の可能性が考えられるため，すぐに病院を受診するように説明した。また，肝障害を早期に発見するため，しばらくは

2週間に1回程度の血液検査が必要であり，定期受診を欠かさないよう説明
した。さらに看護師は，Aさんに結婚の予定についてたずねると，「はい。
1年以内に結婚式をしたいと式場を探しています。先生から，子どもができ
ても治療ができることを聞いて，安心しました。」と笑顔で話した。看護師
は，負担のかからない余裕をもった生活が必要なことと，妊娠時の抗甲状腺
薬のコントロール方法はふだんとは異なることを説明し，今後も生活や妊娠
の有無について確認したいことを伝えた。
● **評価**　Aさんは，看護師の病気や治療についての説明に対し，うなずき
や的を射た質問をするなどの反応がみられ，知識として理解できたと考えら
れた。また，自身で適宜水分を摂取する，体の負担ぐあいを考えるなど，症
状に合わせた対応もとれていた。このような理解力および実行力がみられる
ことから，今後，症状が悪化したり，抗甲状腺薬の副作用が出現したりして
もAさんは適切な対応ができると考えられるが，次回の受診時に状況の確
認をする。

#2　病気に関連したボディイメージの混乱
● **実施**　Aさんとともにバセドウ病の症状を1つ1つ確認した際，看護師
は，Aさんに「先生から目の症状について説明があった際に涙がみられま
したが。」と話した。Aさんは「家で，甲状腺の病気をネットで調べていた
とき，目の症状について画像がいっぱいのっていて驚きました。自分もそう
かと何度も鏡を見て確認していました。実は，家族にも，私の目がどのよう
に見えるか確認しました。自分や家族はなにもわからないけれど，私の目は
突出していますか。」と自身の思いを表出した。看護師が，症状として少し
突出しているが，他者が目につく程度ではないことと，Aさんが気になる
ようなら眼鏡やサングラスでカバーできることを伝えると，Aさんは「そ
うか。カバーできますね。」と話し，安心した表情をみせた。
● **評価**　Aさんは，眼球突出について気にする様子がみられるものの，ひ
とりでかかえ込むことなく，思いを表出できた。現在のところ，外出を控え
るなどの否定的な行動はみられないものの，今後もAさんのペースで受け
入れられるように思いを傾聴する機会を確保する必要がある。

#3　生物学的要因に関連した，栄養の摂取と消費のバランス異常によ
る摂取エネルギー量の不足
● **実施**　看護師が「4か月の間に，体重が5kg減少したようですね。」と話
すと，Aさんは「これまで，仕事の人間関係で悩むことはなかったけど，
秋ごろから，イライラしてきつい言い方になることが増えました。私は未熟
な人間だなと思うと，食欲がなくなった時期もありました。甲状腺の病気だ
と思わなかったので，そのときは無理に食事をとることもなかったです。で
も，5kgやせたころ，母は気がついてくれて，悩みがあるのかと聞かれた
り，私の好きな食事をつくってくれたりしました。これ以上，体重が落ちた
らいけないなと思って，最近になって多めに食べるようにしていたけど，そ

れでも体重は落ちてしまいました。この病気だったのですね。」と話した。看護師は，エネルギー消費を抑えるためにも症状が著しいときは休息をとること，発汗が著しいときは電解質も補充できる飲料を摂取することを説明すると，「これからはお茶でなく，ナトリウムを含む飲み物にします。職場でも話をして，休憩がとれるようにします。理解してくれる職場だと思っています。」と話した。

● **評価**　Aさんの体重減少は，悩みからくる食欲の低下が大きな要因と考えられた。現在のAさんは，病気の理解ができ，また，母親の協力も得られることから，高エネルギー食やバランスのとれた食事ができる環境が整っている。次回の受診時に体重の確認を行う。

ｂ 再診時（1か月後）

1 アセスメント

● **受診時の本人の状況**　診察時，Aさんは医師に「イライラしたり，心臓がドキドキしたりすることは少なくなりました。夜もよく眠れています。」と話した。Aさんの表情は落ち着いていた。医師より「採血の結果，肝臓の数値がよくないですね。一過性かもしれませんが，様子をみましょう。」と伝えられると，Aさんは，驚いた様子をみせた。本日のバイタルサインと検査データは以下のようであった。

- バイタルサイン：体温 36.5℃，血圧 115/80 mmHg，脈拍数 70 回/分
- 血液検査：AST 92 U/L，ALT 102 U/L，T-Bil 1.5 mg/dL

● **肝機能障害**　血液検査の結果，Aさんの肝臓の機能を示す数値が上昇しており，抗甲状腺薬の副作用による肝障害の可能性が考えられる。肝障害が一過性であるかどうか，経過をみる必要がある。また，医師からの説明の際，Aさんは驚きをみせており，再度，薬の副作用や対処方法について説明し，無理のない生活を送れるように支援する。さらに，重症薬剤性肝障害は重篤であるため，早期に発見できよう支援する。

2 看護問題の明確化

#1　肝毒性の薬物に関連した肝機能障害リスク状態

3 看護目標と看護計画

#1　肝毒性の薬物に関連した肝機能障害リスク状態

▌**看護目標**

　肝機能を示す血液検査の数値が正常範囲内を示す。

▌**看護計画**

（1）肝障害を理解して無理のない生活を送れるように支援する。

（2）一過性の AST，ALT の上昇であることが多いことなど，薬剤性の肝障害について説明する。

（3）食欲不振，倦怠感，黄疸など肝障害の症状について説明し，気になる症

状があれば定期受診を待たず，受診するように説明する。

(4)身体に負担がかからないよう，適宜，休息をとるよう説明する。

(5)病気や治療についてのAさんの思いを傾聴する機会をつくる。

4 実施と評価

#1　肝毒性の薬物に関連した肝機能障害リスク状態

●**実施**　医師の診察後，看護師はAさんに「最近の体の調子はいかがですか。」と声をかけた。Aさんは，「薬をきちんと飲むようになって，体の調子はとてもよくなったと思っていました。なので，今日，肝臓の数値がわるいときいてびっくりしています。私が無理したのかしら。」と不安そうに話した。看護師は，「薬のお話をしたいのですが，お時間はありますか。」と話すと，うなずいたため，控室（個室）に移動した。

　看護師は，初診時にAさんに渡した甲状腺の治療薬に関するパンフレットを提示し，「からだの調子がよくなって安心しました。顔色もいいですね。さて，Aさんの飲んでいる抗甲状腺薬の副作用は服薬開始後3か月以内におこることが多いので，説明しますね。」と伝えた。Aさんは，「そうか。肝臓の数値は，薬の副作用かもしれないですね。忘れていました。もう一度説明をお願いします。」と話した。看護師が薬剤性の肝障害とその症状，早期発見の必要性について説明すると，Aさんは「わかりました。肝臓の症状があれば，すぐに受診します。私は，職場や家族の協力を得て，無理のない生活を心がけていました。皆さん，私のからだのことを気にかけてくれて，私も無理した感じはなかったので，肝臓の数値は薬の副作用かもしれないとわかり，安心しました。これからも，体に負担がかからないように，皆さんに甘えます。」と話し，表情がやわらいだ。

●**評価**　看護師の説明に対するAさんの理解は良好であり，重症薬剤性肝障害の早期発見は可能であると考えられる。また，周囲の協力も得られている。2週間後の定期受診の際に，再度，Aさんの薬剤性肝障害についての認識を確認する。

3　事例のふり返り

　バセドウ病は，女性に多く，また，20〜30歳代の頻度が多い。現代の20〜30歳代は就業や結婚，女性の場合は妊娠などのライフイベントが発生する多忙な年代である。そのようななか，受診や治療を継続し，自己健康管理ができるよう支援することが大切である。

　また，バセドウ病は多彩な全身症状を呈し，知識不足から不安やストレスをいだきやすい。看護師は，身体症状だけでなく，精神面も把握し，患者の生活に合わせた個別性のある看護を行う必要がある。

B　2型糖尿病患者の看護

　糖尿病は生活と密着している病気であり，食事も治療の一環として，バランスよく適正なカロリーを摂取するよう求められたり，生活に運動を取り入れることをすすめられたりする。しかし，それに合わせて生活を変容していくことは容易なことではない。糖尿病はいったん発症すると，現在の治療では治るということがなく，一生糖尿病をもちつづける。生活行動の変容が一生涯続くとなると，いかに負担が大きいかは想像がつくであろう。看護職者は，そうした負担感を理解しつつ，うまく糖尿病と共存しながら生活していくことを支援する。そして，患者が自分らしい管理方法を見いだし，糖尿病と合併症が進展することを予防していく。

　糖尿病は，うまく管理していくことがむずかしい病気である。「糖尿病」という病名のイメージのわるさや，食べすぎていた人がなる，といったイメージがもたれていることもあり，糖尿病があることを受け入れられなかったり，隠して生活する人も多い。また，糖尿病は，症状がなく進展することも特徴である。合併症が進展するまでは，身体に症状があらわれにくい。高血糖による変化や症状も，日常生活のなかで埋もれてしまい，気づかないこともしばしばある。そのため，看護職者は，糖尿病による身体変化の理解を促進し，主体的に自己管理に取り組めるよう支援していく。

　こうした糖尿病をもつ人々への支援の姿勢と方法を，事例を通してみていく。

1　患者についての情報

■ 患者プロフィール

- **患者**：Bさん(48歳，男性)，身長 172.0 cm，体重 71.0 kg，BMI 24。
- **診断名**：2型糖尿病
- **現病歴**：13年前に会社の健診で糖尿病を指摘され，自宅近くの診療所にて食事指導を受けた。初期のころは，食事制限を行い野菜中心の食事にするよう心がけていた。仕事が多忙であり，近年は食事管理を中心とした療養がうまくいかず，血糖値が高い状態が続いている。

2 糖尿病の状態

- **糖尿病歴**：13年
- **インスリン分泌能**：尿中Cペプチド(CPR)36 µg/日。4年前は 54 µg/日であり，インスリン分泌能が低下してきている。
  インスリン抵抗性：HOMA-IR 3.2。インスリン抵抗性があり，分泌されるインスリンがききにくい状態である。
- **血糖コントロール状態**：前月までも HbA1c 8.0％程度で血糖値が高い状態であったが，現在は，HbA1c 8.4％と悪化している。

❸ 合併症の状態とケア

- **腎症**：第2期。尿中アルブミン100〜200 mg/gCr，血清クレアチニン0.67 mg/dL，推算糸球体濾過量(eGFR)90.7 mL/分/1.73 m²
- **網膜症**：なし。眼科は半年ごとに定期検診できている。
- **神経障害**：あり。無症候期で，アキレス腱反射減弱と振動覚低下あり，しびれ感などの自覚症状はなし。
- **大血管障害**：心筋虚血なし。足関節上腕血圧比(ABI)右1.04・左1.06，脈波伝播速度(PWV)により動脈硬化がみとめられる。血圧163/90 mmHgと高い。
- **歯周疾患**：治療が必要な齲歯があるが，HbA1cが7%台にならないと治療ができないとかかりつけの歯科医に言われており，現在通院ができていない。
- **足病変**：左母趾に陥入爪あり。痛みがあるが，感染はおこしていない。痛みのために運動ができないことがある。対処として，皮膚科を受診できている。

❹ 治療と生活

- **薬物療法**：スルホニル尿素薬(アマリール®〔1 mg〕2錠)，チアゾリジン薬(アクトス®〔15 mg〕1錠)，DPP-4阻害薬(ジャヌビア®〔50 mg〕2錠)の経口薬物療法。
- **食事**：指示量1,960 kcal，タンパク質制限なし，塩分6 g。①朝食(ロールパンとジャム，コーヒー牛乳)，②昼食(外食もしくはコンビニ弁当)，③夕食(週3回は居酒屋，コンビニの総菜)。朝昼は規則的だが，自宅で夕食を食べる日は21時ごろになることも多い。
- **運動**：①春〜秋は自転車1時間以上(土日)，②冬はスキー(土日)
- **教育歴**：教育入院の経験はなく，外来指導のみ。
- **糖尿病への思いや認知**：前回の指導記録に，HbA1cの値について，どのくらいの値がよいのかわかっていないと言っていたとの記載があった。困っていることはからだの不調であるが，いまはそれもしかたがないと思っている。血糖値が高くなっていることに対しても，「いまは，したくもない仕事で忙しい。田舎に行かされている。食堂のメニューもラーメンライスくらいしかない。血糖も高い気がしていたけれど，しばらくはしかたがない。」と現在の自分の状況ではどうしようもないと考えている。理解力や精神状態などには問題ない。

❤ 情報収集のポイント

- □ **病気のタイプ**：どのようなタイプの糖尿病か(1型，2型，妊娠糖尿病，そのほかの機序)。
- □ **糖尿病の状態**：インスリン分泌能が残存しているのか。血糖管理はどのような状態か。
- □ **合併症の状態**：糖尿病の影響が身体にどうあらわれており，なにに気をつけなければいけないのか。
- □ **必要な治療**：進展予防のためになにが必要か。
- □ **療養の経過**：どのような療養をどのような思いで行ってきたか。どのようなときにうまく管理でき，どのようなときにうまくいかなくなったのか。

□ **療養の体験**：低血糖の体験をはじめ，否定的な体験があるか。
□ **自己管理能力**：十分な知識はあるか，認知や機能の状態はどうか。自分のからだの状態や治療を理解しているか。療養行動上の「強み」はどこにあるか。
□ **心理**：療養に向かえる心理状態か，精神・感情などの状態に問題はないか。

2 看護過程の展開

a インスリン治療開始前

1 アセスメント

●**血糖管理状況**　糖尿病歴が長く，インスリン分泌能は年々低下してきている。インスリン抵抗性があり，血糖値は高い状況である。現在の薬物療法で，ぎりぎり調整できている状態であった。いままでのように，運動ができているときはなんとかなるが，仕事が多忙になり，運動ができなくなったり，食事も外食の機会が増えたりすると，血糖値が高くなってしまうという状況になっている。

　現在，仕事が多忙な時期となり，血糖管理がむずかしいが，「多忙であるためにしかたがない」とあきらめてしまっている。前回の受診時に HbA1c についてもどのくらいの値がよいのかがわからないと言っていたことから，現在の自分の血糖値がどのくらい高いのかが自分のなかでイメージできていないと考えられる。そのために，血糖管理をしていかなければいけないという意思や意欲に結びつかず，行動をおこせていない。

●**合併症**　また，細小血管障害の合併症である糖尿病性腎症や神経障害が始まってきている。とくに腎症は第 2 期であり，現在の段階であれば，血糖管理の改善により腎臓の状態改善が期待できる。合併症の進展予防のためにも，現時点で高血糖を改善し，療養を立て直していく必要がある。

●**インスリン治療の必要性**　インスリン分泌能が落ちてきており，このまま高血糖状態が続くと，現在の経口薬の治療ではむずかしく，インスリン注射が必要になることも想定できる。それに備えて，インスリンへの抵抗感などの思いも確認しながら，自分のからだにインスリンが必要な状態であることを理解し，必要時にはスムーズにインスリン治療に移行できるように準備をしていく必要もある。

2 看護問題の明確化

#1 **血糖値が高いという感覚がつかめず，血糖値が高いことが自分のからだに与える影響をイメージできていない。**

#2 **自分の仕事に合わせた自己管理方法が見いだせていない。**

3　看護目標と看護計画

#1　**血糖値が高いという感覚がつかめず，血糖値が高いことが自分の
からだに与える影響をイメージできていない。**

▌ 看護目標

（1）現在の血糖値が高いことをイメージできる。

（2）血糖値が高いことを改善したいという考えをもち，表現できる。

▌ 看護計画

（1）HbA1c や血糖値の正常値や目安を伝える。

- 図などを活用し，Ｂさんがイメージしやすい方法を見いだしながら，伝え
ていく。

（2）身体の不調を聞き，血糖値との関係性を理解できるよう伝える。

- 高血糖に関する症状を聞き，血糖との関連を伝えていく。

#2　**自分の仕事に合わせた自己管理方法が見いだせていない。**

▌ 看護目標

（1）血糖を下げるためにできることをしたいと思えて，行動に変化がおこる。

（2）必要時インスリン療法を受けられる。

▌ 看護計画

（1）仕事が多忙ななかでもできることを一緒に考える。

- 仕事が第一優先であることは否定せず，たいへんな仕事をのり切るための
体調管理の一部として血糖管理を位置づける。いまできる血糖管理を少し
ずつ進めていけるよう，Ｂさんのやりやすい方法を見つける。

（2）療養のふり返りを行い，自分の療養のあり方を見いだしてもらう。

- いままで自分がどのように療養をがんばってきたのか，どのようなときに
はうまくいって，どのようなときにはうまくいかないのかをふり返っても
らい，なんらかの気づきを見いだす。また，仕事や療養が長く続くもので
あることを意識してもらう。

（3）インスリン療法への準備を行う。

- インスリン治療への抵抗感などの思いを確認する。高血糖を改善するため
に必要な手段としてインスリン療法を位置づけられるよう，理解を促進す
る。

4　実施と評価

#1　**血糖値が高いという感覚がつかめず，血糖値が高いことが自分の
からだに与える影響をイメージできていない。**

#2　**自分の仕事に合わせた自己管理方法が見いだせていない。**

● 看護の経過

　□1□血糖値が高いことが自分の身体にとってよくないことであることの理
解を促進する　面接時，Ｂさんは「血糖値は高いだろうなとわかっていたけ
ど，しかたがない。しばらくはこんな調子だ。」と，仕事が忙しいので血糖

値が高いままでもしかたがないと，高血糖を容認している様子であった。B
さん自身が高血糖を改善したいと思わない限り，状況をかえていくことがで
きないと考え，また，前回の指導時の記録にHbA1cの正常・目安を知らな
いとあったことから，血糖値やその身体に与える影響について，まだよく理
解できていない可能性があると判断した。

　生活の様子を聞くと，「夜に飲みに行く回数は減っていて，家で飲んで寝
る。ビール1本と焼酎1杯。両方飲まないと眠れない。遠い田舎のほうに行
かされているから，昼も決まったものしかなくて，ラーメンライスとか，そ
んなものしかない。あと，帰りの高速でかまぼこを買って食べる。帰宅も遅
いし，食べてから寝るまでの時間が短いからいけない。」と言い，仕事が多
忙で食生活や睡眠が乱れ，血糖管理状態が一気にわるくなっていた。

　今回の血糖値は昼食前の採血で236 mg/dL，HbA1c 8.6％であった。昼食
はうどんのみを食べたとのことなので，昼食を食べて1時間以上経過したい
まの血糖値の予想を聞くと，「8」と答え，HbA1cと混同しているようで
あった。

　そこでまず，HbA1cは血糖値とは別の検査で，1か月の血糖値の平均を
あらわす指標であることを説明した。また，体温にたとえ，8（＝38℃）では
熱が高く，6（＝36℃）台がよいと，イメージがしやすいように説明した。そ
して，血糖値についても再度説明し，あらためてBさんに血糖値の予想を
聞くと，「130」と答えた。そこで，食前血糖が236 mg/dLであることを確
認し，食後は上がることを説明した。そして「いま，お昼ご飯を食べて1時
間ちょっとたったところですね。いまの血糖値をはかってみませんか」と提
案し，食後の血糖値を測定し，上がっている血糖値を確認してもらった。こ
のときは，食後でも極端には上がっておらず，血糖値は280 mg/dLであっ
た。それでも，「血糖値280って高いのかな」と血糖値の高さを少し実感し
たような様子であった。

　Bさんに高血糖の症状が出ているかを確認するために，「夜中にトイレに
起きたりのどが渇いたりしませんか」と聞くと，「そう言われるとのどが渇
くな」とのことだった。それらが高血糖の症状であることを伝え，出ている
症状と血糖が高いことを結びつけていく説明を行っていった。

　さらに，その日に皮膚科の受診希望があったことから，「今日，皮膚科に
行かれると言われていましたね。どうされたんですか？」と聞くと，「最近
顔がかさかさになって，かくとこんなに赤くなってはれるんだよ」と言われ
た。高血糖がからだに影響することをイメージしてもらうために，「血糖値
が高くなって，200 mg/dLをこえてくると，からだの抵抗力が落ちてばい
菌などに弱くなるんですよ。」と現在出ている症状が高血糖の影響であるこ
とを説明していった。

　Bさんは「そうなんだ」と漠然とした感じでとらえながらも，「血糖を下
げるためにはどうしていったらいいのかな」と質問をしてきた。そこで，
「睡眠がしっかりとれて，生活リズムが落ち着くことが大事ですが，仕事が
お忙しくて，なかなかむずかしい状況ですよね。いまの生活のなかでできる

こととしたら，食事の選び方でしょうか？」と問うと，「そうだな。いまは食事くらいしかむずかしいかな。ラーメンライスはやっぱりよくないな。」と外食時の食事の選び方を気をつけていく意思を示した。

　②**療養の経過を聞きながら，ともにふり返りを行う**　1か月後，外食時の食べ方は気をつけていたものの，仕事が多忙で出張続きの状況に変化はなく，検査結果は HbA1c 9.0％，血糖値 266 mg/dL であった。現在の，食事に気をつけるという対処だけでは，血糖値が改善する見込みはなかった。

　そこで，いままでの療養をふり返り，Bさんの療養行動上の「強み」を見つけるとともに，糖尿病をどう管理していったらよいのか，見通しをもってもらおうと考えた。面接時，いままでの療養の経過を聞き，図示しながらともに経過をながめていくという方法でふり返った（◎図7-1）。話の中心は仕事と食事であり，話していくうちに，図を見ながら「お総菜をとっていたときは結構うまくいってた。それもとらなくなったしな。」「仕事も産業医にちゃんと助言してもらうとだいじょうぶだった。いまは仕事をかわらないといけない状況ではない。残業制限は必要かもしれないな。少し様子をみてから相談しようかな。」と自分の管理がうまくいっているときとうまくいっていないときの相違に気づくことができた。このままではいけないと自分自身で思いながら，今後の職場の状況を考える様子がみられた。

　③**インスリンが必要な，いまのからだの理解を促進する**　さらに1か月後，残業制限などの具体的な対策がすぐにはとれないままに，血糖管理の状態は悪化していった。今回の検査結果は HbA1c 10.1％，血糖値 410 mg/dL と改善が容易でないことを示しており，インスリン抵抗性に加えて，高血糖による糖毒性というインスリンがさらにききにくい状態となってきていた。

　検査結果を聞いたとたん，今回は状態がわるいことが理解でき，ショックを受けた様子であった。生活の様子を聞くと，「夜眠れていない。10時くらいからうとうとするけれど，2時間くらいでいったん起きてしまい，そこか

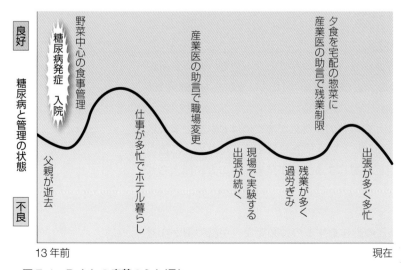

◎**図7-1　Bさんの療養のふり返り**

ら眠れない。夜中に何度も起きる。だから昼間眠い。とにかくストレスが大きいと思う。仕事も，3月中がいちばん忙しいけれど，5月までは忙しいのが続く。どうしたらいいでしょう。」と言った。

そこで「ここまで血糖値が上がってしまうと，食事や飲み薬で下げていくこともなかなかむずかしいかもしれません。インスリンの注射を使っていったん血糖を下げてあげると，また自分自身のインスリンもききやすくなって，血糖管理もしやすくなります。」とインスリン注射の実施も一案であることを伝えておいた。

診察時，主治医より，インスリン分泌も低下してきており，インスリンのききもわるいことから，いまの経口薬と食事療法だけで高血糖を改善することはむずかしく，一時的にインスリン自己注射による治療が望ましいことが伝えられた。

4 **インスリンの力を借りて，忙しいいまの時期をのり切ることの決意を支援する**　いままでのかかわりの経過から，血糖コントロールがわるくなっていたこと，それが自分のからだにとって影響が大きいこと，そして，いままでは仕事の調整で血糖管理をのり切ってきたが，現在の仕事はしばらく調整がむずかしいこと，仕事が一段落するまでは，いまできることをしていかなければならないこと，これらをわかってきていたBさんは，この段階で，インスリン治療を行うことをすぐに決意することができた。

● 評価
(1)検査値をみて血糖値が高いことが理解でき，のどの渇きや皮膚症状が高血糖によるものだと理解できるようになった。
(2)忙しい状況のなかでできることとして，外食時の食事の選び方に気をつけることができるようになった。それでもコントロールがむずかしい状況になってからは，インスリン治療を行うことを決意できた。

b インスリン治療開始時

1 アセスメント

● 受診から現在までの経過の概況
• 受診から1か月後，外食時の食べ方は気をつけていたものの，仕事が多忙で出張続きの状況に変化はなく，検査結果はHbA1c 9.0%，血糖値266 mg/dLであった。
• さらに1か月後，残業制限などの具体的な対策がすぐにはとれないままに，HbA1c 10.1%，血糖値410 mg/dLという検査結果を示したため，主治医より，一時的にインスリン自己注射による治療が望ましいことが伝えられた。

● 現在の患者の状況
巧緻機能(針のつけはずしなどの動作をするのに必要な，手指の細かな対象操作能力)や視力，記銘力，理解力，認知機能に問題なく，補助具を要することなく，自身でインスリン注射を実施できる能力があり，方法を教え練

習することで自己注射が可能である。しかし，仕事が多忙なことから，仕事や移動の時間などを聞き，食事とインスリン注射の時間に問題がないかを確認する必要がある。

2　看護問題の明確化

#1　インスリン自己注射を自己管理に追加する必要がある。

3　看護目標と看護計画

#1　インスリン自己注射を自己管理に追加する必要がある。

▋看護目標
(1) インスリン自己注射と血糖測定の手技を獲得できる。
(2) インスリン治療を生活に組み込んでいくことができる。

▋看護計画
(1) インスリン自己注射の手技を指導する。
(2) インスリン量を調整しながら，適切なインスリン量を決められるよう支援する。
(3) 生活に合わせて，インスリン注射と血糖測定を組み込んでいけるよう調整する。

4　実施と評価

#1　インスリン自己注射を自己管理に追加する必要がある。

● 実施

　[1] インスリン注射と自己血糖測定の実施方法を指導し，生活に組み込むインスリン注射を実施する決意をしたことを評価し，インスリン治療に対する思いを傾聴していく。Bさんは，以前に手術で入院したときに一時的にインスリン注射をした経験があり，インスリン注射にはあまり抵抗感はなく，一時的に使用する効果も理解していた。

　次に，インスリン注射を生活のどの時間で行うかを相談する。医師からの指示はインスリン グラルギン(ランタス®)6単位を夜寝る前に注射するというものであった。インスリン グラルギン(ランタス®)は持効型溶解製剤で，24時間同じように作用しつづけることを図を見せながら説明した。寝る前に注射をすることが多い製剤であるが，Bさんは夜うとうとしてしまい，遅い時間だと打ち忘れる可能性が高いと考えた。そこで，1日のなかで確実に注射ができる時間を確認し，夕食時であれば注射が実施できるとのことであったので，主治医に夕食時の注射実施でよいかを確認し，夕食前の指示に変更となった。

　その後，インスリン注射方法のパンフレットを見ながら，手技の説明と注射の部位について説明を行った。また，インスリン製剤の保管方法や針の処分方法についても説明をした。注射手技については，腹部のモデルを使用しながら一連の流れを実際に施行してもらい，理解状況と動作が実施できることを確認していった。以前に注射針を刺した経験もあり，腹部に実際に針を

刺すことも抵抗なくスムーズに実施できた。

つづいて，血糖測定の指導を行った。血糖測定は，毎日朝食前と夕食前に行うよう指示があった。血糖測定の方法を説明したあとに，実際に自己血糖測定を実施してもらった。こちらもスムーズに実施ができることを確認した。そして，血糖測定ノートへの結果の書き方と測定時間を説明し，血糖測定ノートに測定のタイミングをわかるように○で囲んで示して，わかりやすいようにした。また，低血糖の症状と対処についても指導をした。

多くの説明を短時間で行ったので，帰宅後にわからなくなってしまった場合，インスリン注射は無理に行わず，翌日に電話をするように伝えた。また，血糖値が下がらなければインスリンの量を増やすので，4日後に電話連絡にて血糖値の報告が必要なことを説明し，電話の時間と連絡先を確認して，この日の指導は終了した。

　2　電話にてインスリン注射の実施状況と血糖の変化を確認する　インスリン注射を開始して4日後の約束の時間に，Bさんの携帯電話に連絡をとった。まずはインスリン注射が実施できているかを確認すると，指導日の夕方より毎日実施できているとのことであった。つぎに血糖値を確認すると，朝食前で220〜230 mg/dL 程度であり，夕食前も240〜260 mg/dL 程度であった。事前に確認していた医師の指示に基づいて，朝食前の血糖値が200 mg/dL 以下になるまで，3日ごとにインスリン量を1単位ずつ増やしていくこと，ただし最高でも10単位までとすることを説明した。

● 評価

さらに1か月後に受診したときには，すでに朝食前の血糖値は150 mg/dL 前後となっており，インスリン注射も実施でき，主体的に血糖管理に取り組めるようになっていた。また，倦怠感などの症状も消失し，多忙な仕事も順調に進んでいるようであった。

3　事例のふり返り

この事例のように，糖尿病という病気は自分のからだに血糖がどのような影響を与えるのかがイメージしにくいために，血糖値やHbA1cの値を説明されていても，自分のからだの状態と結びついた理解にはなっていないことが多い。これは，医療職者と患者の認知のギャップともとらえられる。医療職者は，説明をすれば理解できているものと考えるが，同じ説明でも医療職者と患者には理解に大きなギャップが存在する。まずはじめに，患者がどのように理解し考えているのかを十分に確認しながら，その人の理解の仕方に合わせた説明方法を検討して，患者が腑に落ちるようにイメージがつく説明をしていくことが大切である。

また，実際に生活行動を変容させていくことはたいへんなことであり，生活者として仕事や生活をしているなかで療養をしている人々は，第一優先が治療ではないことが多いことを，看護職者はしっかりと心にとめておく必要がある。生きていくために，自分の人生をよりよいものにするために，仕事

や生活をしていく必要がある。もちろん自分がしたいことをしていくために
は，からだも大切ではある。どのようにそれを両立していくか，その人に
合った方法をみつけていくことはたやすいことではなく，困難なこともある。
その困難さを理解しながら，ともに考え，長い療養に寄り添って支援をする
看護職者の姿勢というものは，療養指導にとって最も大事な要素である。

参考文献

1. 赤水尚史：甲状腺クリーゼ．medicina 50(10)：1836-1838，医学書院，2013．
2. 荒田尚子：甲状腺疾患と妊娠．medicina 50(10)：1848-1852，医学書院，2013．
3. 石井敏弘編：健康教育大要——健康福祉活動の教育的側面に関する指針．ライフ・サイエンス・センター，1998．
4. 今井佐恵子ほか：糖尿病患者における食品の摂取順序による食後血糖上昇抑制効果．糖尿病 53(2)：112-115，2010．
5. 小川聡ほか編：内科学書＝Standard Textbook of Internal Medicine vol. 5，第8版．中山書店，2013．
6. 河口てる子編：糖尿病患者の QOL と看護．医学書院，2001．
7. 黒江ゆり子：病いのクロニシティ(慢性性)と生きることについての看護学的省察．日本慢性看護学会誌 1(1)：3-9，2007．
8. 黒江ゆり子ほか：焦点　慢性性(Chronicity)と生活史に焦点を当てた看護学的研究．看護研究 35(4)：2-68，2002．
9. 黒江ゆり子ほか：焦点　看護学における「生活者」という視点——「生活」の諸相とその看護学的省察．看護研究 39(5)：2-109，2006．
10. 黒江ゆり子ほか：焦点　慢性の病いにおける他者への「言いづらさ」——ライフストーリーインタビューは何を描き出すか．看護研究 44(3)：226-315，2011．
11. 黒田暁生：持続グルコースモニタリング——血糖変動を把握する——．月刊糖尿病ライフさかえ 60(4)：7-11，2020．
12. 黒田裕子監修：看護診断のためのよくわかる中範囲理論，第3版．学研メディカル秀潤社，2015．
13. 国立研究開発法人国立がん研究センターがん対策情報センター：甲状腺がん(がんの冊子，各種がんシリーズ)，第3版．2018．
14. 佐藤祐造編：運動療法と運動処方——身体活動・運動支援を効果的に進めるための知識と技術，第2版．文光堂，2008．
15. ジェリー＝エーデルウィッチ・アーチー＝ブロドスキー著，黒江ゆり子ほか訳：糖尿病のケアリング——語られた生活体験と感情．医学書院，2002．
16. ジョスリン原著，金澤康徳ほか監訳：ジョスリン糖尿病学，第2版．メディカル・サイエンス・インターナショナル，2007．
17. 鈴木和子ほか：家族看護学　理論と実践，第5版．日本看護協会出版会，2021．
18. 相馬正義編・著：新・病態生理できった内科学4内分泌疾患，第3版．医学教育出版社，2012．
19. 高木康編：看護に生かす検査マニュアル(クリニカル・ナース book)．医学芸術社，2006．
20. 高澤和永：内分泌疾患を疑わせる所見——身体所見と検査所見．救急・集中治療 15(3)：231-242，2003．
21. 髙橋裕ほか編：下垂体疾患診療マニュアル，第3版．診断と治療社，2021．
22. 田上哲也ほか編：甲状腺疾患診療マニュアル，改訂第3版．診断と治療社，2020．
23. 竹内靖博ほか編：副甲状腺・骨代謝疾患診療マニュアル，第2版．診断と治療社，2019．
24. 糖尿病治療研究会編：糖尿病運動療法のてびき，新版．医歯薬出版，2001．
25. 日本甲状腺学会：甲状腺クリーゼ診断基準，第2版．2012．
26. 日本甲状腺学会：バセドウ病治療ガイドライン2019．南江堂，2019．
27. 日本甲状腺学会：甲状腺疾患診断ガイドライン2021．2022．
28. 日本痛風・核酸代謝学会ガイドライン改訂委員会：高尿酸血症・痛風の治療ガイドライン，第3版．診断と治療社，2018．
29. 日本糖尿病学会：糖尿病の分類と診断基準に関する委員会報告(国際標準化対応版)．糖尿病 55(7)：485-504，2012．
30. 日本糖尿病学会編・著：糖尿病食事療法のための食品交換表，第7版．日本糖尿病協会・文光堂，2013．
31. 日本糖尿病学会編・著：糖尿病治療ガイド 2022-2023．文光堂，2022．
32. 日本糖尿病療養指導士認定機構編・著：糖尿病療養指導ガイドブック 2023——糖尿病療養指導士の学習目標と課題．メディカルレビュー社，2023．
33. 日本内分泌外科学会・日本甲状腺病理学会編：甲状腺癌取扱い規約，第9版．金原出版，2023．
34. 日本泌尿器科学会，日本尿路結石症学会，日本泌尿器内視鏡・ロボティクス学会編：尿路結石症診療ガイドライン，第3版．医学図書出版，2023．
35. 日本肥満学会：肥満症診断基準2011．肥満研究17(臨時増刊号)，2011．
36. 日本肥満症治療学会治療ガイドライン委員会編：肥満症の総合的治療ガイド．日本肥満症治療学会，2013．
37. 日本病態栄養学会編：病態栄養専門士のための病態栄養ガイドブック，改訂第7版．南江堂，2022．
38. 野川道子編著：看護実践に活かす中範囲理論，第2版．メヂカルフレンド社，2016．
39. 深田修司編：あなたも名医！　外来でどう診る？　甲状腺疾患——迷えるジェネラリストに捧げる診療のヒント．日本医事新報社，2011．
40. 前川真人編：臨床化学(標準臨床検査学)．医学書院，2012．
41. 矢崎義雄監修：新臨床内科学，第10版．医学書院，2020．
42. 山田未歩子：あなたと共有する AGP レポート〜AGP レポートの活用方法を知っていますか〜．月刊糖尿病ライフさかえ 62(8)：17-22，2022．
43. 吉岡成人・和田典男：内分泌代謝疾患レジデントマニュアル，第4版．医学書院，2017．

推薦図書

1. 黒江ゆり子ほか訳：慢性疾患の病みの軌跡──コービンとストラウスによる看護モデル．医学書院，1995．
2. ジェリー=エーデルウィッチ・アーチー=ブロドスキー著，黒江ゆり子ほか訳：糖尿病のケアリング──語られた生活体験と感情．医学書院，2002．
3. 山田憲一：糖尿病とともに生きるあなたへ．ロングセラーズ，2000．
4. 吉岡成人編：糖尿病療養指導士のための糖尿病外来ケア・チェックシート．医学書院，2006．
5. 吉岡成人：糖尿病外来診療 困ったときの"次の一手"．医学書院，2013．
6. Anselm L. Strauss ほか著，南裕子監訳：慢性疾患を生きる──ケアとクオリティ・ライフの接点．医学書院，1987．

❶ おもなホルモン(主要産生部位別)

◆ a 視床下部

- 副腎皮質刺激ホルモン放出ホルモン(CRH)
- 成長ホルモン放出ホルモン(GHRH)
- ゴナドトロピン放出ホルモン(GnRH)
- 甲状腺刺激ホルモン放出ホルモン(TRH)
- ソマトスタチン
- ドーパミン(DA)

◆ b 下垂体

▌下垂体前葉

- 副腎皮質刺激ホルモン(ACTH)
- 成長ホルモン(GH)
- 黄体形成ホルモン(LH)
- 卵胞刺激ホルモン(FSH)
- 甲状腺刺激ホルモン(TSH)
- プロラクチン(PRL)

▌下垂体後葉

- 抗利尿ホルモン[バソプレシン](ADH)
- オキシトシン

◆ c 甲状腺・副甲状腺

▌甲状腺

- トリヨードサイロニン(T_3)
- サイロキシン(T_4)
- カルシトニン

▌副甲状腺

- 副甲状腺ホルモン(PTH)

◆ d 副腎

▌副腎皮質

- アルドステロン
- コルチゾル

▌副腎髄質

- アドレナリン ┐
- ノルアドレナリン ┼── カテコールアミン
- ドーパミン(DA) ┘

◆ e 膵臓

- グルカゴン
- インスリン
- ソマトスタチン

◆ f 心臓

- 心房性ナトリウム利尿ペプチド(ANP)
- 脳ナトリウム利尿ペプチド(BNP)

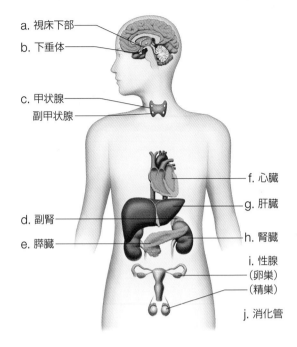

a. 視床下部
b. 下垂体
c. 甲状腺
　副甲状腺
d. 副腎
e. 膵臓
f. 心臓
g. 肝臓
h. 腎臓
i. 性腺
　(卵巣)
　(精巣)
j. 消化管

◆ g 肝臓

- インスリン様成長因子-1[ソマトメジン C](IGF-1)
- アンギオテンシノーゲン

◆ h 腎臓

- 活性型ビタミン D
- レニン

◆ i 性腺

▌卵巣

- エストロゲン
- プロゲステロン

▌精巣

　アンドロゲン

◆ j 消化管

- グレリン
- コレシストキニン(CCK)
- ガストリン
- 糖依存性インスリン分泌刺激ポリペプチド(GIP)
- グルカゴン様ペプチド-1(GLP-1)
- 血管作動性腸管ポリペプチド(VIP)

❷ 糖尿病治療薬

薬剤名等は，2023年11月現在。口腔内崩壊錠（OD錠）のある商品には，商品名中に［OD］を併記した。薬の使用にあたっては，必ず各薬品の添付文書を参照のこと。

A 経口糖尿病治療薬

◆ α-グルコシダーゼ阻害薬

薬剤名(商品名)	投与方法	おもな副作用	注意事項
ボグリボース（ベイスン®[OD]，ボグリボース[OD，ODフィルム]）	1回0.2 mg，1日3回(毎食直前)＊1回量0.3 mgまで増量可	低血糖，腸閉塞様症状，肝機能障害，黄疸，下痢，頭痛	・SU薬などとの併用で低血糖がおこりやすくなる。・必ず食事の直前に服用する(食後では効果が減弱する)。
アカルボース（グルコバイ®[OD]，アカルボース[OD]）	1回100 mg，1日3回(毎食直前)＊1回50 mgより開始して100 mgまで増量可		
ミグリトール（セイブル®[OD]，ミグリトール[OD]）	1回50 mg，1日3回(毎食直前)＊1回量75 mgまで増量可		

◆ SGLT2阻害薬

薬剤名(商品名)	投与方法	おもな副作用	注意事項
イプラグリフロジンL-プロリン（スーグラ®）	1回50 mg，1日1回朝食前または朝食後＊効果不十分の場合は十分な観察のうえ100 mgまで増量可	低血糖，腎盂腎炎，尿路感染症，性器感染症，口渇，頻尿，多尿，便秘，尿中β_2ミクログロブリン増加	・重度の腎機能障害，透析中の末期腎不全患者には使用しない。・血糖管理が良好でもケトアシドーシスにいたることがある。嘔吐，食欲減退，腹痛，口渇，倦怠感，呼吸困難，意識障害などの症状がみられたらすぐに受診するよう指導する。・投与中は，血糖管理が良好でも尿糖が陽性となることに留意。
ダパグリフロジンプロピレングリコール水和物（フォシーガ®）	1回5 mg，1日1回＊効果不十分の場合は十分な観察のうえ10 mgまで増量可	低血糖，腎盂腎炎，尿路感染症，性器感染症，口渇，頻尿，多尿	
ルセオグリフロジン水和物（ルセフィ®）[ODフィルム]	1回2.5 mg，1日1回朝食前または朝食後＊効果不十分の場合は十分な観察のうえ5 mgまで増量可	低血糖，腎盂腎炎，尿路感染症，性器感染症，口渇，頻尿，多尿，尿中β_2ミクログロブリン増加	
トホグリフロジン水和物（デベルザ®）	1回20 mg，1日1回朝食前または朝食後	低血糖，血中ケトン体増加，口渇，頻尿	

◆ SGLT2 阻害薬（つづき）

薬剤名（商品名）	投与方法	おもな副作用	注意事項
カナグリフロジン水和物（カナグル®）	1回100 mg，1日1回朝食前または朝食後	低血糖，脱水，ケトアシドーシス，腎盂腎炎，敗血症，便秘，口渇，膀胱炎，頻尿，カンジダ症，ケトーシス，血中ケトン体増加	
エンパグリフロジン（ジャディアンス®）	1回10 mg，1日1回朝食前または朝食後 ＊効果不十分の場合は十分な観察のうえ25 mgまで増量可	低血糖，脱水，ケトアシドーシス，腎盂腎炎，敗血症，膀胱炎，尿路感染症，カンジダ症，脂質異常症，めまい，便秘，発疹，頻尿，多尿，口渇	

◆ チアゾリジン薬

薬剤名（商品名）	投与方法	おもな副作用	注意事項
ピオグリタゾン塩酸塩（アクトス®[OD]，ピオグリタゾン[OD]）	1日1回15〜30 mg，朝食前または朝食後 ＊最高投与量は45 mg　インスリン療法と併用の場合は，1日1回15 mg，朝食前または朝食後，最高投与量は30 mg	心不全（発症および増悪），浮腫，肝機能障害，黄疸，横紋筋融解症，低血糖（他剤併用時），貧血，体重増加，下痢，頭痛，タンパク尿	・心不全患者，重篤な肝機能障害および腎機能障害のある患者には使用しない。 ・体重が増加しやすいため，あわせて食事療法を徹底する。

◆ ビグアナイド薬（BG 薬）

薬剤名（商品名）	投与方法	おもな副作用	注意事項
メトホルミン塩酸塩（グリコラン®，メトホルミン塩酸塩，メトグルコ®）	1日500 mgより開始，1日2〜3回（食後，メトグルコ®は食直前または食後），維持量は観察しながら決める ＊1日最高投与量は750 mg（メトグルコ®は，1日最高服用量2,250 mg）	乳酸アシドーシス，低血糖，肝機能障害，黄疸，下痢，頭痛	・肝機能・腎機能・循環機能障害の患者，脱水，大量飲酒者，手術前後，栄養不良，下垂体機能・副腎機能不全患者には使用しない。 ・乳酸アシドーシスの徴候（吐きけ・下痢・筋肉痛・倦怠感・過呼吸など）があらわれた場合，すぐに受診するよう患者に指導する。 ・ヨウ素造影剤を使用する検査の前と検査後2日間は，一時的に休薬する。
ブホルミン塩酸塩（ジベトス®，ブホルミン塩酸塩腸溶錠）	1日100 mgより開始，1日2〜3回（食後） ＊1日最高投与量は150 mg		

◆ イメグリミン

薬剤名(商品名)	投与方法	おもな副作用	注意事項
イメグリミン塩酸塩(ツイミーグ®)	1回1,000 mg, 1日2回朝夕	低血糖, 吐きけ, 下痢, 便秘, 膀胱炎	• eGFRが45 mL/分/1.73 m² 未満の腎機能障害患者(透析患者を含む)への投与は推奨されない。 • ビグアナイド薬とは作用機序の一部が共通している可能性があること, また, 両剤を併用した場合, ほかの糖尿病用薬との併用療法と比較して消化器症状が多くみとめられたことから, 併用薬剤の選択の際には留意すること。

◆ DPP-4 阻害薬

薬剤名(商品名)	投与方法	おもな副作用	注意事項
シタグリプチンリン酸塩水和物 (グラクティブ®, ジャヌビア®)	1日1回, 通常50 mg, 中等度以上の腎機能障害患者の場合25 mgから投与開始 ＊最高投与量は100 mg	アナフィラキシー, スティーヴンス-ジョンソン症候群, 剥脱性皮膚炎, 低血糖, 肝機能障害, 急性腎不全	• SU薬との併用で重篤な低血糖をおこす可能性がある。併用の場合はSU薬減量が望ましい。 • シタグリプチンリン酸塩水和物, ビルダグリプチン, アログリプチン安息香酸塩, アナグリプチン, サキサグリプチン水和物, トレラグリプチンコハク酸塩, オマリグリプチンは, 腎機能障害患者では適宜減量。
ビルダグリプチン (エクア®)	1回50 mg, 1日2回 朝夕 ＊患者の状態に応じて50 mgを1日1回朝のみ投与も可	肝機能障害, 血管浮腫, 低血糖	
アログリプチン安息香酸塩 (ネシーナ®)	1回25 mg, 1日1回	低血糖, 浮腫, 発疹, 瘙痒, 便秘	
リナグリプチン (トラゼンタ®)	1回5 mg, 1日1回	低血糖, 蕁麻疹, 血管浮腫, 高トリグリセリド血症, 浮腫, 呼吸器・胃腸障害	
テネリグリプチン臭化水素酸塩水和物 (テネリア®)	1回20 mg, 1日1回 ＊効果不十分の場合は十分な観察のうえ40 mgまで増量可	低血糖, 腸閉塞, 便秘, 発疹, 瘙痒	
アナグリプチン (スイニー®)	1回100 mg, 1日2回朝夕 ＊効果不十分の場合は十分な観察のうえ1回量を200 mgまで増量可	低血糖, 腸閉塞, 便潜血陽性, 便秘, 下痢, 発疹, 瘙痒, 貧血	
サキサグリプチン水和物 (オングリザ®)	1日1回, 通常5 mg, 中等度異常の腎機能障害患者の場合2.5 mg	低血糖, 便秘, 発疹	
トレラグリプチンコハク酸塩 (ザファテック®)	1週間に1回, 1回100 mg	低血糖, 急性膵炎, 腸閉塞	
オマリグリプチン(マリゼブ®)	1週間に1回, 1回25 mg	低血糖, 急性膵炎, 腸閉塞	

◆ GLP-1 受容体作動薬（経口）

薬剤名（商品名）	投与方法	おもな副作用	注意事項
セマグルチド（リベルサス®）	1回7mg，1日1回，1日の最初の食事前 ＊3mgから開始。効果不十分の場合は14mgまで増量可	低血糖，急性膵炎，吐きけ，下痢	• 糖尿病性ケトアシドーシス，糖尿病昏睡，1型糖尿病の患者，重症感染症，手術等の緊急の場合には投与しない。

◆ スルホニル尿素薬（SU薬）

	薬剤名（商品名）	投与方法	おもな副作用	注意事項
第一世代	アセトヘキサミド（ジメリン®）	1日250mg，朝または朝夕（食前または食後） ＊1日最高投与量は1,000mg	低血糖，再生不良性貧血，無顆粒球症，体重増加	• 遷延性低血糖を生じる可能性があるため，低血糖時の対処法を患者によく理解してもらっておく。 • 腎機能・肝機能障害のある患者や高齢者では，とくに注意を要する。 • SU薬どうしの併用や速効型インスリン分泌促進薬との併用はしない。
第一世代	グリクロピラミド（デアメリン® S）	1日125〜250mg，朝または朝夕（食前または食後） ＊1日最高投与量は500mg		
第二世代	グリベンクラミド（オイグルコン®，グリベンクラミド）	1日1.25〜2.5mg，朝または朝夕（食前または食後） ＊1日最高投与量は10mg		
第二世代	グリクラジド（グリミクロン®，グリミクロン® HA，グリクラジド）	1日40mgより開始，維持量：1日40〜120mg，朝または朝夕（食前または食後） ＊1日最高投与量は160mg		
第三世代	グリメピリド（アマリール®，グリメピリド[OD]）	1日0.5〜1mgより開始，維持量：1日1〜4mg，必要に応じ適宜増減，朝または朝夕（食前または食後） ＊1日最高投与量は6mg		

◆ 速効型インスリン分泌促進薬（グリニド薬）

薬剤名（商品名）	投与方法	おもな副作用	注意事項
ナテグリニド（スターシス®，ナテグリニド，ファスティック®）	1回90mg，1日3回（毎食直前） ＊1回量120mgまで増量可	低血糖，肝機能障害，黄疸，下痢，頭痛	• 必ず食事の直前に服用する。 • 食事の30分以上前の投与では食事開始前に低血糖を引きおこす可能性あり。 • SU薬との併用はしない。
ミチグリニドカルシウム水和物（グルファスト®[OD]，ミチグリニドCa[OD]）	1回10mg，1日3回（毎食直前），適宜増減	心筋梗塞，低血糖，肝機能障害，黄疸，下痢，頭痛，咳，タンパク尿	
レパグリニド（シュアポスト®，レパグリニド）	1回0.25〜0.5mg，1日3回（毎食直前），適宜増減 ＊1回量1mgまで増量可	低血糖，肝機能障害，心筋梗塞，下痢，便秘，めまい，頭痛	

◆ 配合薬

薬剤名(商品名)	投与方法	おもな副作用
ピオグリタゾン塩酸塩・メトホルミン塩酸塩配合剤(メタクト®)	1回1錠(ピオグリタゾン/メトホルミンとして15 mg/500 mgまたは30 mg/500 mg),1日1回(朝食後)	心不全(発症および増悪),乳酸アシドーシス,浮腫,肝機能障害,黄疸,低血糖,横紋筋融解症,間質性肺炎,発疹,湿疹,瘙痒
ピオグリタゾン塩酸塩・グリメピリド配合剤(ソニアス®)	1回1錠(ピオグリタゾン/グリメピリドとして15 mg/1 mgまたは30 mg/3 mg),1日1回(朝食前または朝食後)	心不全(発症および増悪),低血糖,浮腫,肝機能障害,黄疸,汎血球減少,無顆粒球症,溶血性貧血,血小板減少,横紋筋融解症
アログリプチン安息香酸塩・ピオグリタゾン塩酸塩配合剤(リオベル®)	1回1錠(アログリプチン/ピオグリタゾンとして25 mg/15 mgまたは25 mg/30 mg),1日1回(朝食前または朝食後)	心不全(発症および増悪),低血糖,浮腫,肝機能障害,黄疸,間質性肺炎,横紋筋融解症,急性膵炎
ミチグリニドカルシウム水和物・ボグリボース配合剤(グルベス®)[OD]	1回1錠(ミチグリニドカルシウム水和物/ボグリボースとして10 mg/0.2 mg),1日3回(毎食直前)	心筋梗塞,低血糖,腸閉塞,劇症肝炎,肝機能障害,黄疸,意識障害
ビルダグリプチン・メトホルミン塩酸塩配合剤(エクメット®)	1回1錠(ビルダグリプチン/メトホルミンとして50 mg/250 mgまたは50 mg/500 mg)を1日2回(朝,夕)	乳酸アシドーシス,肝炎,肝機能障害,黄疸,血管浮腫,低血糖,横紋筋融解症,間質性肺炎,急性膵炎,腸閉塞
アログリプチン安息香酸塩・メトホルミン塩酸塩配合剤(イニシンク®)	1回1錠(アログリプチン/メトホルミン塩酸塩として25 mg/500 mg),1日1回(食前または食後)	乳酸アシドーシス,肝機能障害,黄疸,低血糖,横紋筋融解症,間質性肺炎,急性膵炎,腸閉塞,類天疱瘡
テネリグリプチン臭化水素酸塩水和物・カナグリフロジン水和物配合剤(カナリア®)	1回1錠(テネリグリプチン/カナグリフロジン水和物として20 mg/100 mg),1日1回(朝食前または朝食後)	低血糖,脱水,ケトアシドーシス,腎盂腎炎,外陰部及び会陰部の壊死性筋膜炎(フルニエ壊疽),敗血症,肝機能障害,間質性肺炎,急性膵炎,腸閉塞,類天疱瘡
アナグリプチン・メトホルミン塩酸塩配合剤(メトアナ®)	1回1錠(アナグリプチン/メトホルミン塩酸塩として100 mg/250 mgまたは100 mg/500 mg)を1日2回(朝,夕)	乳酸アシドーシス,低血糖,急性膵炎,腸閉塞,類天疱瘡,肝機能障害,黄疸,横紋筋融解症
シタグリプチンリン酸塩水和物・イプラグリフロジンL-プロリン配合剤(スージャヌ®)	1回1錠(シタグリプチン/イプラグリフロジンとして50 mg/50 mg),1日1回(朝食前または朝食後)	低血糖,ショック,アナフィラキシー,皮膚粘膜眼症候群,肝機能障害,黄疸,急性腎症害,間質性肺炎,急性膵炎,腸閉塞,類天疱瘡,横紋筋融解症,血小板減少,腎盂腎炎,外陰部及び会陰部の壊死性筋膜炎(フルニエ壊疽),敗血症,脱水,ケトアシドーシス
エンパグリフロジン・リナグリプチン配合剤(トラディアンス®)	1回1錠(エンパグリフロジン/リナグリプチンとして10 mg/5 mgまたは25 mg/5 mg),1日1回(朝食前または朝食後)	低血糖,脱水,ケトアシドーシス,腎盂腎炎,外陰部及び会陰部の壊死性筋膜炎(フルニエ壊疽),腸閉塞,肝機能障害,類天疱瘡,間質性肺炎,急性膵炎

B 注射薬

◆ GLP-1 受容体作動薬

薬剤名（商品名）	投与方法	おもな副作用	注意事項
リラグルチド（遺伝子組換え）（ビクトーザ® 皮下注 18 mg）	1日1回 0.9 mg，朝または夕に皮下注射，適宜増減（1日1回 0.3 mg から開始し，1週間以上の間隔で 0.3 mg ずつ増量）	低血糖，膵炎，便秘，下痢，吐きけ，頭痛，甲状腺腫瘤	• インスリン非依存状態の患者にのみ適用。 • SU 薬などとの併用で低血糖のリスクが増加する可能性がある。 • 嘔吐を伴う持続的な激しい腹痛など，急性膵炎の初期症状があらわれた場合，すぐに受診するよう患者に指導する。 • エキセナチドは重篤な腎機能障害患者への投与は禁忌。
エキセナチド（バイエッタ® 皮下注 5μg ペン 300，10μg ペン 300）	1日 5μg，1日2回朝夕食前に皮下注射（1か月以上の経過観察後，1回 10μg に増量可）	低血糖，腎不全，急性膵炎，アナフィラキシー，頭痛，便秘，下痢，腸閉塞	
リキシセナチド（リキスミア® 皮下注 300 μg）	1日1回 20μg を朝食前に皮下注射（10μg から開始し1週間以上投与したのち 15μg に増量，さらに1週間以上投与したのち 20 μg に増量）	低血糖，急性膵炎，アナフィラキシーショック，吐きけ	
デュラグルチド（遺伝子組換え）（トルリシティ® 皮下注 0.75 mg アテオス®）	週に1回 0.75 mg を皮下注射	低血糖，急性膵炎，腸閉塞，便秘，吐きけ，下痢	
セマグルチド（遺伝子組換え）（オゼンピック® 皮下注 0.25 mg SD，0.5 mg SD，1.0 mg SD，皮下注 2 mg）	週に1回 0.5 mg を皮下注射（0.25 mg から開始し，4週間投与したのち 0.5 mg に増量，効果不十分な場合は 1.0 mg まで増量可）	低血糖，急性膵炎，食欲減退，吐きけ，下痢，便秘，嘔吐，リパーゼ増加	• 糖尿病性ケトアシドーシス，糖尿病昏睡，1型糖尿病の患者，重症感染症，手術などの緊急の場合には投与しない。
セマグルチド（遺伝子組換え）（ウゴービ® 皮下注 0.25 mg SD，0.5 mg SD，1.0 mg SD，1.7 mg SD，2.4 mg SD）	0.25 mg から開始し，週1回皮下注射する。その後は4週間の間隔で，週1回 0.5 mg，1.0 mg，1.7 mg 及び 2.4 mg の順に増量し，以降は 2.4 mg を週1回皮下注射する。なお，患者の状態に応じて適宜減量する。		

◆ 持続性 GIP/GLP-1 受容体作動薬

薬剤名（商品名）	投与方法	おもな副作用	注意事項
チルゼパチド（マンジャロ® 皮下注アテオス®〔2.5 mg/5 mg/7.5 mg/10 mg/12.5 mg/15 mg〕）	週1回 5 mg を皮下注射（週1回 2.5 mg から開始し，4週間投与したあと，週1回 5 mg に増量）。適宜増減（週1回 5 mg で効果不十分な場合は，4週間以上の間隔で 2.5 mg ずつ増量できる。ただし，最大用量は週1回 15 mg までとする）。	低血糖，急性膵炎，アナフィラキシー，血管性浮腫，吐きけ，下痢，便秘	• 糖尿病性ケトアシドーシス，糖尿病性昏睡または前昏睡，1型糖尿病の患者，重症感染症，手術などの緊急の場合には投与しない。

◆ インスリン製剤

	ペン型製剤[1]		バイアル型製剤	作用時間(時間)[2]		
	プレフィルド式	カートリッジ式		発現	最大	持続
超速効型	ノボラピッド®注フレックスタッチ® ノボラピッド®注フレックスペン® ヒューマログ®注ミリオペン® インスリンリスプロBS注ソロスター® HU「サノフィ」 インスリンアスパルトBS注ソロスター® NR「サノフィ」 ルムジェブ®注ミリオペン® アピドラ®注ソロスター® フィアスプ®注フレックスタッチ®	ノボラピッド®注ペンフィル® ヒューマログ®注カート アピドラ®注カート フィアスプ®注ペンフィル® ルムジェブ®注カート インスリンリスプロBS注カート HU「サノフィ」 インスリンアスパルトBS注カート NR「サノフィ」	ノボラピッド®注100単位/mL ヒューマログ®注100単位/mL アピドラ®注100単位/mL フィアスプ®注100単位/mL ルムジェブ®注100単位/mL インスリンアスパルトBS注100単位/mL NR「サノフィ」 インスリンリスプロBS注100単位/mL HU「サノフィ」	10〜20分[3]	0.5〜3	3〜5
速効型	ノボリン® R注フレックスペン® ヒューマリン® R注ミリオペン®	ヒューマリン® R注カート	ノボリン® R注100単位/mL ヒューマリン® R注100単位/mL	0.5〜1	1〜3	5〜8
混合型	ノボラピッド® 30・50ミックス注フレックスペン® ヒューマログ®ミックス25・50注ミリオペン® ノボリン® 30R注フレックスペン® ヒューマリン® 3/7注ミリオペン イノレット® 30R注	ノボラピッド® 30ミックス注ペンフィル® ヒューマログ®ミックス25・50注カート ヒューマリン® 3/7注カート	ヒューマリン® 3/7注100単位/mL	10分〜1	0.5〜12	18〜24
配合溶解	ライゾデグ®配合注フレックスタッチ®	―	―	10〜20分	1〜3	42時間超
中間型	ノボリン® N注フレックスペン® ヒューマリン® N注ミリオペン®	ヒューマリン® N注カート	ヒューマリン® N注100単位/mL	1〜3	4〜12	18〜24

◆ インスリン製剤（つづき）

	ペン型製剤[1]		バイアル型製剤	作用時間（時間）[2]		
	プレフィルド式	カートリッジ式		発現	最大	持続
持効型溶解	トレシーバ®注フレックスタッチ® レベミル®注フレックスペン® ランタス®注ソロスター® レベミル®注イノレット® インスリングラルギンBS注ミリオペン®「リリー」 インスリングラルギンBS注キット「FFP」 ランタス® XR注ソロスター®	トレシーバ®注ペンフィル® レベミル®注ペンフィル® ランタス®注カート インスリングラルギンBS注カート「リリー」	ランタス®注100単位/mL	1〜2	あきらかなピークなし[4]	約24[5]

[注]　1）おもな商品名を示した。
　　　2）ペン型製剤はいずれも100単位/mLである。それぞれ専用のペンを使用する。
　　　3）フィアスプ®はノボラピッドの作用発現よりも5分速い。
　　　4）レベミル®は3〜14時間。　5）トレシーバ®は反復投与時42時間超。

❸ 各糖尿病治療薬の注意点

考慮する項目	DPP-4阻害薬	ビグアナイド薬	SGLT2阻害薬	スルホニル尿素(SU)薬	α-グルコシダーゼ阻害薬	チアゾリジン薬	速効型インスリン分泌促進薬(グリニド薬)	GLP-1受容体作動薬	イメグリミン	チルゼパチド
血糖降下作用	中	高(用量依存性あり)	中	高	食後高血糖改善	中(肥満者では効果大)	食後高血糖改善	高	中	高
低血糖リスク(単剤において)	低	低	低	高	低	低	中	低	低	低
体重への影響	不変	不変~減	減	増	不変	増	増	減	不変	減 BMI23kg/m²未満の患者での有効性及び安全性は検討されていない
腎機能	一部の腎排泄型薬剤では減量要	腎障害例では減量要。重篤な腎機能障害では禁忌	重篤な腎機能障害では効果なし	要注意(低血糖)重篤な腎機能障害では禁忌		重篤な腎機能障害では禁忌	要注意(低血糖)ナテグリニドは重篤な腎機能障害では禁忌	エキセナチドは重篤な腎機能障害では禁忌	eGFR45mL/min/1.73m²未満には非推奨	
肝機能	ビルダグリプチンは重篤な肝機能障害では禁忌	重篤な肝機能障害では禁忌		重篤な肝機能障害では禁忌		重篤な肝機能障害では禁忌	要注意(低血糖)		重度肝機能障害のある患者での臨床試験なし	
心血管障害		心筋梗塞など循環動態不安定な症例では禁忌		重症低血糖のリスクに特別な配慮が必要						
心不全	一部の薬剤では心不全リスクを高める可能性あり	禁忌				禁忌				
特徴的な副作用	水疱性類天疱瘡,間質性肺炎	消化器症状,乳酸アシドーシス,ビタミンB₁₂欠乏(長期服用例)	尿路・性器感染症,正常血糖ケトアシドーシス	血球減少,再生不良性貧血	肝機能障害,消化器症状(特に腹部膨満)	浮腫,骨密度低下,膀胱がんのリスク(長期服用例)	肝機能障害	消化器症状,急性膵炎,胆石,胆嚢・胆管炎	消化器症状	消化器症状,急性膵炎,胆石,胆嚢・胆管炎
服薬継続率	高(特に週1回製剤)	中(消化器症状など)	中(頻尿,性器感染症など)	中(体重増加,低血糖など)	低(服用法,消化器症状など)	中(浮腫,体重増加など)	低(服用法,低血糖,消化器症状など)	中(注射,服用法,消化器症状など)	中(消化器症状)	中(消化器症状)
コスト	中	低	中~高	低	中	低	中	高	中	高
効果の持続性	低~中	中	高	低	低	高		高		

▷表1　安全な血糖管理達成のための糖尿病治療薬の血糖降下作用・低血糖リスク・禁忌・服薬継続率・コストのまとめ―本邦における初回処方の頻度順の並びで比較―

(日本糖尿病学会コンセンサスステートメント策定に関する委員会:2型糖尿病の薬物療法のアルゴリズム(第2版).糖尿病66(10):721, 2023による)

注)本表は▷144ページ　図5-24の別表にあたる。

動画一覧

QRコードから動画サイトのリンクを読み込むことができます。

---

1 粘液水腫反射 p.108

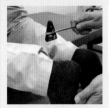
（10秒）

甲状腺機能低下症などでみられ，腱反射で戻りがゆっくりになる。

---

2 トルーソー徴候 p.118

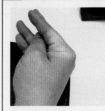
（1分11秒）

マンシェットを巻き収縮期血圧まで圧を上昇させると助産師手位が出現する。
（提供：東京警察病院　高澤和永医師）

---

3 クボステック徴候 p.118

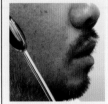
（11秒）

顔面神経を軽くたたくと顔筋が収縮し，口角がひきつれる。
（提供：東京警察病院　高澤和永医師）

---

4 インスリン自己注射 p.260

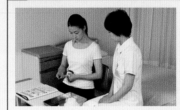
（2分7秒）

ペン型インスリン注射器による自己注射の様子。

---

5 血糖自己測定 p.262

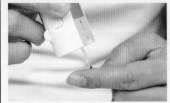
（1分50秒）

小型血糖測定器による血糖自己測定の手順。

---

6 フットケア p.269

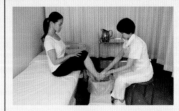
（2分9秒）

足浴からフットアセスメント，ケアまでの流れ。

索引